危险的心理治疗

A Perilous Calling: The Hazards of Psychotherapy Practice

[美] 迈克尔 · B. 萨斯曼 (Michael B. Sussman) 主编
高旭辰 译　贺岭峰 审校

上海社会科学院出版社
SHANGHAI ACADEMY OF SOCIAL SCIENCES PRESS

献给

玛塞拉

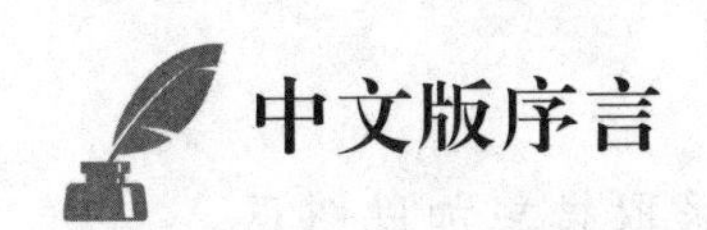

中文版序言

本书能译成中文，我感到非常荣幸，感谢高旭辰做了这样一件令人钦佩的工作。

我得知，在过去的一二十年里，中国人对心理治疗和心理咨询的兴趣日益浓厚。这当然应被看作一种积极的发展势头，因为生活在当今世界，每个国家的人们都面临着诸多压力，这必定会给很多人造成情绪困扰。但是，很重要的一点是，要认识到心理治疗是一把双刃剑。尽管它是一种很有价值的工具，能够缓解人们的痛苦，但是心理治疗的过程也有可能对患者和从业人员造成伤害。

我们如何才能将这些风险降至最低？我认为要具有相应的知识，并作好相应的准备。治疗师们当然必须精通业内的各种理论和技术。但是，仅有这些还不够。从业人员需要认识到这个行业的诸多风险——临床实践中的、伦理方面的、法律方面的、情绪方面的，而且他们需要相应的引导，来规避这些危险。只有学会并践行自我关怀，治疗师们才能够保护他们自身，不会出现危险的后果，如倦怠、成瘾、抑郁以及越界等。最后，这种自我关怀也会对患者带来最好的保护。

中国的心理健康从业人员正处在一个很好的境地，能够借鉴我们西方曾经犯过的一个巨大的错误：过久地忽视心理治疗师本身。我们的训练仅仅关注业务实践的技术层面，却忽视了从业人员的情感需求和脆弱之处。在这样一种构架之下，受训人员往往感到缺乏安全感，不敢探讨他们对患者的情绪反应、他们的缺点和脆弱，以及他们所犯的错误和治疗中的失败之处。直到最近，我们才开始逐渐认识到这一问题，并采取措施加以纠正。

在中国，心理健康从业人员是幸运的，因为在建设职业文化的过程中，你们正处于相对早期的阶段。我希望这本书能够略有贡献，有助于创造一种真诚而开放的文化氛围，认可并培育心理治疗师的人之本性。

迈克尔·B. 萨斯曼

马萨诸塞州坎布里奇市

2009年10月

译　序

自从学了心理学，就一直被两个问题追问着。

当别人听说我是学习心理学的，除了感到好奇和警惕之外，常常会提出两个问题：一个是“你们学习心理学的是不是每天都活得很快乐，从来没有烦恼？因为你们会自我调节嘛”。另一个问题是“你们学习心理学的是不是个个都有心理问题？你们整天和那些心理变态的人打交道，时间久了，把自己也搞得心理不正常了”。

我知道我不是心理神仙，所以像任何一个从事其他职业的人一样有着喜怒哀乐、烦恼愁苦，就像本书中那个“对你的患者倾听，对你的孩子叫嚷”的咨询师一样，做得好职业未必做得好自己。

其实，肺科医生也可能吸烟，经济学家也会买错股票，数学家上街买菜时也要靠文盲的太太帮助算账，这本不稀奇。

可是你是心理咨询师呀？你如果都解决不了自己的心理问题，让我们怎么相信你？

是的，现在自称为心理咨询师的人越来越多了，这是好事情，因为意识到自己有问题和需要别人援助解决问题人也越来越多了。这是个市场导向的社会。可是林子大了，百鸟争鸣，叫声却未必如《百鸟朝凤》般和谐。我最近遇到的“野蛮分析师”也渐渐多起来。我相信，心理求助者难免会有些心理受虐的趋向，所以也常常被一些“野蛮分析师”所吸引，当施虐狂遇到受虐狂，一个愿打一个愿挨，这也是没有办法的事。尤其在今天如此强调技术和效率的文化下，心理咨询工作恐怕也有流水线化或炸薯条化的危险。

心理咨询是技术吗？越来越多的新入行者希望能够速成为心理咨询师，越来越多的来访者希望心理咨询能够即时起效，所以技术很流行，催眠、释梦、意象、沙盘、眼动、投射、内观……都很火。技术是好技术，可是被“野蛮分析师”用起来，竟有些残酷的味道。人的心理被如此切割、翻检，是否可以成就心理咨询师的快慰？正如临终者的皮肤被切开、身上被插满管子、在反复的电击中技术性地死去才能成就医生的无憾？

人的尊严何在？

我入心理学这一行二十余年，对人类心灵的敬畏与日俱增。与来访者的心理同行是一段极其冒险的心理旅程，那里有前所未闻的心灵体验、有不期而遇的内在潜能、有挑战底线的价值观念、有无法解释的神奇力量。所以，我从来不敢有去医治他人、指点迷津的妄念，知道所谓的治愈不过是对方心灵的成长或者彼此心灵交逢的升华，我，永远只是一个同路人、一个陪伴者。

我做国家级心理咨询师面试考官已有七八年的历史，把考生关掉的标准只有一个，就是不能放他或她出去害人。因为我深知心理咨询的危险，无助的来访者的心理是如此的脆弱而不设防，心理咨询师不能助人也罢，千万不能害了人家。

其实，我也深知，心理咨询本来是高尚的事业，赠人玫瑰，手有余香；可是如果驾驭不了，也可能以伤人开始，以伤己告终。心理咨询技术就像武侠小说中神奇的兵器，如果主人驾驭不了，不只会伤及无辜，而且会反噬自己。

这些年来，眼见着有心理咨询师为别人指点迷津后绝望自杀、走火入魔后精神分裂、笑傲江湖后妻离子散、点化众生后执着一念，心中升起很多痛楚，心理咨询师也是人，助人之余，何以自助？

恰逢此时，高旭辰博士送来《危险的心理治疗》的译稿，读罢心有戚戚焉。本书由美国二十几位资深心理咨询师共同编写完成，包括心理咨询师的个人成长、自身缺陷、情绪冲击、道德困境、职业困惑和自我恢复等几个部分，字里行间颇多个人真情实感，相信读者也可以对号入座，从中看到自己的影子。美国同行的经验和体悟也一定可以帮助我们预见、调整、控制、消除心理咨询过程中心理咨询师所面临的许多风险，从而更好地帮助来访者。故希望本书能尽快付梓，以飨更多的心理咨询同仁。

高旭辰博士是我系的青年才俊，所授课程深受学生追捧，也是各个课题组争抢的科研高手，本属于技术派的"剑宗"一脉。可这位老兄偏偏又宅心仁厚、为人谦和、功底扎实、治学勤奋，为人做学问又走了"练内丹"的"气宗"一路。翻译的这本《危险的心理治疗》也是慈悲心肠，为的是越来越多的心理咨询师能够一路走好。

我和高旭辰博士有过多次合作译书的经历，一直赞他。这次以旁观者身份写些心得，祝他的新译作早日面世。是为序。

贺岭峰

写于中华人民共和国六十华诞

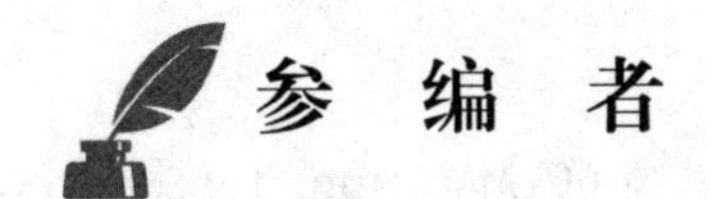

参　编　者

吉娜·艾伦斯(Gina Arons),心理学博士,在马萨诸塞州 Watertown 市从事私人开业的临床心理学家。

马克·伯格(Marc Berger),心理学博士,在马萨诸塞州 Acton 和 Marlboro 市从事私人开业的临床心理学家。

南希·A. 布里奇斯(Nancy A. Bridges),LICSW、BCD,坎布里奇医院精神科的一位临床督导师并兼任哈佛大学医学院精神病学讲师。她还是 Smith 社会工作学院的副教授。

格洛丽亚·伽冯克尔(Gloria Garfunkel),哲学博士,Peabody 医疗协会的心理卫生协调人,该协会是马萨诸塞州的一个蓝十字/蓝盾健康维护组织。她于 1984 年从哈佛大学获得心理学与社会关系学博士学位。

威廉·N. 格罗什(Willian N. Grosch),医学博士,Albany 医学院临床精神病学副教授兼精神医学门诊部主任。他还是纽约州 Albany 市 Capitol 区精神医学中心主任,以及美国精神医学会会员。

彼得·冈伯特(Peter Gumpert),哲学博士,在波士顿从事私人开业的临床与组织心理学家。他目前是波士顿心理治疗学会的一名教职人员和高级临床督导师。他是波士顿 GLS 公司组织咨询公司的总裁和首席咨询师，并在心理治疗联盟(Consortium for Psychotherapy)指导委员会供职。

艾里克·A. 哈里斯(Eric A. Harris)，教育学博士、法学博士，担任马萨诸塞州心理学会职业事务负责人长达十年。他是一名在马萨诸塞州列克星敦市从事私人开业的律师兼心理学家，Choate 健康系统公司法律顾问，以及 APA 业务理事会专司管制性医疗的特约顾问。

戴维·A. 乔布斯(David A. Jobes)，哲学博士，在哥伦比亚特区华盛顿市从事私人开业。他是美国天主教大学(The Catholic University)心理学副教授，并在华盛顿精神医学院兼任全国自杀研究和预防中心主任助理。

朱迪思·V. 乔丹(Judith V. Jordan)，哲学博士，Mclean 医院女性研究项目主任和心理学培训项目主任。她还是哈佛大学医学院精神医学系的心理学助理教授。

R. 特雷西·迈克奈卜(R. Tracy Macnab)，哲学博士，在马萨诸塞州 Newton Center 从事私人开业，还是 Marino 进行性健康问题中心(The Marino Progressive Center)的心理学家。他是 Saint Elizabeth 医疗中心，Faulker 生殖医学中心和 New England 成瘾治疗中心的顾问心理学家。

苏珊·斯考菲尔德·迈克奈卜(Susan Scholfield Macnab)，社会工作学硕士、哲学博士，是在马萨诸塞州 Newton Center 从事私人开业的社会工作者和心理学家。她是波士顿心理治疗学会的高级临床督导师和心理治疗联盟的创立者之一。

约翰·T.马尔茨伯格(John T. Maltsberger),医学博士,供职于波士顿心理分析学会和研究所。他是哈佛大学医学院精神病学讲师,以及McLean医院的精神病学副主任医师(Associate Psychiatrist)。

迈克尔·F.迈尔斯(Michael F. Myers),医学博士,温哥华St. Paul医院精神科婚姻冲突门诊部主任。他是不列颠哥伦比亚大学精神医学系临床教授。

K.特雷西·蒙恩(K. Tracy Munn),哲学博士,在马萨诸塞州Somerville从事私人开业,还是波士顿学院大学咨询中心的心理学家。

唐纳德·L.纳萨逊(Donald L. Nathanson),医学博士,Silvan S. Tomkins研究所的执行主任。他是Jefferson医学院精神病学与人类行为方向的临床教授,以及宾夕法尼亚医院协会的精神病学高级主治医师。

戴维·C.奥尔森(David C. Olsen),哲学博士,纽约州Schenectady市Samaritan咨询中心执行主任,以及纽约州立大学Oneonta分校家庭疗法副教授。

朱迪思·拉斯琦·莱彬纳(Judith Ruskay Rabinor),哲学博士,长岛美国进食障碍中心(The American Eating Disorders Center of Long Island)主任。她是纽约市厌食症与暴食症研究中心教职人员和督导师,并且在纽约州Lido Beach拥有一家私人诊所。

迈克尔·J.萨拉曼(Michael J. Salamon),哲学博士,纽约州Woodmere市成人发展研究中心执行主任。

康斯坦丝·塞利格曼(Constance Seligman),社会工作学硕士、ACSW,新泽西州Denville市St. Clares Riverside Community心理卫生中心高级临床专家,以及哥伦比亚大学辅助教职人员。

迈克尔·谢诺夫(Michael Shernoff),社会工作学硕士、ACSW,目前在曼哈顿从事私人开业,并且是Hunter College Graduate School of Social Work的辅助教职人员。他创立了Chelsea心理治疗协会,而且直到1993年一直是该协会的共同负责人。他曾经是全国同性恋健康基金会董事会成员,也曾在1986—1989年间供职于全国社会工作者协会同性恋问题委员会。

诺尔曼·F. 沙博(Norman F. Shub), LISW、BCD,中俄亥俄格式塔研究所临床主任,以及格式塔协会主席。

罗纳德·D. 西格尔(Ronald D. Siegel),心理学博士,在马萨诸塞州Hingham和Watertown从事私人开业。他是哈佛大学医学院心理学临床讲师,以及坎布里奇青年指导中心首席心理学家。

爱德华·W. L. 史密斯(Edward W. L. Smith),哲学博士,乔治亚东南大学心理学教授和临床培训协调人。自从1971年开始,他行迹甚广,在美国和世界各地提供心理治疗方面的培训。他曾经是美国心理治疗师学会培训委员会主席,还是乔治亚心理学会和美国心理学会会员。

玛莎·斯达克(Martha Stark),医学博士,在马萨诸塞州Newton Center从事私人开业的精神病学家/精神分析师。她在波士顿精神分析学会和马萨诸塞州精神分析学会担任教职,同时也是一名督导分析师。

米歇尔·斯滕博格(Michele Steinberger),哲学博士,纽约州Rockville Center成人发展中心的一名临床心理学家和项目协调人。

迈克尔·B.萨斯曼(Michael B. Sussman),心理学博士,一名在波士顿从事私人开业的临床心理学家。他是哈佛大学心理学临床讲师和位于Dorchester的Codman Square卫生中心的临床督导师。

爱德华·提克(Edward Tick),哲学博士,在纽约州Albany从事心理治疗私人开业。他曾经是美国心理治疗师协会Voices杂志的一名编辑。

布莱恩·威特尼(Bryan Wittine),哲学博士,在加利福尼亚州Oakland和San Rafael从事私人开业的心理学家。他是加利福尼亚州Orinda市约翰·F.肯尼迪大学超个人心理学研究生项目创始负责人,还是旧金山C. G.荣格研究所精神分析候选人。

序 言

在过去的十年间，心理治疗工作中最显著的转变在于，人们越来越认识到治疗师在治疗过程中的贡献。当大约一个世纪以前正式的心理治疗首次出现的时候，它的创立者西格蒙德·弗洛伊德建议治疗师们以外科医生为榜样，认为其“抛开他自己的所有感情，甚至抛开他作为人类的同情心，将自己的精神力量集中于唯一的目标，即尽可能熟练地完成手术”。弗洛伊德从来没有放弃那种有节制的、无个性的外科医生范式，而且与他对移情现象所作的全面而又细致的探讨相反，他对于反移情这个话题很少论述。

弗洛伊德最初的看法是，反移情意味着对治疗师产生无意识的干扰，使之无法理解患者。这种观念已经被重新探讨过了。当前对反移情的运用囊括了从业者在治疗情境中所有的情绪反应。在抛弃了“健康而睿智的医生救助病重且无知的患者”这种医学模式以后，如今绝大多数当代临床工作者认为治疗过程由两个各有弱点的人组成，他们持续不断地相互影响对方。尽管参与者拥有不同的角色，但是他们是平等的伙伴，拥有很多共同的兴趣。他们都是“人，而不是别的”，正如沙利文(Harry Stack Sullivan)常说的那样。

对于帮助心理健康从业人员更好地认识治疗师对治疗情境的贡献，尤其是反移情的影响，最主要的开拓者之一就是迈克尔·萨斯曼(Michael Sussman)博士。在 *A Curious Calling*(1992)一书中，他提出了存在于我们所有人心中的几个无意识动机，是它们促使我们选择了心理健康行业。萨斯曼出色、清晰、全面地展示了我们是如何以及为什么变成了"伤痕累累的救助者"。他还令人信服地证明了反移情反应是如何比其他任何因素都更加显著地对我们的治疗干预产生了影响。

在《危险的心理治疗》(*A Perilous Calling*)中,迈克尔·B. 萨斯曼又带着我们更进一步、更深入地启发了我们对治疗的理解。在这本书中,对于我们为什么选择心理治疗作为自己的事业,我们有了更多的了解。在工作中有救助他人的幻想,有纵欲且致命的渴望,有对焦虑和其他弱点的防御,有超我的训谕,还有很多很多。从《危险的心理治疗》中我们了解到,治疗师就和患者一样,有着许多不成熟的愿望,他们试图在治疗情境中加以解决,因此,就像他们的治疗对象一样,他们也需要采用各种各样过分忧患的方式来保护自己。

萨斯曼博士在《危险的心理治疗》中的合作者都是非常有人情味的人,他们彰显了极大的成熟和勇气。展示自己的脆弱之处,自由地分享反移情反应,承认治疗过程中的过失,这都是最令人赞叹的品格。本书的作者们分析了他们的主观反应并且揭示了这些反应对治疗过程的影响,在这个方面,他们是我们所有人的榜样。

我从这本绝妙的书中所学到的心得之一是,当我在治疗情境中感到或者显得无所不能时,其实我是在试图压制自己的无能为力和脆弱感。我也意识到,当我滔滔不绝而且反应过度时,其实我是对自己的消极被动感到不适。

每一位读者都能在《危险的心理治疗》中发现自己的影子,因为对我们所有人来说,从事心理治疗总是会唤起不安之感。萨斯曼博士和他的合作者们为我们所做的,是使我们确信,犯错误、出现特定的反移情问题、忽视患者传递出的讯息,在治疗过程中在所难免。他们似乎赞同弗洛伊德的看法,他喜欢这么说:"我们飞翔着想要够却够不到的东西,我们只能跌跌撞撞地去够到。蹒跚而行并没有错。"

《危险的心理治疗》一书还有一个特点是我很欣赏的,那就是所有的治疗师都要在不同的时刻应对不同的反移情问题,这取决于很多因素,比如患者的表现、治疗师的人生阶段、当前的训练水平、尚未解决的冲突，以及当前的压力所在。我们毕恭毕敬地学会承认如下事实：没有哪个治疗师，在为患者服务的时候，能够完全体验不到对患者孩子气的幻想；能够完全不对他们采取防御性的姿态；能够仅仅从患者的状况出发，完全避免所采取的干预措施更多地来自治疗师自身的焦虑、烦扰的记忆或者超我的训谕。

我们从《危险的心理治疗》中学到的最后一条是，为了圆满完成治疗工作，我们需要尽量变成更有爱心、更少敌意的人，承认我们的患者拥有我们可能不具备的长处，并且承认我们有着他们可能没有的局限。

迈克尔·萨斯曼博士和他在本书中那令人难忘的合作者们，将会帮助成千上万的临床工作者们，更好地认识到他们的行动背后的人性光辉，带着这种认识，去践行他们的治疗使命，服务于其他人。

赫伯特·S. 斯特林(Herbert S. Strean)
社会工作学博士
罗格斯大学杰出荣誉退休教授
纽约精神分析培训中心荣誉主任

致　谢

我想感谢所有为这本书作出贡献的临床专家们，因为他们是难能可贵的一群人。人们对自我表露往往怀有根深蒂固的禁忌，但是在这种禁忌面前，他们却选择了开诚布公地写出从事心理治疗的过程中最困难、最隐秘的方面。在这个过程中，很多人都承担了风险，我们原本通常指望我们的患者承担这种风险，却很少强求自己承担它们。我向他们致敬，钦佩他们的勇气，以及他们为了开化我们的职业氛围而作出的努力。

我承蒙波士顿地区自由编辑 Marilyn Weller 的鼎力协助，她的专业特长是无价的。除了提供上乘的编辑和咨询之外，当进展(以及草稿)不尽如人意的时候，是她使我继续鼓起勇气。和她共事是一种快乐。如果说这本书是我的孩子，那么 Marilyn 无疑就是它的教母。

与约翰·威立出版公司合作是一种荣幸，一种优待。我特别感激高级心理学编辑 Herb Reich，是他在这本书构思之初就看到了它的潜在价值。他的全心投入使我的工作轻松了许多;他的建议使这本书大有提高。我还想感谢 Maggie Kennedy 和 Nancy Marcus Land，她们为本书的印制进行了卓有成效的监管。

我在编写自己的那一章的过程中得到了 Phyllis Benjamin 的大力协助，同时 Marcella Bohn、Martha Stark、Stuart Copans、Stephen Farina 及 Janet Fritz 提出了富有建设性的评论。

我希望向波士顿精神分析协会的 Sanford Gifford 表达感激之情，是他允许我使用图书馆的有关设施，还要感谢协会里出色的图书馆员 Ann Menashi。

我要感谢挚友和导师 Marcella Bohn 给我的支持和指导。我非常感激 Connie Seligman、Gerry Kaiserm、Lynn West、Martha Stark，以及我的父母 Maurice 和 Raquel Sussman，感谢他们给予我的鼓励。

最后，感谢有关出版机构，他们同意我将最初发表在如下出版物上的章节收录进这本书：*American Journal of Orthopsychatry*（第 15 章），*Suicide and Life Threatening behavior*（第 19 章），*Massachusetts Psychologist*（第 21 章），W & W Norton Company，Inc.（第 23 章）。

迈克尔·B. 萨斯曼，心理学博士

目　　录

第二篇 治疗师本身的微恙

第三篇 情绪上的影响

第四篇　临床上的两难困境

第五篇　职业、伦理和法律问题

第六篇　治疗师的恢复

导　　言

在美国的心理治疗师中间，悲观和沮丧的情绪越来越重。我们正处在一个心理治疗实施方式急剧转变的时代，而且转变的方向看起来对治疗师和来访者都不利。当今时代，心理治疗手段已经变得比以往任何时候都更加复杂精致，运用得更加广泛，而且社会接纳程度也更高；然而就是在这样一个时代，对于绝大多数美国人来说，却越来越难以获得心理治疗服务，也越来越负担不起了。现如今，决定谁需要治疗以及怎么实施治疗的，是第三方，而他们最关注的是如何压缩开支。在一种热衷于速见成效的文化氛围中，生理治疗手段的进展对心理治疗带来了威胁，使它有可能沦为上流社会的奢侈品。虽然从业的要求越来越高、挫折越来越大，而且回报和满足感越来越少，临床从业者们正在努力避免对他们的工作感到怀恨在心、愤世嫉俗。

在汇编这本关于心理治疗工作之危险的书的过程中，我观察到了一种很有趣的现象。当得知这本书的标题时，行外人几乎众口一词地答道——"对**治疗师**的危险？"——显然对于这一主题的新颖或者奇特感到大为惊讶。确实，这个职业危险的方面通常秘而不宣，即使是在圈子内部。

尽管这个问题极少被公开承认，但是大量证据表明，从事心理治疗对临床从业人员带来了极大的风险。最近对相关文献的评述表明，在治疗师中间，精神疾病（尤其是抑郁症）、麻醉品和酒精滥用、不正当性行为以及自杀的发生率相当高（Guy, 1987; Kilburg, Nathan & Thoreson, 1986; Sussman, 1992）。应激、工作不满、工作沉迷以及倦怠已经成了提供专业护理的人所关注的重大问题（Chernis, 1980; Farber, 1985; Farber & Heifetz, 1982; Freudenberger, 1974; Freudenberger & Robbins, 1979; Prochaska & Norcross, 1983; Wood, Klein, Cross, Lammers & Elliot, 1985）。有若干项研究表明，常常与临床工作相伴而来的身体上、心灵上和社交上的隔绝，会对从业人员的情绪调节能力带来沉重的负担（Bermak, 1977;Deutsch, 1984; Hellman, Morrison & Abramowitz, 1986; Tryon,

1983)。此外,做心理治疗师的工作会对婚姻(Bermack, 1977; Cray & Cray, 1977; Farber, 1985)、亲子关系(Cray & Cray, 1977; Guy, 1987; Henry, Sims & Spray, 1973; Marder, 1989)以及朋友关系和社会生活(Burton, 1975; Freudenberger & Robbins, 1979; Guy, 1987)产生负面影响。

持续不断地近距离接触情感伤痛和疾苦所带来的紧张感,是临床工作与生俱来的,但是或许没有什么能够比得上对创伤病患的治疗。为这些人提供服务的临床从业人员会遭受共鸣性的创伤(McCann & Pearlman, 1990),在这个过程中,接触来访者的创伤经历会对治疗师的心理状况造成持久的影响。创伤意象可能会融入从业者的记忆系统当中,以意念闪现、噩梦或者强迫观念等方式重新出现。面对一再重复的残酷而又错乱的故事,治疗师会对人性形成一种阴郁的看法,变得对别人心存恐惧、缺乏信任,并且体验到一种与家人、朋友或同事的隔绝感和疏离感。

即便这些令人烦恼的问题已被认识到,它们也常常被人用一种漠然置之、墨守成规的方式加以处理。除了一部分值得称道的离经叛道者(Burton, 1970; Chessick, 1978; Edelwich, 1980; Freudenberger & Robbins, 1979; goldberg, 1986; Greben, 1975; Greenson, 1966; Groesbeck & Taylor, 1977; Searles, 1966; Strean, 1988; Wheelis, 1959)之外,心理治疗师一直不愿意坦率地从个人感受出发,来描述他们职业中的危险。这种专业上的禁忌妨碍了人们开诚布公地探讨这个重要的主题,而当前这本书就代表了一种克服禁忌的尝试。

* * *

人们在成为宇航员或者消防员的时候,不会对他们将会面临的风险一无所知。但是对于心理治疗师来说,这种知情决策(informed decision)确是凤毛麟角。将要成为临床工作者的人们,往往知道他们的**来访者**会面临各种各样的风险,知道有些人可能无法渡过难关。然而,绝大多数成为治疗师的人们,对于他们自己在这条道路上将会遇到的危险,似乎根本就没有作好准备。

造成这种浑然无知的原因是什么?也许,临床工作的危险与其他的职业不同,并不那么显而易见。除非面对有暴力倾向的患者,否则临床从业人员很少会遇到对他们的安全造成直接威胁的情景。这个行业绝大多数的危害是累积而成的,只有在从业很长时间以后才会显露出来。

人们可能会指望,新入行的治疗师能够从他们的老师和督导师那里预先得到告诫,从而了解潜在的危险。人们可能还会进一步想象治疗师培训项目和雇佣方会关注预防的问题。然而，这样一种开明的关怀，在我们的圈子中却一直非常缺乏。尽管在一些人看来这种忽视是一种共谋的沉默，但是它不太可能来自恶意。相反，它是由职业因素、个人因素和历史因素错综复杂地结合起来所导致的。

首先，由于治疗的契约关系中双方角色先天地存在根深蒂固的不平等，临床工作者对自身福祉的关注不可能得到患者的照顾。除了提供经济上的报偿，患者没有义务去满足治疗师的需求。虽然他们必须约束自己，不要对治疗师造成肉体上的伤害，但是对于如何与治疗者打交道，他们的自由度是很宽泛的。因此，从业者如果想要为他们的患者提供自我探索和表达的机会，就必须要作好准备，去应对大量的情感压力。就像父母和孩子的关系一样，治疗师往往要优先考虑患者的感受和需求，其次才是自己的。

尽管治疗关系常常相当密切，但是这种密切关系往往是单向的。治疗师所接受的训练通常要求他们避免表露自己的感受和个人的反应。因此，当被患者的言语或行为所侵扰的时候，临床工作者一般不会关注他们自己的不适或者痛苦。这种约束保护了患者，并且维持了治疗师的中立性，但使得治疗师在临床互动中更加难以关照自己。

妨碍公开讨论这一话题的第二个原因，是同行之间关于自我表露方面的禁忌。大量的心理健康从业人员要么是在相对隔绝的环境中工作，要么受雇于各种机构，在那里他们会觉得没有足够的安全感，不愿透露个人事务。因此，对自己的情感、缺点、错误或者弱点进行任何探讨，都会使之感到太危险。确实，在一篇名为“The Vulnerable Therapist：On Being Ill of Injured”的论文中，格鲁内鲍姆(Grunebaum，1993)指出，他无法查到任何一个患有精神疾病的治疗师所作的案例报告。如果治疗师感到自己无法自由地与同事或者管理者分享他们的忧惧和顾虑，职业风险的问题就无法得到有效的解决。

再转向内心世界，某些特定的性格特征往往会让治疗师倾向于忽视他们的职业中的危险。在先前一本名为 *A Curious Calling: Unconscious Motivations for Practicing Psychotherapy*(Sussman, 1992)的书中，我考察了心理治疗师们的心理结构，以及从业人员带入这一角色的隐匿目标。对有关治疗师的文献综述，以及我自己对临床工作者的访谈，揭示出了特定的性格倾向，它们会导致人们怀有一种坚定的愿望，迫切地想要从事心理治疗工作。很有可能，其中的一部分性格特征也会导致人们倾向于忽视或者低估临床工作中相伴而来的危险。

例如，很多治疗师在成长的过程中，都在原生家庭中照顾他人、当中间人、分担父母的角色，或者承担生活的重负。由于他们早年就已经学会了克制自己、关照别人，这样的治疗师往往非常难以关注他们自己的情感需求。不善于应对攻击性和支配性行为也是相当常见的，此外还有受虐倾向，这些都有可能导致治疗师无法有效地保护自己免遭伤害。

有些从业人员可能有一种过分热切的需求，想要拯救患者于水火，以至于他们将警惕心抛到了九霄云外。很多这类临床工作者，因为自己在年少时对深爱的人造成了伤害，或者仅仅以为如此，从而内心怀有强烈的无意识的负罪感，他们心甘情愿做出巨大的牺牲，为的是赎罪和补救。还有其他的人之所以进入这一领域，是带着一种克服恐惧的意图，想要减轻对精神疾患的恐惧感，因此防御性很强，不愿意承认任何危害到他们心理平衡的危险。以上所列还远不完善，但是它应该能够让我们意识到，有大量的个人原因使我们无法充分意识到职业上的风险。

即使是考虑到目前的氛围中有一些可取的转变，在倡导一本专门论述心理治疗工作之危险的书的时候，我们仍然不免感到需要为这种努力提供充分的理由。将如此之多的注意力倾注到治疗师的身上，会显得琐屑或者放纵。毕竟，我们需要去关注的应当是我们的患者，难道不是吗？

确实，在心理治疗的历史当中，从业者的个人状况一直是被忽视的。接连几代的心理治疗师所接受的职业文化氛围，对临床工作者的关怀少之又少，而他们反过来又传承了这种文化氛围。直到最近几年，我们才开始看到，大家普遍认识到这种关于治疗角色的狭隘的概念不仅有害于治疗师，也不利于来访者。

具有讽刺意味的是，很多治疗师接受训练时所受到的限制，居然是弗洛伊德在精神障碍治疗方面的革命性进展的一种后遗症。无论人们对他的理论如何评说，弗洛伊德敢于将他最隐秘的自我展现出来，接受科学的剖析，我们必须承认这一点是非同寻常的。他在探讨他自己的观念、幻想、梦境和病理倾向时的那种坦诚的方式，在他所开创的精神分析学界无人能及。

后来发生了什么？为什么我们背离了弗洛伊德那勇敢的示范，退缩到畏首畏尾的警觉与羞怯中去了？

弗洛伊德本人必须为这种退步承担部分的责任。他不能容忍后继者的分歧，这无助于增进同行之间的开放性。而且，虽然弗洛伊德引入了反移情的概念，但是他低估了它的重要性，更多地是将它看作对治疗过程的阻碍。不过，对心理治疗从业人员造成最大限制的，或许应当首推弗洛伊德的分析中立性这一概念。

对弗洛伊德来说，分析过程的目的是提供最理想的实验室，来研究人类的心理机能。分析师的作用就是一面空白的屏幕，患者的移情反应会投射到上面并得到分析。分析中立性的概念就来自这种一元模式，是维持患者心灵的“纯粹性”，避免分析师的性格带来影响或者“污染”的一种方式。临床工作者哪怕丧失一点点客观性——无论是强烈的情感、内在的冲突、自发的反应，还是个人偏好或者观点的表达——都被看作是基于反移情的谬误，意味着从业人员所接受的分析不够彻底。

我们都对弗洛伊德式分析师的形象耳熟能详：沉默寡言，无动于衷，严格保持匿名而且一直非常克制。[1]我们现在也许会惊叹，他们居然认为能够将自己从互动过程中排除出去，从而使得患者完全纯粹的面貌能够显现出来，这种想法是多么幼稚啊！然而，这样一种立场是一种合情合理的出发点，我们可以由此出发来研究人类心灵的运作机理。只有首先将个体隔离出来，才能够开始着手探究心灵内部的活动过程。举例来说，假如不首先了解投射作用的内在机理，就很难理解投射性认同——一种相互作用的现象——这一概念。最后，有很重要的一点要指出，心理治疗的二元模式不是取代早期的模式，而是它的补充和扩展。

弗洛伊德将分析师比作镜子或者空白屏幕(两者都是无生命的物体)，这种比喻可谓根深蒂固，历久而不衰。尽管它起初对那些才刚刚认识到心灵内部种种现象的临床工作者来说也许能够带来有益的指导，但是这种类比最终对心理治疗行业造成了有害的影响。正如贾菲(Jaffe, 1986)所述：

> 在这个职业里有一种神话，认为治疗者没有任何需求，认为一旦承认有什么需求，这些需求就会妨碍治疗者提供恰当的治疗服务，认为感受是无关紧要的，认为我们可以轻而易举地杜绝我们对人类疾苦的反应，这种神话是不合情理的，而且它导致了为他人提供救助的从业人员在工作和生活中经受痛苦。(p.198)

治疗师们受到了误导，试图像空无一物的观察者或者像来访者的反射镜那样行为处事，这种企图导致治疗师们陷入“萎缩”，确切地讲是萎缩了他们的人性。它不仅限制了临床工作者们能向患者表达些什么，还限定了在临床情境下**体验**到什么是可以接受的，以及什么是可以和同事分享的。这种约束使得人们根本不可能去面对这本书所探讨的很多危险。

---

[1] 舒尔(Schur,1972)指出，弗洛伊德作为一名分析师曾经是很健谈的，直到晚年，由于颚部癌变而接受口腔手术以后，讲话非常困难。

好在心理治疗的二元模式已经将空白屏幕说弃置不用了。我们已经承认了治疗师不可避免的主观性，并且已经开始认识到，双方都会受到强大的无意识力量的影响。更重要的是，我们已经认识到，治疗过程是一种同心协力的创造过程，其间饱含着相互交织的移情反应和反移情反应，以及内心的因素和人与人之间的因素。最后，一个更有用——而且限制性更小——的中立性概念出现了。正如格林伯格所述，“患者往往倾向于把分析师看作一个旧有的客体，然而患者又有能力将分析师体验为一个新的客体，中立性就体现为在这种倾向和能力之间建立一种最佳的紧张状态”(Greenberg, 1986, p.97)。从这种客体相关性的视角来看，任何在传统意义上保持中立性的企图都反映了治疗师的阻抗，表明其不愿意体验反移情反应，不愿意真诚地与患者产生密切关联(Bollas, 1987)。

从理论层面转向实践领域，对职业晋升和经济状况的顾虑也导致临床工作者不愿更加直接地面对职业风险的问题。人们常常希望治疗师成为心理健康而且稳定的模范，尽管很多人之所以进入这个职业，恰恰是因为他们怀有自己的情感问题。从业人员可能不愿意谈论他们身为治疗师所面对的紧张与挣扎，因为他们担心这样的表白会危及他们的生计。治疗师居然不敢展现自身的痛苦与弱点，这种忌惮之情与我们整个的工作是如此地不协调，然而它却在专业训练的早期阶段就扎下根来，而且在每一个转折阶段都得到强化。如同本-阿维(Ben-Avi, 1977)所述：

> (任何一个精神分析机构里的)毕业生恰如其分地体现了精神分析能做什么。他成了一个客体，成了分析工作的一种成果，而且承担了进行现场分析演示的任务。因此对他来说就必须进行一系列的伪装：先是对着他的老师，然后是对他的同事和患者们。毕竟，完成学业所必需的品质也会带来推荐提名。这即使不符合他的意愿，至少也是可以忍受的。真正的负担是维持这种自身的这种幻象。人们更关心的是自己看上去如何，而不是他实际上如何。(pp.175 - 176)

毫无疑问，这种对自我和他人的疏离状态导致在从业人员当中出现诸如倦怠、成瘾、破戒以及自杀等严重问题。

最后，似乎患者和从业人员都怀有一种不由自主的需求，想要维系完美无瑕的治疗师形象。对于患者来说，这常常来源于儿童时期的愿望，希望自己的父母无所不能，能够提供完全安全的幻象，并承受儿童的愤怒情绪和破坏性行为所产生的令人吃惊的力量。通过认同这种他们曾经归之于父母的强大力量,做子女的希望重新恢复他们所失去的那种孩子气的无所不能感。接受心理治疗的患者,如果要最终摒弃对完美无缺的治疗师的理想化的意象,他们就得打破局限,接受有限的控制范围,并且承受曾经珍视的幻象破灭之苦,这些都是他们在发展阶段上要面临的困难任务。

在维系这种完美无缺的幻象方面,治疗师也是有所作为的,从而与患者的偶像崇拜不谋而合。对我们中的许多人来说,扮演心理治疗师的角色从某种意义上代表了一种企图,意味着我们想要远离那些令我们感到不快的弱点。通过扮演完美无瑕的治疗师,我们能够在表面上摆脱我们所有凌乱的情感、需求、恐惧、愿望以及非理性,把诸如此类令人讨厌的"废物"推托给我们的患者。这样,就树立起了一种有害的双重标准,我们试图帮助患者承认并接纳那些我们在自己身上羞于承认的东西。

实际上,对这个行业的危险作任何严肃的探询,都会使我们面对羞耻感的问题。在过去的十年间,我们已经看到,人们对羞耻感的影响越来越感兴趣,它已经成了人类心理学的一个关键概念。相应地,在治疗各种情绪障碍的时候,人们也越来越重视对羞耻感问题的处理。在这种兴趣高涨的情况下,令人惊讶的是,对心理治疗师的羞耻感的变迁,人们给予的关注是如此的少。一个值得称道的例外是霍纳(Horner, 1993)关于职业风险的文章,在该文中她指出,不切实际而且无法实现的职业理想的持续存在,是导致倦怠的一个主要因素。霍纳指出,由于无法达到不切实际的标准而产生的羞耻感,导致治疗师不愿意谈论治疗中的失败,并且对一再出现的弱点产生防御机制。

总而言之,许许多多的因素导致我们的职业忽视了心理治疗工作的危险。不过,由于临床理论与技术已经出现了重大转变,现在时机已经成熟,能够彻底地探究这些风险,以及讨论如何对它们进行预防或者将它们的影响降至最低。

* * *

在这本书中,我邀请了很多经验丰富的从业人员——心理学家、社会工作者、精神病学家以及精神分析师——来描述他们在临床实践中遇到的障碍和危险。我的目的是提供一个论坛,让大家开诚布公地讨论那些在文献资料和职业环境中长期以来没有受到重视的话题和事务。这本书涵盖的范围非常广泛,对临床工作者所面临的情感上的、内心中的、人际之间的、工作中的以及伦理上的困境,作了深入的考察。尽管某些话题适合于一种更加学术化的方式,但是绝大部分章节都对心理治疗师内心的体验和挣扎进行了非常个人化的、主观的、深入的描述。

本书分为六个部分。第一部分讲述了治疗师的个人成长。我自己撰写的一章探讨了幻灭的过程，当治疗师隐匿的目标和愿望在临床工作中得不到满足的时候，就会出现这种现象。曾经是一名反战分子以及和平主义者的爱德华·提克，讲述了他在治疗越战老兵的15年间，在态度和自我意象上痛苦的转变过程。苏珊·斯考菲尔德·迈克奈卜描述了她身为治疗师和母亲两种角色之间持续不断的相互影响。米歇尔·斯滕博格和迈克尔·萨拉曼介绍了为老年人提供服务对治疗师关于衰老和死亡的态度所产生的影响。最后，康斯坦丝·塞利格曼讨论了身为一名患者接受没完没了的治疗，会如何阻碍治疗师的个人成长和职业发展。

第二部分所关注的焦点是治疗师自身的疾病和情绪困扰。诺尔曼·沙博探讨了一个在文献资料中被彻底忽视的问题：那些自身带有性格缺陷的治疗师会面临哪些困境？爱德华·史密斯探讨了他称之为"心理治疗师的职业病"的现象，即临床工作者开始用病理学术语看待生活中的一切。朱迪思·莱彬纳讲述了女性临床工作者自己的身体羞耻感是如何阻碍或者启发了对进食障碍患者的治疗。患有多发性硬化症的特雷西·蒙恩，对于当治疗师身患重病的时候从事心理治疗的情况作了感人至深的描述。

第三部分探讨了临床工作对心理治疗师情感的影响。特雷西·迈克奈卜讨论了在团体治疗师身上有可能引发的羞耻感和脆弱感。吉娜·艾伦斯和罗纳德·西格尔也讨论了这一主题，他们开发了一套创新性的工具，通过探讨治疗师在真实场景和想象场景中与患者不期而遇时的反应，来确定治疗师对哪些方面感到不适。迈克尔·谢诺夫为艾滋病患者提供治疗已经超过十年了，他讲述了面对这种疾病对他的事业和个人生活所带来的破坏，以及自己是如何应对的。最后，格洛丽亚·伽冯克尔描述了她作为一个大屠杀幸存者的子女的成长经历是如何影响了自己为自杀患者提供治疗的。

第四部分考察了可能对从业人员造成危险的具体临床困境。迈克尔·迈尔斯讲述了他作为一名精神科医生，在为其他医生及其家人提供治疗的过程中所遇到的一些问题。南希·布里奇斯探讨了在为治疗师提供服务的时候所遇到的各种各样的反移情问题。玛莎·斯达克描述了在对那些采用她所谓"无休止的诉求"的防御方式的患者提供治疗时所遇到的种种困难。戴维·乔布斯和约翰·马尔茨伯格探讨了在很多人心目中心理治疗师的终极危险：应对自杀患者。

第五部分探究了从业人员所面对的一些职业、伦理以及法律风险。因为在羞耻感研究方面的成就而闻名的唐纳德·纳萨逊，描述了受训者如何受到督导师的羞辱。杰出的自杀学家约翰·马尔茨伯格应邀评述了玛格丽特·比恩-贝雅格对保罗·洛扎诺进行的引起广泛争议的治疗,认为一位称职的精神科医生的职业生涯被媒体和医疗注册委员会不公正地破坏了。彼得·冈伯特和苏珊·斯考菲尔德·迈克奈卜讨论了管制性医疗模式的转变所带来的风险与困境,而艾里克·哈里斯则对管制性医疗环境中的风险管理提供了建议。最后,朱迪思·乔丹描述了她和她的同事们在斯通中心(Stone Center)所发起的关系范式的演变,并讨论了那些背离传统临床理论与实践的治疗师所面对的困难。

第六部分探讨了预防和自我关怀。这里所关注的焦点是治疗师能够采用什么样的方法来维持和增进自身的健康。威廉·格罗什和戴维·奥尔森开出了一剂应对倦怠的良方,它超出了通常所讲的那种简单化的方案。布莱恩·威特尼探讨了精神求索对维持和恢复治疗师安康所产生的作用。在最后一章中,马克·伯格对于资深心理治疗师如何加强职业自我提供了指导。

*　　*　　*

这本书主要是为心理治疗师和咨询师而写的。临床教育者和督导师会发现这本书对于培训来说特别有用。很多内容对于其他的健康工作者和神职人员也很适用。最后,那些希望对治疗过程加深了解的来访者们也会对这本书很感兴趣。

我相信,各个水平的临床工作者都能够在阅读和思考这个领域的风险中受益。打算进入这个行业的人会发现这本书能够帮助他们做出知情决策。受训者也能从中受益,他们可以接触到那些非常重要而往往又在培训过程中被忽视的问题。已经开业的治疗师会发现,他们的一些最深沉的顾虑和冲突得到了反映和确证,这可能是从来没有过的。普通读者也会学到如何在工作和个人生活中更好地关照自己,并且会找到各种方法,将工作中的很多风险转变为成长和成功的良机。

参考文献

Ben-Avi, A. (1977). On becoming an analyst. In K. A. Frank (Ed.), *The human dimension in psychoanalytic practice*. New York: Grune & Stratton.

Bermak, G. E. (1977). Do psychiatrists have special emotional problems? *American Journal of Psychoanalysis*, *37*, 141 - 146.

Bollas, C. (1987). *The shadow of the object: Psychoanalysis of the unthought known*. New York: Columbia University Press.

Burton, A. (1970). The adoration of the patient and its disillusionment. *American Journal of Psychoanalysis*, *29*, 194 - 204.

Burton, A. (1975). Therapist satisfaction. *American Journal of Psychoanalysis*, *35*, 115 - 122.

Cherniss, C. (1980). *Professional burnout in human service organizations*. New York: Praeger.

Chessick, R. D. (1978). The sad soul of the psychiatrist. *Bulletin of the Menninger Clinic*, *42*, 1 - 9.

Cray, C., & Cray, M. (1977). Stresses and rewards within the psychiatrist's family. *American Journal of Psychoanalysis*, *37*, 337 - 341.

Deutsch, C. J. (1984). Self-reported sources of stress among psychotherapists. *Professional Psychology: Research & Practice*, *15*, 833 - 845.

Edelwich, J. (1980). *Burn-out: Stages of disillusionment in the helping professions*. New York: Human Sciences Press.

Farber, B. A. (1985). Clinical psychologists' perceptions of psychotherapeutic work. *Clinical Psychologist*, *38*, 10 - 13.

Farber, B. A., & Heifetz, L. J. (1982). The process and dimensions of burnout in psychotherapists. *Professional Psychology*, *3*, 293 - 301.

Freudenberger, H. J. (1974). Staff burnout. *Journal of Social Issues*, *30*, 159 - 165.

Freudenberger, H. J., & Robbins, A. (1979). The hazards of being a psychoanalyst. *Psychoanalytic Review*, *66*, 275 - 296.

Goldberg, C. (1986). *On being a psychotherapist: The journey of the healer*. New York: Gardner Press.

Greben, S. E. (1975). Some difficulties and satisfactions inherent in the practice of psychoanalysis. *International Journal of Psychoanalysis*, *56*, 427 - 433.

Greenberg, J. R. (1986). Theoretical models and the analyst's neutrality. *Contemporary Psychoanalysis*, *22*, 87 - 106.

Greenson, R. R. (1966). That "impossible" profession. *Journal of the*

American Psychoanalytic Association, *14*, 9 - 27.

Groesbeck, C. J., & Taylor, B. (1977). The psychiatrist as wounded physician. *American Journal of Psychoanalysis*, *37*, 131 - 139.

Grunebaum, H. (1993). The vulnerable therapist: On being ill or injured. In H. S. Schwartz & A. L. Silver (Eds.), *Illness in the analyst* (pp. 21 - 49). Madison, CT: International Universities Press.

Guy, J. D. (1987). *The personal life of the psychotherapist*. New York: Wiley.

Hellman, I. D., Morrison, T. L., & Abramowitz, S. I. (1986). The stresses of psychotherapeutic work: A replication and extension. *Journal of Clinical Psychology*, *42*, 197 - 204.

Henry, W. E., Sims, J. H., & Spray, S. L. (1973). *Public and private lives of psychotherapists*. San Francisco: Jossey-Bass.

Horner, A. J. (1993). Occupational hazards and characterological vulnerability: The problem of "burnout". *American Journal of Psychoanalysis*, *53*, 137 - 142.

Jaffe, D. T. (1986). The inner strains of healing work: Therapy and selfrenewal for health professionals. In C. D. Scott & J. Hawk (Eds.), *Heal thyself: The health of health care professionals* (pp. 194 - 205). New York: Brunner/Mazel.

Kilburg, R. R., Nathan, E. N., & Thoreson, R. W. (Eds.). (1986). *Professionals in distress: Issues, syndromes, and solutions in psychology*. Washington, DC: American Psychological Association.

Maeder, T. (1989). *Children of psychiatrists and other psychotherapists*. New York: Harper & Row.

McCann, L., & Pearlman, L. (1990). Vicarious traumatization: A framework for understanding the psychological effects of working with victims. *Journal of Traumatic Stress*, *3*, 131 - 149.

Prochaska, J. O., & Norcross, J. C. (1983). Contemporary psychotherapists: A national survey of characteristics, practices, orientations, and attitudes. *Psychotherapy: Theory, Research, & Practice*, *20*, 161 - 173.

Schur, M. (1972). *Freud: Living and dying*. New York: International Universities Press.

Searles, H. F. (1966). Feelings of guilt in the psychoanalyst. *Psychiatry*, *29*, 319–323.

Strean, H. S. (1988). *Behind the couch: Revelations of a psychoanalyst* (as told to Lucy Freeman). New York: Wiley.

Sussman, M. B. (1992). *A curious calling: Unconscious motivations for practicing psychotherapy*. Northvale, NJ: Jason Aronson.

Tryon, G. S. (1983). The pleasures and displeasures of full-time private practice. *Clinical Psychologist*, *36*, 45–48.

Wheelis, A. (1959). The vocational hazards of psychoanalysis. *International Journal of Psychoanalysis*, *37*, 171–184.

Wood, B., Klein, S., Cross, H. J., Lammers, C. J., & Elliot, J. K. (1985). Impaired practitioners: Psychologists' opinions about prevalence, and proposals for intervention. *Professional Psychology: Research & Practice*, *16*, 843–850.

第一篇

治疗师的个人发展

第一章

消逝的宣告

迈克尔·B. 萨斯曼，心理学博士

我童年时代的梦想是成为一名天文学家，尽管我后来觉得自己不喜欢那种工作时间。事实上，夜晚工作原本是这个职业吸引力的一部分：独自一人身处天文台的一片静谧之中，在他人酣然入睡的时候安静地凝望着宇宙；做一位甘于孤寂的探险家探寻着可见的宇宙中最为深邃之处，远离人世间日常生活中的凡庸琐碎。那是一种饱含神秘、探索和庄严的景象。

这种早期的、浪漫色彩的职业憧憬在我 13 岁时复兴了，当时我偶然发现了《梦的解析》(*The Interpretation of Dreams*)。诚然，弗洛伊德凝视的是内部世界，而不是眺望遥远的天空。那对我来说正合适，因为我正步入青春期，发现自己突然被种种心理学的内容迷住了。而且，我的父母都是生物学家，所以我企盼自己远离自然科学。不过除了对于这门学科的迷恋之外，我在弗洛伊德的著作中再次体验到了我对一种庄严而卓越的职业的幻想，它要既能够满足我对崇高的追求，又能实现我了解不可见事物之奥秘的愿望。

我们往往问孩子们："你长大了以后想成为什么样的人？"注意，重点不在于做什么，而是成为什么。当然，希望当警察的孩子会梦想飞车逐凶、枪战群匪，但是更为重要的是**身为**一名警官的形象——身着制服，佩戴徽章，携带武器，体现着威严、勇猛和权力。

与此类似，当我最初立志成为一名心理治疗师的时候，只是部分地出于帮人解脱困扰的那种意愿。我不是仅仅想做心理治疗，而是想**成为**一名心理治疗师。记得在 19 岁那年，我坐在一套办公室的接待室里，看着一位又一位治疗师向来访者致意，像我一样，其他的来访者也显得紧张、空虚、困扰、痛苦。相反，临床专家们平静、安详、完满、自足，令我大为折服。从那时起我就知道，**我**想成为一名**心理治疗师**，千真万确！在我的心目中，那意味着变得圆满、和谐、平静，不为外物所累，并且总是散发出仁慈和安宁。

我希望如此。临床工作确实收获颇多。不过，我已经知道，我并没有——而且永远不会——在心理治疗工作中得以实现那些促使我选择这一职业的最为深切的向往。这种渐渐得出的认识，一度令人沮丧，但是我已经将这种幻灭看作职业发展的一个必经阶段，它使我更加成熟，更加真实地对待我的临床工作。

我六年前读完研究生，从事各种临床工作总共已经有将近 11 年了。在这一章中，我将描述一些促使我立志成为一名心理治疗师的根本目标，以及它们是如何通过我的临床工作得以实现或遭到挫败的。如果说这些动机看上去幼稚或者荒谬的话，那是因为它们很大程度上不是源自清醒的认识，相反，它们往往来源于儿童时代，基于外行人对这一职业的看法。

我并不是说我之所以进入这个行业纯粹出于“自私”、别有用心的动机。和绝大多数业内人士一样，我也希望理解和帮助那些遭受痛苦的人们。这种富有同情心的、利他主义的关怀是我立志从事心理治疗的一个至关重要的因素。但是，除了这些有意识的意图之外，我还逐渐认识到许多从前处于无意识之中的意愿和动机。正如我在前一本书(Sussman, 1992)中所说的，我们忽视自己从事心理治疗的强烈欲望背后所隐含的根源，会给我们的来访者造成极大的危害。熟识我们的这些隐匿的动机，能够减低对那些把自己托付给我们照料的人造成危害或加以利用的可能性。除此之外，这种自我意识能够帮助我们避开我们作为从业人员本身所面临的危害——至少将其减到最低。

最后一点要说明的是：尽管我对自己成为一名治疗师所怀有的隐匿目标做出了综合的描绘，但是实际的格局绝对不是一成不变的。这些动机中的每一项都有其自身的发展脉络，其中一些在我能拼写“心理治疗师”(psychotherapist)一词之前很久就已经形成了；其他的直到我自己接受治疗的时候才出现。有一些以各种表象持续存在，另一些则早已消失殆尽。为了更好地探究幻灭的过程，我把这些向往描绘成它们早期的、原始的形式，而不是后期的、更加精炼、得到升华的表现形式。

我曾希望拥有魔力……

它们从未出现。尽管拥有博士学位、会员资格、执业许可证，并出版了一本书，魔力永远不会垂青于我。有些来访者有所改善，其他的则没有。改善的过程很少像我曾经想象的那么迅速、那么显著，而且无法确切地将它们归因于治疗过程。我是一名胜任的临床专家，有时甚至是卓越的。但是这些童年时代所怀有的无所不知、无所不晓、无所不能的愿望，我希望通过成为一名治疗师而加以维系的愿望，却遭受了打击。当然，那就是我们所谓的长大成人。

我曾希望受人仰慕和崇拜……

在某种程度上，我希望心理治疗师这个角色为我带来广泛的爱慕和奉承。就像一名渴望掌声和欢呼的演员一样，我曾经相信我的来访者的虔诚会助长我的自我价值感。

结果，作为一名治疗师的工作影响了我对自己的感受。当我感到脆弱无助时，我发现我的自我价值感取决于我的来访者对治疗过程的反应以及他们对我的感受，这让人感到不安。由于这两个因素一直变动不居，它们不能为自我评价提供任何坚实的基础。

和很多治疗师一样，当感到自己有用、别人需要我时，我才会活力四射。身为理想化的移情对象，被我的来访者看作聪慧、强大、慈善和特殊，这样会让我感到满足。但是无论这种理想化的情形多么令人感到满足，它对于巩固我最核心的优越感没有多少助益。部分原因在于，我能认识到这种反应中的移情成分，这使我不会因为引发这种反应而沾沾自喜。[1]从根本上讲，自我悦纳的渴望不能够通过来访者的奉承而得到任何持久的满足——通过其他任何人的奉承也不行。除非真正认识到这种根本的教训，否则治疗师——就像渴望观众一次又一次长时间起立鼓掌的演员一样——会极力争取永远都只是转瞬即逝的赞誉。

我曾希望补偿我认为自己孩提时曾经给家人造成的伤害……

这不顶用。负疚感仍然存在，显然没有被当前出于赎罪和补偿所作的种种努力所影响。一旦我的援助和医治活动取得成功，我如释重负的感觉很快就会减退，显露出同一个悠久的负疚感之渊，没有因我的善行而有丝毫的减损。我到哪里去找下一个同样亟须帮助的来访者？而且万一我的努力失败了，来访者没有好转或变得更遭，我早期的罪过又加重了，负疚感之渊

[1] 正如弗洛伊德(1915/1958年)恰当论述的，“(分析师)必须认识到，来访者之所以心生爱慕，是因为受到了心理分析情境的诱导，因而不应归因于他本人的魅力，必须认识到，他没有任何理由像在心理分析之外所引发的爱慕之情那样，为这种‘征服’而感到自豪”(pp. 160—161)。

又上涨了。如果说某人不得不发明一种方式确保从业者留在这么吃力的一种行业里的话,那么几乎就没有比提出一套如此巧妙、如此有效的规则更难的事了。

或许对于赎罪和补偿来说,最沉重的失败感存在于因来访者的自杀而引起的反应之中。在我接受临床训练的早期,我想知道我会对此做出什么反应,我觉得自己很可能会就此偃旗息鼓。在我读研究生的第三年,我的一位中年来访者,刚刚转介到一名新的治疗师那里不久,就从她家位于20层楼的公寓窗台跳楼自杀了。时至今日我一直对那次自杀事件耿耿于怀,而且我一直在想,当初我是否可能阻止这件事。她的死根本没有导致我离开这个领域,反倒加深了我献身于这个行业的决心。

我曾希望超脱自身的攻击性和破坏性……

因为我不喜欢愤怒、敌意和攻击性,所以我试图通过努力接纳和引导我的来访者克制和回避我的天性中的这些方面。这种防御性的策略仅仅取得了部分的成功。促进他人的康复,在某种程度上达成了温尼科特所说的"建立起一种自我效能感,它使得一个人能够容忍自身天性中与生俱来的破坏性"(Winnicott,1986, p. 88)。然而,我没有预料到的是,治疗过程本身就引发了种种攻击性和敌意。

来访者会出于各种各样的原因而对治疗活动和治疗师产生负面情绪。这种反应可能是抵御变革的手段,可能是逃避互信关系的方式,也可能是建立互信关系的一种常见方式(例如,通过打骂等手段)。负面情绪的引发,也可能由于治疗过程本身所固有的诸多限制和挫折,可能由于实际存在的或者臆想之中的由治疗师所引起的种种失误和失败,还有可能是治疗关系中移情/反移情作用的一部分。无论治疗师做得多么温顺和缓,都不可能避免来访者的消极性和攻击性。实际上,对特定的来访者来说,那种被动的、温顺的举止本身就会激起暴怒情绪。

我们不仅会成为愤怒和攻击的靶子,我们自身也常常会体验到这种情绪和冲动。失约、逃单、徘徊不前、自杀的凶兆和企图,以及周末加班都会考验我们的仁爱之心。我们遇到的来访者可能会滔滔不绝或守口如瓶,可能会牢骚满腹、哀怨不已,可能会对我们的话漠然置之、听而不闻,可能会戳到我们自己的难言之隐,可能会无法容忍自己从善如流而后又憎恶自己的愚昧无知。有的父母破坏自己孩子的治疗,有的配偶虐待并恐吓来访者并且不愿参与治疗,我们必须面对这些人。这些情境,还有无数其他情境,每一种都导致临床专家有所反应，轻则愤愤不平，重则大为光火。

简而言之，治疗机构并不提供远离所谓负面情绪的避风港。它也不应该如此。很多性格障碍患者都存在特定的困难，难以处理他们体验到的或在人际关系中引发的愤怒情绪。处理愤怒和攻击性的过程中不适当的方式，常常是抑郁症、恐慌症和进食障碍的核心问题。可以说，几乎每一个接受心理治疗的来访者都会再现过去的伤害性场景，在此情景中，要么是来访者，要么是治疗师被赋予了攻击者的角色。但是，尽管我认识到这完全可以“因势利导”，实际上面对这种感觉我依然感到难以释怀。

我竭尽所能做到和蔼可亲、善解人意，并对我的来访者有所帮助。当这些有意识的目标脱离我人格中积极的、适宜的倾向而发散开来，它们也会揭示我天性中的阴暗面。通过回避治疗过程中不可避免地产生的攻击性，一个人会在无意识层面上逐渐累积一直得不到表达的敌意。我就曾观察到自己自从开始临床开业以后，带有虐待狂意味的幻想逐渐增强。[1]我也曾在困难的阶段意识到转瞬即逝的攻击性意向，比如吼叫或砸窗户的冲动。这些现象可能表现了我的职业态度和志向中的阴暗面。尽管我在意识层面上专注于给予、接纳和同情，我无意识中的敌意则力图获得释放。反过来，它一直受到压抑，并使我感到抑郁。

根本上讲，个人关系和职业关系不可能纯粹是善良、慈爱、有益和无私的。任何回避愤怒和攻击性的行为最终都会导致受压抑(或受抑制)感受的反扑。拒绝承认和接纳一个人的阴暗面，会对心理治疗过程中的双方带来危险。

我曾希望通过专注于他人的问题而回避自己的问题……

这可能是所有观念当中最具误导性的一个。从理论上看，它似乎非常简单明了：通过自己全身心地帮助别人解决问题并将自己沉浸在他们的心理世界之中，我会通过一种持续不断的全神贯注缓解自己的问题。这个计划现在看来是多么幼稚！

好消息是我作为一名治疗师，已经能够将我的内省导向建设性的功用。坏消息——就这种防御性的策略来说——是临床工作要求持续不断地监测自己的内心历程，而且它总是不断地激起一个人自身的情绪、渴望、记忆和

---

[1] 其他从事创伤后治疗的临床专家也有类似的观察，这使我猜测，一直接触关于虐待的故事是不是一个可能起作用的因素。

难言之隐,以及内心和人际的冲突。进行心理治疗根本没有将我从内省关注中解脱出来,反倒使之进一步深化了。

做一名治疗师还必须周期性地(或者,对某些人来说是永久性地)亲自接受治疗。从本质上讲,治疗师终生都是一名需要接受心理治疗的来访者。与此同时,对治疗师来说,承担来访者的角色越来越难。我坐在治疗师的位子上感觉舒服得多,而且我身为来访者,不得不面对控制感的缺失时,总是极力挣扎。我的心理学知识会妨碍我进行诚实的、不加掩饰的自我探索。我对临床技术的熟悉使得我很难对治疗师产生信任而不频繁地放马后炮或者指手画脚。我知道保密承诺会多么频繁地遭受背弃,这也使我不愿对治疗师/同僚敞开心扉。

我曾希望通过照搬我的治疗师而更好地进行借鉴吸收……

我在结束我的第一次治疗时遇到了极大的困难,我一再地回到一位治疗师那里,无法与他脱离关系。回首往事,我从事心理治疗的愿望部分地源于我无法对他释怀。认识到他的积极品质,确实有助于我个人和事业的发展。但是我的临床训练使我质疑并最终抛弃了他作为我的治疗师所做的很多事情。具有讽刺意味的是,通过追寻他的脚步,我最终离他更为遥远。

我曾希望在安全的情况下建立深层次的密切关系……

与很多其他愿望相比,这一点进展不错,不过也有显著的限制。通过作为治疗师的工作,我和形形色色的人建立起了密切的联系,他们来自各个年龄段,出身于各种族裔,分属于各种社会经济阶层。在有着明确限制和界限的职业关系的安全范围之内,我体验到了在普通的社会关系中很少达到的密切和投入。

但是,这种密切关系的局限也太显而易见了。尽管我感觉自己在某些阶段全身心地投入,但事实是这种密切关系主要是单向的。我的很多想法和情绪不能拿出来分享,而且来访者对我本人的经历和治疗活动以外的生活几乎一概不知。这种单向性相当令人沮丧,尤其当我在个人生活中缺乏充分的亲密关系的时候。

在这种时候,我也冒过和来访者过度亲密的风险。如果我们在若干年时间里治疗过很多的来访者,就很有可能最终与某个“气味相投”的人非常默契。这种吸引力并不总是一见如故,而可能是在治疗的过程中建立起来。

这种不断发展的迷恋有多少是反移情的结果，又有多少是“真实的”，很难加以区分。只有一次，我发现自己爱上了一位来访者。萦绕在承认需要结束这段治疗和希望放任继续联系之间的痛苦，是我不愿再去重复的一种体验。

治疗关系中产生的亲密关系还有另一个麻烦之处，即对治疗师施加的纯粹的情感需求。满足现实的需求是对困扰中的人们提供帮助的内容之一，可是除此之外，治疗师还必须应对各种各样带有移情意味的愿望和期待，分属于父母/子女、爱人/所爱的人、受害者/施虐者、罪犯/法官等范畴。在努力满足或反过来对付这些形形色色的要求和期望的过程中，很难再为自己的私生活预留出任何平和的情绪(情绪上的余地)。

由于我倾向于尽可能地与来访者建立认同感，我往往会体会到他们情绪上的痛苦和内心的斗争，就像它们是我自己的亲身感受一样。我的自我界限(ego boundary)的这种渗透性可能有助于感同身受的交流，但是它也导致我容易在情感上压力过重。尤其是当接待那些严重失常的人时，聆听并体味他们过去的经历和现在的弊病非常令人烦闷，而且最终可能会导致切西(Chessick, 1978)所描绘的“心灵深处的忧郁”(sadness of the soul)，在这种状态下来访者的抑郁和绝望被转移到了治疗师的内心。

我曾希望通过关注来访者的依存需要，间接地满足自己的这种需要……

布伊(Buie, 1982,1983)宣称，治疗师向他们的来访者许诺提供一个支持性的环境来鼓舞他们，并将他们从痛苦的孤独感中解脱出来。一旦这种为来访者提供的支持性环境得到接纳，它也同样有助于为治疗师提供支持。

我曾发现，当我和某位来访者非常默契时，治疗关系能满足我们双方的依存需要。然而，当一个来访者拒绝支持性环境，或者要求过高，并且确实需要如此，以至于我不愿或者不能给予满足时，就会出现问题。再者，放弃治疗、无故失约和仓促结束都有可能引发对失败或放弃的痛苦感受。此外，进行心理治疗似乎强化了我忽视和压抑自身情感需求的倾向。这一点有时会导致我忽视自己的社会生活，反而使我倾向于过分依赖我的来访者——多么具有讽刺意味。

我曾相信我可以不受各种局限的约束……

通过成为一名治疗师，我原以为我可以在某种程度上超越我毕生与之斗争的种种挫折和局限。我总是藐视限制和约束,无论它们存在于情绪意识、理性认识、人际交流,还是以一种创造性的方式显现自己。身为一名治疗师,我希望打破存在于我的来访者身上和我自己身上的种种阻碍——遮蔽真知灼见和真情实感的阻碍、妨碍亲密关系和自我表达的阻碍。我期望着将我的来访者和我自己从社会化、同化和妥协过程中所施加的种种限制当中解放出来。而且我梦想摆脱因果律的支配,在这种支配下我们都是过去经历的囚徒。

这些目标已经实现了——但是有所保留!我看着来访者们战胜他们自身的局限和束缚,自己也间接地感到愉悦。身为临床专家,我也能够暂时地从自己过去所体验到的一些限制中超脱出来。但是其他的局限出现了,而我常常不愿接受它们:我的知识和技能有限,我对来访者的影响力有限,我情绪上的余地有限,我的个人成长潜力有限。更让我难以接受的是保险公司、管理机构和政府政策所施加的不断加强的外在约束。一方面需要接受合理合法的监管,另一方面又要承担不断强加给我们的种种限制和约束,这些限制和约束往往显得有些武断,如何在这两者之间实现平衡,这对我们整个行业来说是一个越来越严峻的挑战。

死亡是我们的终极限制,而我相信我自己的一部分一直希望通过进行心理治疗而以某种方式摆脱这种限制。我们赋予心理治疗师这个角色类似于上帝的品质,使他们在本质上有望获得永生。此外,我们的信条是拯救和重塑人们,这滋长了一种幻想,幻想借由我们的来访者而延续我们的存在。若干项研究(Cohen, 1983; Fieldsteel, 1989; Van Raalte, 1984)指出,治疗师不愿向来访者承认他们自己会死,即使面对不治之症。我必须承认我仍然期望不朽。但是,我成为一名治疗师的种种隐匿的愿望大都没有实现,考虑到这种记录,我并不抱什么希望(毕竟这种愿望可能会落空)。

* * *

读者可能会断定,在相对较短的一段时间的工作以后,我已经变得疲惫不堪,甚至愤世嫉俗。诚然,我进入这个行业时所怀有的很多幻想都已经破灭,或者被我的经历所更改。而且,我对治疗师的动机和隐匿目标的研究(Sussman, 1992)很可能加速并深化了我的觉醒。

但是,幻灭并不必然带来绝望,觉醒也并不必然导致失业。毫无疑问,面对自己的错觉和自我欺骗会让人觉得自惭形秽;我不再是巫师或圣人,不再是先知或萨满,不再是殉道士或救世主。但是对我来说这样一个幻灭的过程几乎是不可避免的,而且它代表了心理治疗师个人发展的一个至关重要的转变,即使令人感到痛苦。

“幻灭”(disillusionment)这一术语可能含有负面的含义,但是仅限于我们致力维持的幻想。幻灭的过程为更加准确地认识现实、更加充分地接纳现实开拓了道路、作好了准备。为什么要逃避这样一种前途呢?

心理治疗事业本身也可以被看作一个循序渐进的幻灭过程。我们努力提供一个支持性的环境,我们的来访者可以在其中面对并抛弃他们的幻想和误解。随着时间的推移,他们不再将自己看得完美无缺或一无是处,不再过分依赖或完全独立,不再总是受制于人或彻底孤立无援。随着治疗的推进,来访者可能会甘愿放弃那种幻觉,即觉得他们总能赢得自己儿时所渴望的父母的关爱和赞许;他们可能会放弃那种信念,即相信他们能够设法改变或操纵周围的人来满足自己儿时未曾实现的需求。来访者还可能会放弃那些期望,比如期望生活公平,情绪符合逻辑,每个人都喜欢并赞赏他们,或者治疗师包治百病。

但是作为治疗师,如果我们可以维持自己的幻想的话,怎么可能有效地推动患者走向这种成熟?

据我所知,直面难以接受的真相,这个过程令人痛苦,而且会在我们自己的心理治疗过程中引起抵触反应,这和我们来访者在治疗过程中所发生的情况差不多。对我们中的有些人来说,进入这个行业可能部分地起到了维系自身幻想的作用。我们作为接受心理治疗的来访者所面对的许多令人不快的现实,都可以被有效地加以回避或否认,其方式就是认同并最终成为无所不知、仁慈博爱、无所不能、完美无缺的治疗师理想形象。认为成为一名治疗师代表了对自己本身进行治疗的一种形式,这一点乍一看很有趣,但是其中隐含的意义却令人感到不安。

*　　*　　*

那么,在幻灭的尽头又有什么?一旦我们进行治疗的热情被缓和,而且我们施治的需求不再那么迫切,剩下的是什么?

首先出现的是一种空虚感,和其他任何失败一样,除非经过一段时间的哀伤,我们不会放弃一些自己最深切的希望和期待。

当我们从幻灭和失败中脱离出来,一幅崭新的图景逐渐展现。尽管我们的幻想最终没有实现,但是这项工作的现实情况终于拥有了立足之地。

从事心理治疗有诸多的欢乐和挑战,当我们面临沮丧时,本来很容易对此视而不见,现在却能够更好地加以赞叹。不论必须面对什么样的困难,我们都会面临独一无二的机缘,帮助缓解人类的苦痛。作为治疗师,我们有机会与那些对任何人不再有信任的人进行接触,我们还能够为那些长期遭受情感创伤的人提供同情和理解的抚慰。我们帮助人们重新发现他们在成长道路上迷失的那部分自我,而且我们促使那些停滞不前的人继续成长。看着人们感到自己更加坚强,看着本来放弃未来的人重新燃起希望,我们感到由衷的喜悦。

我们可能还会赞叹,从事心理治疗工作是如何促进了我们自身的成长。这项工作使我们能够重视和强化自身的优点,同时使我们不断有机会正视和接纳我们的阴暗面。通过脱敏的过程,我们学会了更好地容忍攻击性,并且对我们的恐惧泰然处之。经受职业性的幻灭这一过程,加强了自我悦纳,带来了我们自己的治疗可能无法提供的一种成熟。它还能使我们更有能力树立真正的希望,这种希望——就像瑟尔斯所说的——"透过失望、沮丧和绝望等感受的表象显现出来"(Searles, 1977, p. 483)。

无论从业者得到的是什么,我们工作的根本目标是帮助我们的来访者,而我的印象是,幻灭的过程最终使我们蜕变成更好的临床专家。当迷雾散尽,我们会发现自己恰当地对自己身为从业者所怀有的利他主义提出恰当的质疑,我们对心理治疗过程的期待也更加符合现实。直面我们的局限会让身为治疗师的我们变得更加仁慈、更容易接近,而不是对坐在我们对面的人无动于衷。最后,通过接受这些消逝的宣告,我们为来访者们提供了一种勇敢接纳的楷模,对他们来说治疗——乃至生命——终有一天将会结束。

参考文献

Buie, D. H. (1982 - 1983). The abandoned therapist. *International Journal of Psychoanalytic Psychotherapy*, *9*, 227 - 231.

Chessick, R. D. (1978). The sad soul of the psychiatrist. *Bulletin of the Menninger Clinic*, *42*, 1 - 9.

Cohen, J. (1983). Psychotherapists preparing for death: Denial and action. *American Journal of Psychotherapy*, *37*, 222 - 226.

Fieldsteel, N. D. (1989). Analyst's expressed attitudes toward dealing with death and illness. *Contemporary Psychoanalysis*, *25*, 427 - 432.

Freud, S. (1958). Observations on transference love. *Standard Edition*, 12: 159 - 171. (Original work published 1915.)

McWilliams, N. (1987). The grandiose self and the interminable analysis. *Current Issues in Psychoanalytic Practice*, *4*, 93 - 107.

Searles, H. (1977). The development of mature hope in the patient-therapist relationship. In K. A. Frank (Ed.), *The human dimension in psychoanalytic practice* (pp. 9 - 27). New York: Grune and Stratton.

Sussman, M. B. (1992). *A curious calling: Unconscious motivations for practicing psychotherapy*. Northvale, NJ: Jason Aronson.

Van Raalte, P. (1984). *The impact of death of the psychoanalyst on the patient*. Unpublished doctoral dissertation, New Brunswick, NJ: Rutgers University.

Winnicott, D. W. (1986). *Home is where we start from*. New York: Norton.

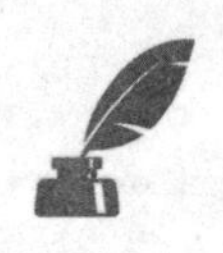

第二章

身处战场的治疗师

爱德华·提克，哲学博士

"啊！光芒万丈的缪斯女神呀，你登上了无比辉煌的幻想的天堂……"[1]莎士比亚在他关于战争与王权的历史剧《亨利五世》(*Henry V*)开篇恳求道。诗人试图在一座小小的木质剧场的空间内演绎一个王朝、一个时代，以及它的覆灭和复兴。但愿我们能像他一样完全释放我们想象的力量：

> 只有这样，那威武的亨利，才像他本人，才具备着战神的气概；
> 在他的脚后跟，"饥馑"、"利剑"和"烈火"像套上皮带的猎狗一样，
> 蹲伏着，只等待一声令下……

我也曾时常祈祷能够拥有缪斯的光芒，来表达我作为一名为越战老兵服务的心理治疗师所观察和分享到的重重痛苦和无畏，恐惧、恼怒，以及手足之情。在饥荒、刀剑与火焰对我的来访者、我们的民族和整个人类的灵魂所造成的摧残面前，我也曾战栗。我也曾感到渺小卑微，不配阐述和探讨战争及其破坏这样宏大的主题。而且，不可思议的是，我曾感到自己三生有幸，能够看到有时候哪怕在最深重的苦难深渊也会有繁花绽放。

我是一名心理治疗师，自从 1975 年以来一直从事全科私人开业。1979 年，我开始治疗参加过越战的和没有参战的退伍军人，一年后创伤后应激障碍(Post-traumatic Stress Disorder, PTSD)才被确立为一个诊断门类并被收入 DSM-Ⅲ。这些年来，这种治疗已经不仅仅成为我的临床专长之一，而且影响更为深远的是，它成了一种困扰，我勉力应对，直到我能够掌控其消极动因和影响并将其转变成一种对生活有益的职业(Tick, 1986)。

---

[1] 本章关于莎士比亚《亨利五世》译文引自朱生豪译本，特表谢忱。——译者注

这项职业看上去非同寻常,因为在越战期间,我推迟了大学学业,而且是一名积极的反战分子,我没有在越南作战的朋友或亲属,变成了一名素食主义者,认为自己是一名和平主义者,一直在准备凭借道德立场而免服兵役的申请,并且打算一旦被征召就脱离这个国家。我在青春期和成年早期的所有经历,从表面上看似乎与成为一名治疗战争心理创伤的专家背道而驰。但是战争及其后果能够将人们变成伙伴和兄弟,若非如此,他们原本永远也不会相遇、相爱,或者携起手来治愈心灵最深处的创伤。

我是如何为越战老兵和其他战争中的伤员进行治疗的,如何从一名反战的大学生转变成战后的一名后方医师的,我已经在别的地方详细记录了我的全部经历(Tick, 1989, 1992)。这里我想从个人经历和内心感受的角度,探讨一下为参战老兵和其他罹患创伤后应激障碍的人提供治疗服务的心理治疗师所面对的一些威胁和风险。

对罹患PTSD的来访者进行心理治疗是一项艰险的工作,而且这种艰难和肇始的创伤存在着惊人的相似性。其中充斥着危险、惊愕和无法避免的失败与悲伤,而且要求治疗师竭尽所能。治疗师必须正视自身和人类的某些方面,我们平时对这些方面宁可置若罔闻,而且对这些方面公众的主观意识在最大限度上拒不承认。它不可避免地在治疗师的内心形成一幅痛苦、恐惧和罪孽的景象,和烙印在患者心中的景象并无二致。探究这种景象而不至于因为厌恶和恐惧而逃避是极其困难的(探究这种景象的过程中,治疗师非常容易因为厌恶和恐惧而半途而废)。不像莎士比亚关于战争的戏剧所描绘的那样,这种景象并不会随着落幕而消失,相反,它会在战争幸存者持续几年的深入的心理治疗过程中反复涌现,随着治疗的推进和深化,对治疗师来说它们会变得越来越根深蒂固、栩栩如生。

这种治疗要求治疗师考问自我当中被否认的那些方面——攻击性、恐惧、愤怒、厌恶、过去的个人经历——并且用一种自我揭示的方式加以承认,这种方式远远超出了治疗过程通常的要求。最终,这需要(并实际造成)治疗师性格结构的变化,这种变化,用精神分析学或神话学的术语来说,最恰当的表述是本真的丧失,地下世界的启蒙,以及从新手或初学者向斗士和国王的转变。这种转变是来之不易的,而且像很多当代男性心理作家,如罗伯特·布莱(Robert Bly)、罗伯特·摩尔(Robert Moore)、迈克尔·米德(Michael Meade)等人所说的,它是迈入成熟的成人阶段所必需的。但是有很多危险和陷阱,很多时候人们会试图避免主动地面对令人毛骨悚然的创伤。

丛林噩梦

最近，我应邀为一名男子监狱咨询师做咨询，他为一群因为杀人等重罪而被监禁在纽约州的 Shawangunk 教养所的人提供服务。经过一年时间的成功工作，在建立了一个第一流的男子监狱理事会(Cline, 1993)以后，这位咨询师开始做噩梦，在梦中他重新体验了一些犯人的罪行和最近的一次监狱暴动，在这次暴动中警卫被刺伤了。在他最令人惊悚的噩梦中，他发现自己成了残忍的暴力侵害的受害者，这些暴行，他曾经从那些犯人口中听到过，但是在真实经历中从未遇到过。我认识到，他正在滑向心灵的地下世界。

这位监狱咨询师的处境和我自己为参战老兵提供服务时的处境非常相似。在这两种情况下，一名具有犹太血统的中产阶级白人男性咨询师，先前从未经历过监狱暴力活动或严重的暴行，却与具有不同的社会经济背景、处境较差的人纠缠在一起，这些人在他们人生的关键时期淹没在肉体和情感上的暴力行为之中，并且犯了同样的暴行。

自从收治第三位来访者老兵罗恩以后，我开始梦到我的越战老兵患者所经历的战斗。他是一位侦察巡逻班班长，是我收治的第一位从激烈的丛林战斗中幸存下来的人。他的经历——在交战中躲在牺牲的战友身后，搜寻被斩首的副手，躲在洞穴里听着被俘的战友在附近的丛林里遭受折磨时向他求救的哀号——使我感受到了我从未遇到，甚至从未想象到的恐惧与残酷(Tick, 1985)。

最初，像这位监狱咨询师一样，我也梦到了罗恩的战斗场景。随着治疗的继续，想象中纯粹的残酷性以某种在我看来类似于罗恩在战斗中的体验，但是远没有那么直接和严重的方式，侵害了我的普通防御机制。我们的普通防御机制能够保护我们免受文明生活中普通侵害的袭扰，但是它们贫乏而不充分。当我们遭到参战老兵所经历的，或者老兵的治疗师所体验到的那种残忍暴行的无情冲击时，它们只能提供有限的、短暂的缓解。军事精神病学领域已经研究过这个问题了。军事精神病学直截了当地确认，将任何人，哪怕是最健康、最稳定的人置于无情的战斗中几天时间，都必然导致创伤性的崩溃和丧失履行职责的能力(Gabriel, 1987)。

当我开始看到自己出现在罗恩和其他老兵的战斗中时，我的噩梦生活进入了第二个阶段。在这个阶段，我的梦境与我的患者在治疗过程中所描述的场景非常相像，但是我成了梦境中的一个人物。我从内心深处将这些情节当成了我自己的亲身经历。我正在体验我的患者所经历的事，尽管是虚幻的而不是有意识的。我感受到恐惧、愤怒、迷乱。我严重地失眠了。日常生活、当前事件，乃至整个世界——与以前相比，这些都开始显得更像是与战争息息相关。这使我强烈地体会到，老兵患者们是多么严重地透过他们的战争经历这块透镜，无意识地感知当前生活。

在为大量参战老兵服务了几年以后，我的噩梦生活进入了第三个阶段，当时我做了这样一个意味深长的梦：

> 我身处一座荒芜陡峭的山峰脚下。我孤身一人，精疲力竭。我手无寸铁。我躲在一小段原木后面，那木头刚好比我的身躯高一点点、长一点点。成群的敌军士兵向山下冲锋，直奔我而来。他们尖声呐喊。他们的枪口喷着火舌。他们想要我死。我身陷那段原木后面，而颗颗子弹射进木头里面并将其渐渐啃噬。我没法跑动。我无法还击。很快，我必将被重重围困，不是被俘就是被杀。

我从这个噩梦中惊醒，伴随着我以前从未体验过的彻底的惊恐。我发现自己孤身一人，手无寸铁，处于死亡的威胁之中。我感受到了面临死亡的威胁却眼睁睁看着自己没有武器、无法还击是一种什么滋味。尽管我踏入了我的老兵患者们身处的危险与残酷之境，但我仍然保留着和平主义和反战立场，我没有开杀戒。在经历了几年的诊疗工作以后，我的人格仍在抵御战场生活所必需的那种完全的转变。我坚守着我旧有的价值立场，并在困境中徘徊。每一名参战士兵都曾身处这种困境，他们最终必须做出可怕而又必然的抉择——杀人还是被杀的抉择。在我身为治疗师的这样一个发展阶段，我在抵御着不得不做出抉择的必然性，从而否认我自己的攻击性和生存本能。我陷入了惊恐情绪和令人毛骨悚然、局促不安的认识中，我认识到，如果无法在需要做出抉择的情景下当机立断，我自己就会被杀死。

在象征意义的层面上，这个梦暗示了我如何看待从事一项专门为一个被忽视和蒙受羞耻的群体——美国的越战老兵——服务的工作。我感到"手无寸铁，孤身一人，试图在美国的土地上走过这条丛林之路，在这片土地上，战争的影响在结束很久以后仍然在肆虐着"(Tick, 1992, p.179)。

有很长一段时间，我面对自己拒不承认的攻击性而止步不前。到这时为止，我已经充分感受到了恐惧，以至于我在面对患者的时候平静得多，也沉着得多，极少表现出我自己的痛苦和厌恶。我学会了和患者一起面对残酷和恐惧的景象而毫不退缩。我学会了倾听那些故事,故事中有被燃烧弹焚烧的孩童,被付之一炬的村庄,以及未经审判就被集体屠杀的人家。我一直在了解战争生活的规则:文明的秩序被颠覆,破坏而非创建,死亡而非生存,疯狂而非清醒,这些才是常态。我已经学会不要从这条充满恐怖的不可见的战线上逃脱,学会了当我的老兵患者在治疗过程中再次走近那里的时候我也坚守在那里,学会了帮助他们观察他们所看到的,只不过这次观察用的是心灵。

但是我固执地坚持我的和平主义,就好像那是能够保护我置身于内心深处的丛林的最后一条防线。后来我做了这样一个梦:

> 我正在被敌军士兵们追逐着奔下陡峭的山崖,他们手持AK-47,疯狂地向我撤退的地方射击。我拿着自己的M-16,精疲力竭。弹雨在我脚边激起阵阵烟尘,我在弹雨中左躲右闪。我上气不接下气地狂奔,直至来到一所学校建筑。我闯入楼中,登上楼梯,穿过所有的房间,不顾一切地想找一个安全的藏身之处。敌军士兵们尾随我进入了学校并开始一个房间一个房间地搜索。用AK-47朝课桌边上、餐桌下面和柜子里面猛刺。他们人很多,我担心我难逃一死了。
>
> 最后,我跑进一间浴室,又躲进一间厕所隔间。我站在马桶坐垫上,这样从下面就不会看到我的脚了。我摆好姿势,握紧步枪,屏息等待。我听到敌人们越走越近,声音越来越大。我喘不过气来,心跳得厉害。我汗如泉涌。那时敌人闯入了浴室,朝我喊叫着,用枪朝隔间下方戳刺,并用枪对着我的门猛撞,试图将我赶出去。
>
> 我感到绝望无助的恐惧。我一生中从来没有过那么强烈的心碎的感觉。我用手中的枪对准隔间,一遍又一遍地叫道"不! 不!"他们还在推搡、射击、猛撞。我再次喊叫"不!"并扣动了扳机。我一遍又一遍疯狂绝望地扣动扳机射击,试图杀掉我的敌人,不是出于愤怒或仇恨或报复,而仅仅是为了救我自己的命。

在那个梦里,经过几年的挣扎和否认以后,我最终看到自己选择了杀死另一个人而不是消极地让自己送命。在那一刻,我克服了一种面对危及生命的暴力行为时的消极反应,我之所以被赋予了这种消极反应,部分原因在于我的犹太传统,尤其当我是遭受大屠杀的那一代人的孩子。我还取得了一种突破,理解了驱使绝大多数人在战争中杀人的动机。先前,我面对老兵患者们时一直致力于解决的是他们杀戮的狂热,他们复仇的渴望,那种当人们在看到自己最好的朋友被子弹打得粉身碎骨,或浑身窟窿,或被弓弩钉死的时候从内心唤醒的那种难以遏止的、使人丧失人性的仇恨。然而,通过这个梦,我认识到仇恨和暴怒并不必然是人类的核心动机,而是战争环境所引起的反应。对老兵患者来说更为根本、更为健康、更需要去抚平的是人类面对战士们所处的那种恐怖困境时所做出的基本反应：在杀人与被杀的处境下,我们中的很多人,可能是绝大多数人,感受到我们自己迫在眉睫之死亡的恐惧,都会杀人。我最终在自己身上重新获得了这样一种基本的、先前拒不承认的求生本能。有生以来,我第一次认识并感受到,我宁愿选择杀人而不是被人杀死。

值得注意的是,在这次涅槃以后,我经历了几个重要的而且是令人惊异的个人转变。首先,我的噩梦消失了。大约与此同时,我放弃了素食主义,总体上变得更加坚决果断、尊重自己,我的价值体系产生了微妙而又重要的转变,而且,具有讽刺意味的是,变得不再那么性情暴躁了。我重新认识到自己的生存本能,以及与此相伴地克服了自己对一切杀戮的禁忌,这似乎使我得以最终同化了男性的好斗的能量,先前它曾被我否认、归于外因并投射出去,且伴随着恐惧体验。

参战老兵证实了我的洞察。"你之所以杀人不是因为你想伤害任何人",一位参战的海军陆战队老兵告诉我,"只有病态的人才会那么干。那其实不是一种杀戮的狂热。那只是一种保护你自己生命的冲动。你在试图防止另一个人杀掉你,而与此同时他也在试图防止你杀掉他。在丛林里,你不是出于狂热而杀人,你是出于恐惧而杀人。"这种洞察也得到了理查德·加布里埃尔(Richard Gabriel, 1987)的共鸣,他声称,只有反社会人格才能够经受现代战争的压力而不受其影响。

自从这个梦以后,我将这种新的认识运用到了我对老兵们的治疗工作之中。我致力于帮助他们重新体验他们在第一次杀人的那一刻的真实感受。经过苦苦挣扎,很多人都能够敞开心扉直面他们曾感受到的那种生命所无法抗拒的、彻底的恐惧感。在重新体验这种恐惧感之前,心灵麻木的老兵患者们往往认为自己是冷血的杀手,危险、暴怒、罪孽深重。但是当他们重新体验到他们最初的恐惧,他们意识到自己实际上只不过是惊恐万分的年轻人,绝望地试图以唯一可行的方式来挽救自己的生命。认识到这一点以后,负罪感和自我谴责就烟消云散了,而且他们自己重新教化的过程就水到渠成了。只有当我从内心深处经历了这种远离文明,深入自我原始状态的勇士般的转变过程以后,我才有可能引导他们穿越这种转变过程回归故我。

对诊治老兵工作中心灵内部因素的反思

在我从事参战老兵诊治工作的最初六个年头里，延续不断的噩梦生活历程反映了一种启蒙的过程，我必须经历这一过程，才能够为老兵们进行治疗工作，才能够促进我自己人格中某些方面的成熟。这可以像约瑟夫·坎贝尔(Joseph Campell, 1949)的心理神话学分析那样，概括为启蒙过程。

坎贝尔阐述道，心理神话学中英雄的历程是一种由三个阶段构成的循环的过程。第一个阶段是离开普通的共有的世界，并坠落到另一个世界，那里本身有着不为人所知的规则和范畴。离开我们文明中的日常生活而投入战场的人当然经历了这种分离。军事训练试图使他们具备完成任务和生存所必需的作战技能，但是悲哀的是，他们在心理上和精神上仍然没有为他们在另一个世界中将要遭遇的一切作好准备。更进一步，如果他们太过年轻，不足以胜任这种遭遇，在发展过程中尚未成熟，甚至都不具备一个发展健全的人格结构来抵御创伤或将创伤包容于其中，那么创伤本身就同时成为了成长经历，成了已经确立起来的自我和世界秩序中的一种裂痕。对于参加越南战争的绝大多数人来说情况确实如此，当时他们的平均年龄是 19 岁，与此相比，第二次世界大战参战人员的平均年龄是 26 岁。

治疗师在与这类患者共处的时刻里，也经历了一种从普通世界脱离，并坠落到一个拥有自己的规则、需求和威胁的心灵空间的过程。我的噩梦生活的第一个阶段就代表了这种离别过程，并显现出了我的潜意识秩序的分崩离析，以及其为先前未曾知晓或漠然置之的暴力意象所充斥。

启蒙是英雄历程的第二个阶段。在启蒙阶段，我们必须战胜一系列困难、挑战以及常常危及生命的种种磨难。我们必须掌握地下世界的种种方法，认清我们现在身处其间的这个不同以往的现实存在，并容许我们在那里的经历破坏我们旧有的生活观念。我们必须发掘我们自己身上的力量和技能，并借助超越我们自身的外在帮助，以便在这种种无法忍受的、令人恐惧的、危机四伏的磨难中幸免于难。我们必须打破常规，充实自己。

这种启蒙应当是一个通过仪式[1]。通过电影、电视、书籍和传说的宣传，美国的流行文化非常注重将参战经历本身看作从男孩向男人转变的通过仪式。然而，在现代战场上，并没有出现真正意义上的通过仪式。这个过程是不完整的，因为没有年长者或启蒙者能够引导士兵们的人格转变过程

---

[1] rite of passage，表示从一个阶段转向另一个阶段的转折点的仪式或庆典。——译者注

并为此举行仪式。不完整的启蒙、未完成的通过仪式、身陷地下世界亟须被引领走向光明和成熟的求索者，这些就是一名老兵在治疗过程中坦诚自我时治疗师时常遇到的情况。大量我们所谓的创伤后应激障碍，最恰当的理解就是因遭遇恐惧和惊骇而导致其发展进程停滞不前。

如果引路人或年长者本身没有开化的话，启蒙过程是不可能发生的。因此，在治疗师身上，也必须发生启蒙过程。对参战老兵的治疗要想取得进展，除非负责引导的治疗师本身已经找到了战场上的出路，倒不一定是在真实的战场上，但一定要通往心灵中的战场。我的第一个遭受攻击的梦代表了我沉浸在心灵深处战争的地下世界，但是仍然在抵御它的支配，仍然固守着我最后的防线——否认我的内心深处也潜藏着杀人的动机。

我的否认使我无法学到地下世界的最基本的一课——杀戮的狂暴，除了反社会人格以外，实际上是求生的狂热和对惨死的恐惧；我们所有人的心灵和细胞中都被赋予了这种求生的狂热，一旦面对最终的抉择，我们很可能宁可杀人而不愿被杀。这至多不过是斯宾诺莎的格言的极端引申，他说每一种生物都试图维系其自身的存在。我们每个人都想生存。我们几乎都有可能为了维系我们自己的生命而开杀戒。以一种个人化的方式真正认识到这一点，我们就与那些曾经杀过人的人融为一体，就能够帮助他们重获仁爱之心。我的最后一个梦，在梦里我发现自己杀人以求生存，象征了一种阴暗的顿悟，一个必然的转换过程，在这个过程中，我内心被否认的杀手本性经由梦境而进入我的意识。

英雄历程的最后一个阶段是回归到共有的世界，带着所领悟到的智慧和将那智慧以某种形式献给我们的文化的意图。

在所有传统和经典的社会中，凯旋而归的勇士都承担了很多重要的心理社会功能。他们是他们的文化中的黑暗智慧的守望者，他们通过自身经历见证了战争的恐怖，守护并阻止而不是鼓动战争的再次爆发。在战争时期，他们转向外部，迎战来自其他民族的威胁，而在和平时期，他们就转向内部，防止他们自己的人民之间爆发暴力的、攻击性的行为，并使之处于可控制的范围之内。

作为一个社会，我们还没有开化到将退伍老兵视为勇士。尽管有迟到的赞誉和游行，但是我们并没有真正地欢迎他们荣归故里，也没有帮助他们重返健康。也许最糟糕、最严重的是，我们没有一个平民—勇士的阶层可以让那些归来的战士为之效力并发挥作用。我们的退伍老兵们茕茕孑立，陪伴他们的只有他们关于战争经历的记忆和创伤，以及获得的技能和展现出来的勇气。

作为一名为参战老兵服务的治疗师,我处在一个生疏而且不自在的境地,因为我试图帮助迎接人们返回故里,而这个国家却没有一个他们从属其中、为之效力的阶层或群体或社团。坎贝尔所描述的神话循环的用意是把我们从蒙昧、无知、幼稚的青年人转变为成熟、胜任、聪慧的长者,这是我们自己内心深处的奇遇中的英雄人物,与此同时,也为我们的文化做出了无价的贡献,奉献了无价的智慧。从某种悲剧意义上讲,如果一种文化否认启蒙者的经历,而且不能为求索者提供借鉴,不能提供一套仪式,不能提供一个他们可以回归的阶层,是不可能完成这样一种心理学意义上的神话历程的。

因此,参战老兵的心理治疗的最后一个阶段常常必定促使治疗师和来访者都去寻找有意义的途径来承载那些创伤性的记忆和体验、创造性的经历,以便发展英雄历程中的荣归阶段和向社会的回归,这些在老兵们身上原本是被剥夺了的。

在历史上写下一笔

在为越战老兵做治疗的过程中有着固有的心理历史学因素,治疗师和来访者都身处其中。尽管我在 20 世纪 60 年代投身于反战运动,我也留下了一种愤怒、不信任和无能为力之感,因为我没有能力有效地影响国家历史的进程。但是通过为老兵们做治疗,我已经能够超脱这些感受,并且感到我已经成功地在历史上拥有了我微小的地位。尽管我无法阻止一场战争,但是我最终确实能够"带着小伙子们返回故里"。

通过为越战老兵做治疗,我发现了自我当中被我们都曾经历的那个时代所伤害的部分,以及自我当中没有充分发展的部分。因此,通过对在做治疗的过程中出现的每个问题和每个梦境的反复思索,我能够治愈我自己在 20 世纪 60 年代成长过程中所形成的个人创伤。更进一步,我能够实现一些心理上的成熟,由于我自身缺乏特定的转变经历而且没有年长者加以引导,这些成熟原本没能实现。最后,我能够有助于弥合越战一代原本横亘在参战者和反战者之间的裂痕。我和那些我原本疏远漠视的人们建立起了非常令人满意的手足之情。

我深信,心理治疗必然是一项具有心理历史学意义的事业。作为治疗师,我们为那些因为我们整个社会的创伤而遭受痛苦的人提供治疗。通过同意为他们提供治疗并且因为接触他们的记忆而经受附带的创伤,我们也受到了伤害,我们也必须恢复健康。不论在多么渺小的程度上,我们所分享的疾病和康复过程,不仅仅属于我们的患者,也属于我们的文化。心理治疗师是一个太过年轻的职业，而我们的社会问题太过深远，以至于我们还无法判断它究竟能否真正改变历史的方向。但是我们作为治疗师，无疑会在历史上拥有我们的地位，不论好坏，与那些最受影响的人站在一起，并且在这一过程中发现，我们是如何成了同一段历史的幸存者。

在介绍《亨利五世》的时候，莎士比亚为自己无力完成如此恢宏的任务而致以歉意，他感到自己无力在如此渺小的空间里描绘战争与王权的完整画卷：

> 可是，在座的诸君，请原谅吧！
> 像咱们这样低微的小人物，
> 居然在这几块破板搭成的戏台上，
> 也扮演什么轰轰烈烈的事迹……

如同诗人所说，确实不可能将越南战争及其对我们这代人和国家的影响这样规模宏大而令人敬畏的故事浓缩在一本书的章节或治疗时段这么微小的空间之中。但是我们每个人的心灵都远胜于再现伟大的历史和文化剧作的舞台。通过在战场上进行心理治疗，我用自己的方式参与了战争并胜利归来，而且找到了自己的方式来参与我这一代人最为重要、最为宏大的历险。

参考文献

Campbell, J. (1949). *The hero with a thousand faces*. New York: Meridian.

Clines, F. (1993, February 23). Men's movement challenges prison machismo. *New York Times*, B1 & 6.

Gabriel, R. (1987). *No more heroes: Madness and psychiatry in war*. New York: Hill and Wang.

Shakespeare, W. (1978). *Henry V*. In A. L. Rowse (Ed.), *The Annotated Shakespeare* (Vol. Ⅱ). New York: Potter.

Tick, E. (1985). Vietnam grief: Psychotherapeutic and psychohistorical implications. *The Psychotherapy Patient*, 2(1), 101-116.

Tick, E. (1986). The face of horror. *The Psychotherapy Patient*, *3*(*2*), 101-120.

Tick, E. (1989). *Sacred mountain: Encounters with the Vietnam beast, Volume one: 1979－1984*. Santa Fe, NM: Moon Bear Press.
Tick, E. (1992). *Sacred mountain: My odyssey in healing the wounds of war*. Unpublished manuscript.

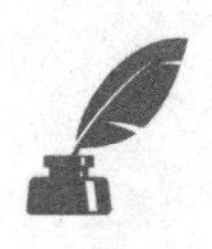

第三章

对你的患者倾听,对你的孩子叫嚷:
心理治疗和为母之道的接合点

苏珊·斯考菲尔德·迈克奈卜,社会工作学硕士、哲学博士

我既是一个母亲,又是一名心理治疗师。作为一名受过心理动力学训练的治疗师,倾听是我的临床工作中的核心;作为一个母亲,倾听也很重要。但是我和所有的母亲一样,对孩子们怀有的极其复杂而强烈的情感,有时使我无法像我原本设想的那样善解人意、温文尔雅。

在我身为一个母亲和一名心理治疗师之间存在着连续不断的相互影响。成为一个母亲改变了我对患者的生活的看法,而我的临床经验导致我希望自己成为一个近乎完美的母亲。尽管在我的职业生活中,家庭生活的种种挑战所带给我的影响不那么彻底,但是我对发展问题和心理问题的理解却对我个人有所帮助。我已经发现了很多强制性的、令人痛苦的、有价值的而且常常不可避免的机遇,这些机遇促使我去探索为母之道和心理治疗之间的接合点(MacNab, 1989)。我作为一个母亲正在了解和努力应对的一切未必只在办公室门外。而且,我的患者痛切的叙述中常常充斥着对不称职或造成伤害的养育经历的抱怨,在几个小时后,当我处理一些家庭冲突的时候,它们也会萦绕在我心头。

和治疗过程本身相似,我的生活是一个由不同生活方面混合在一起的经历,在现在、过去和将来的种种希望和担忧的体验中来回转换。最近一位同事告诉我一次和心理健康专业人员进行团体活动的经历。她对引导者颇有微词:“她似乎认为我们想谈论我们对自己父母的失望,但是我们(小组里的女人们)想谈的是对没有成为自己孩子的好母亲的感受。”我们相对而笑,开始谈论为母之道的某些方面所伴随而来的羞愧感和负疚感,以及在我们自己的家庭生活和我们作为心理治疗师的生活之间的接合点上,什么是最突出、最不寻常的。

当我还是一名年轻的治疗师,还没有成为一个母亲之前,我聆听患者对令他们感到失望的经历的回忆，有时会认同他们对自己母亲的负面评价，觉得他们的母亲没有尽到责任。从理智的角度上，我对心理困惑有着更为完备的理解，绝不仅仅限于将孩子的不幸简单地归咎于母亲；但是从情感的角度上，我很容易和患者一起责怪他们的父母。在我自己分析的特定阶段，母亲的瑕疵非常突出。父亲的角色并非不受我批判态度的指摘，但是母亲的不足之处常常被当作最令人痛苦的。难道不应该把母亲当作孩子们最后的庇护所吗？我们往往是这样的，但是就如我后来亲身体会到的，我们保护和养育孩子的努力并不总是成功的。我们努力应对种种愿望和忧虑，它们本身也是人类深重的苦痛之源。

当我开始临床工作的时候，我对人类成长的理解比较线条化、简单化，部分原因是当时的分析理论存在一些不足，尤其是在女性成长的领域。另外，主要由男性医学界权威人士所延续下来的临床方法鼓吹那种疏离的、非个人化的、"白板"式的技术。其言外之意是：医生们拥有所有的答案。另外，我也才刚刚开始认识到患者们是如何在深入的心理治疗过程中改变他们对过去和现在种种事件的理解。

随着时间的推移，我认识到，通过治疗过程的折射和/或其他重要事件的影响，一个人的叙述是会演变的。我作为一名患者和一名临床专家的经历，以及我自己迈向成人的成长过程加深了我对人类之间关系复杂性的认识。然而，尽管我作为一名临床专家已经成熟了，但是我并没有作好准备来迎接身为人母对我的临床工作的影响，反之亦然。身为人母使我对自己从患者那里听到的某些记忆和联想感到更加不适。我时不时地看到，这与我向孩子们所说的和从孩子们那里听到的有着共同点——父母对孩子缺乏感同身受！我是不是过分专注于告诉我的孩子们该干什么而不是聆听他们的想法？我的孩子们会不会在为他们的困境而责怪我？

在我对自己的分析中，我竭力关注我的童年时期似乎缺失或有问题的东西。我相信这种来之不易的洞察能帮助我成为一个更好的母亲，而且作为心理健康工作者，我丈夫和我对养育孩子有一种内在的观念。我希望我们能够提供我们父母一代穷困生活中所缺乏的"心意相通"。

这种幼稚的自大感反映了我对那些心理学理论和技术的热忱，尤其是最近采用一种客观陈述的或自我心理学的方式写就的作品和对两性问题的关注，那些更适合我作为一名患者和一名治疗师的口味。关于家庭系统的训练帮助我理解忧虑和冲突的代际传递过程的复杂性。逐渐增长的对个体成长阶段和家庭发展阶段的知识，为我理解所诊治的患者提供了途径。我的患者和我一起开始领会到前一代人的无奈。症状行为缓解了。

当我成为一位年轻的母亲，怀着种种随之而来的喜悦和焦虑，我愿意相信自己多年的心理治疗和训练经历会让我和我的孩子不至于遭受我从患者那里听到的和我在自己的家庭中经历过的种种痛苦。尽管感到焦虑和疲惫，在我的记忆中，我的第一个孩子出生的第一个年头是一段充满了对我们健康的孩子感到幸福和感恩的时光。

在我的职业角色中，我没有透露多少关于我怀孕和孩子的信息；相反，我向我的患者征询他们对我生活中这些明显的变化有什么感受。我所听到的是，由于我的怀孕、我即将到来的产假和初为人母所带来的祝福和担忧。我感到自己非常能体会那些盼望拥有孩子或接受膝下无子这一现实的女人们的心情。我认为自己原本会听到的是，我的那些为人父母的患者会觉得现在我终于能够了解为人父母有多么困难了，但实际上我并没有听到这种话语。回头想想，我那时沉浸在初为人母的喜悦和满足宝宝生理需要的劳碌之中，并不想知道将来在感情上要有多大的付出。我所真切知道的是，由于在生活中要担负如此重大的责任，我已经不再那么无忧无虑了。然而，我仍然没有认识到养育孩子需要多么大的感情投入。患者提到最初的几年是最轻松的，而我忽略了这种说法。

如今我已经养育了两个孩子，我能够更好地倾听刚刚为人父母者形形色色的经历，并更愿意相信一个新出生的宝宝的到来所造成的混乱无序。尽管有心理动力学的理性态度，新妈妈们往往仍需要实际的支持。对宝宝所带来的焦虑、疲惫、轻重缓急的改变以及压倒一切的慈爱，做出寥寥几句精心选择的评论或提问就会起到作用，并含蓄地传达对患者体验的理解。例如，对一位最近休完两个月的产假重新开始全职工作的患者，我问她睡眠缺失和仍在变化的体质在多大程度上导致她感觉自己是一个不称职的妻子和母亲。有趣的是，她的效能感迅速提高了，因为她认识到自己在没有足够的休息和帮助的情况下做得多么了不起。尔后我们从移情和真实的角度探讨了我对她的支持所含有的意义。

现在想来，这些还是心理治疗和为母之道比较简单的话题。对支持的需要、疲惫、对新生宝宝无尽的爱与关怀，这些看起来都是可以理解的，而且是身为人母不可避免的一部分，可以在个人生活和心理治疗中得到检验。我经常为患者提供在别的地方所得不到的支持。我在养育问题上为患者提供深思熟虑的支持，对此我已变得驾轻就熟。我还记得当我的一个幼小的孩子遇到问题时，我从我的分析师那里获得支持的那段很有意义的经历。

她也承认，当她的一个孩子遇到困难时她也有类似的感受，还给我提出了切实可行的建议。

当我发现我并不一定比我从患者那里听到的所有母亲做得更好时，心理治疗和为母之道之间的接合点变得更加错综复杂和令人痛苦。我很难摆脱完美的育儿之道这种幻想(Chodorow, 1978)。当我向孩子大声叫嚷，或者真切地忽视了他们的需要，抑或我以为如此时，就会感到内疚、羞愧或沮丧，那种感觉让人难以承受。当它与患者回忆起的具有伤害性的感受和行为相似的时候，那种痛苦的感受就会被放大或者否认。这涉及很多事情如何处理的问题，例如要提供多大的控制和组织，有多少感同身受，多少挫折，多少喜悦。

另外，过分依靠心理学理论来解释孩子们的一切需要和行为，有可能会掩盖孩子之间在生理上的差异。我的第二个孩子在婴儿期和儿童期很不容易养育，随着他的出生，我不得不直面生理差异的力量。要想区分幼儿心理上的不足和生理上的弱点是很难的，我亲身体验到了这种挫折感。这反过来又为我的临床工作提供了信息。例如，一位接近 30 岁的患者，直到最近才被诊断出患有注意缺陷，据他描述，他的母亲常常对他感到失望和愤怒。现在我就能够理解她母亲对这个看似聪明却成绩不好的孩子所做出的失望和困惑的反应。我更能够理解母亲们所感受到的自责、困惑和遗憾，常常伴随着令人痛苦的想要逆转过去所作所为的那种愿望。

我曾想做一个完美的母亲，知道如何让我的孩子们独立自主，对他们的所有感想感同身受，培养他们所有的特殊品质。我基本能接受自己是一名“比较好”(good enough)的治疗师；我意识到我的临床技能对绝大多数患者是有用的，但是并没有奇效。但是仅仅是一个“比较好”的母亲？绝对不行！我真的不想让我的孩子们遭受生活中那些支配着我的患者的伤害和挫折。

我的一些不现实的期望不是发源于个人的家庭经历，而是来源于我 20 年的心理治疗工作和几年的自我心理治疗及心理分析中所产生的曲解。心理动力学理论过分关注母亲和父亲的有害影响，或者他们的冷漠和逃避。治疗师鼓励患者探究痛苦感受的根源和童年早期经历的源泉。消极的模式常常被追溯到患者从其父母那里经受的恐吓、愤怒、冷漠和羞辱。我们可能已经不再完全责怪母亲了——但是还不够。尽管一次“成功”治疗的最终可能结果是让患者理解到父母已经尽了最大的努力，但是他们往往仍然相信：“假如我的父母……的话，我就不会遭受这么多的痛苦，并接受这么多治疗了。”

治疗师确实承认，有些患者表现出对艰难的童年期经历有令人惊奇的适应能力，但是其他遭受极大困扰的患者似乎并没有在早年生活中遭受如此可怕的磨难。但是我们仍然为患者的痛苦寻找原因，并将这种认识带到我们当前的家庭生活中去。例如，对我女儿表达分离焦虑的独特方式(即当我到托儿所接她回家的时候，她跑向相反的方向)，可能有无数种心理动力学解释。我是如此执迷于寻找解释，以至于忽视了最重要的一点："这需要时间！"我有时候似乎把设身处地地理解我的孩子看作养育之道的根本，就好像我应当有能力领会任何事情，并且让这个世界对我的孩子们来说变得比任何时候都要容易。

当我丈夫说我们的孩子可能像我们一样有神经质的特点时，我感到非常烦恼。一想到和我的患者们一样，我多年的挣扎将会以某种形式在我亲爱的孩子们身上重演，我就感到痛苦万分。所以在此后几年时间里，我拒不承认我的孩子们有任何缺陷。我需要使他们远离我和我的患者们所遭受的磨难和失去的机会。

我仍然不愿仅仅做一个"比较好"的母亲。因为我的患者们的故事表明：想当然地认为"比较好"根本就不好，这尤其让我难以接受。他们抱怨说他们的天赋没有得到充分的发挥，他们的家庭关系常常充斥着冲突、斥责和内疚。我的很多成年患者似乎有很多的遗憾，很少感到平静安宁。我想让我的孩子们免于这种磨难，想让他们的潜能不受这种限制。所有这些都使我很难不极端感同身受地理解我的孩子们，我以为那会使他们幸福。

在我的临床工作中，感同身受当然是引起转变的一种强有力的手段。科胡特在"对Z先生的两个分析"中所展示的理论，对我自己的临床实践有着重大的影响(Kohut, 1978)，同样对我产生重大影响的是自体心理学，它强调通过设身处地的理解，充分地探究患者自我陶醉式的创伤经历。我发现这些观念在我自己的工作中起着极大的作用，因而我自然而然地以为注重感同身受在为母之道中也至关重要。而且，就我的评估，它对我的孩子们来说常常是一种有益而慈爱的方式。在人们对种种童年期磨难的探索中，我们会看到他们的父母，谁不想做比那些父母更加善解人意的父母？试图为你自己的孩子们提供一种更好的人生，这种意愿是慈爱的。那就是我理解自己作为母亲的角色的方式。

现在回想起来，我发现将这种临床经历带入家庭生活中，有几个困难。例如，很难认识到在临床会见中我不是在面对形形色色的人。人们带着极大的痛苦和困惑走进我的办公室，但这不一定反映的是整个社会的总体情况。我在非常有限的时间里与他们相处，当他们感到好转，我就和他们告别了。这种密切地连贯一致地对苦痛的接触，可以通过很多方式加以改善，比如和心理学圈子以外的人交往，参加与心理学无关的活动等等。尽管如此，由于我常常将患者的痛苦归咎于他们家庭的不足，一再地聆听他们的痛苦给我带来的负担是，我无法用一种轻松的方式来看待我的孩子们的困难。我过分强调了他们的挫折，就好像如果我不密切关注他们的烦恼，他们就会崩溃一样。有时候这又反过来导致孩子和我自己之间更大的挫折感。我聆听得太多，做得太努力，将我的"治疗"方法本末倒置了，所有这一切都会导致我对孩子感到愤怒，因为对于我为了引导其过上完美童年生活而付出的最大努力，他依然不以为然。

为母之道(不管是比较好的还是不好的)以及其不可抗拒的慈爱、不确定性和挫折，确实和我的临床工作产生了相互影响，我相信这最终是有益的。专业性的挑战是：如何将我的育儿经历的方方面面容纳并整合起来，而同时对患者的种种冲突保持充分的中立，以便我能够心平气和地看到他们的经历和我的经历中的相似点和不同点。然而，在这条道路上，也有着令人感到羞愧和困惑的障碍。有时候，我对自己孩子的愿望和害怕的重视程度还不及对患者的。另一个问题涉及权利和控制，我试图为孩子们设定限制，但这种处境却不像治疗协议那么清楚明了。这些问题常常使我意识到，我在临床工作中的智慧可能和我的家庭生活风马牛不相及。例如，治疗协议清楚明了，按时间付费，使我能够很好地容忍患者冲动行事，然而当我的孩子们上学迟到时就很难说结果如何了。

作为治疗转变过程中的参与者和观察者，尽管这种过程有些神秘，我还是感到了比在日常家庭生活中更多的效能感，更多的同情心，感到更在行。走进办公室(除了有时候是从家庭生活的纷扰中得到解脱以外)可以重新了解持续地倾听是多么有用。与治疗工作相比，家庭生活似乎按照一种更加难以预测的节奏在运转。学会尊重我的孩子们的抵抗、忧虑和他们之间的差别是一项很大的挑战，超过了在临床工作中理解和应对这些问题的难度。认识到平衡一个家庭中的各项需求有多么困难和复杂，既很有用，又使人感到受挫。

自从我开始认识到满足孩子的要求是多么容易让人感到无能为力，我就不再责怪做父母的了。例如，一位有三个孩子的 38 岁母亲来到我的办公室，要求我为她的一个女儿进行测评和治疗，这孩子和我最小的孩子几乎同龄。她女儿的症状可以部分地归咎于早年的一次严重的身体创伤。这个女人的婚姻和家庭生活和我的大相径庭，但是她女儿的遭遇使我不由得担忧起了我自己女儿的安全。我当然通过提问就这一点同她进行了交流。这些问题表明了我所关心的是她可能得到的支持(婚姻上的、大家庭里的和来自朋友的)，以及她对自己女儿后续医疗的评估。我问了各种问题，从家庭的状况到她对这些事件的内心体验。我应当使对方知道，我理解身为人母是多么令人疲惫，而且我觉得她独自承担了这么繁重的养育之责是多么不容易，这对我来说有帮助，而且是不可避免的有帮助。我自己内心的自我问询(如果我的孩子受到这种伤害我将有何感受？这会澄清还是混淆我对她所做出的反应的理解？)和我先前的临床知识混杂在一起，引导着我向她提出问题并做出应答。我希望和她一起揭示她是如何理解她和她家人的生活中的种种选择和事件的。

这位患者往往带着一种仓促的、不自然的笑容进入我的办公室。我很难与她进行眼神交流，尽管一旦她开始向我叙述她孩子的生活中最近有哪些变化或者哪些地方停滞不前的时候，她就变得放松了。我通常倾听很长一段时间，然后开始关注她看来主要顾虑的问题。我们一起探讨的主要焦点是她所担忧的具体问题和她为了改变她本人、她受伤害的女儿以及她的家庭而做出的种种努力。我作为一个母亲理解她那种对希望的渴求，理解那种身处艰难的家庭条件被消极事物所淹没的感受，这对于在我们的工作中建立互信关系，并使我能够设身处地地理解患者，起到了最重要的作用。

我的临床工作是不是因为我身为人母的经历而得到了促进？是的，确实如此。尽管我不断地在自己身上发现担忧和否定的倾向，我相信，为母之道和家庭与社区生活的其他方面是我个人成长的巨大进步，并进而增进了我的临床技能。我也相信，我的临床工作为我的家庭生活带来了重要的知识，那就是，对我本人和我的家庭来说，苦恼是不可避免的，而我有超凡的医治能力——同情。

参考文献

Chodorow, N. (1978). *The reproduction of mothering*. Berkeley: University of California Press.

Kohut, H., & Wolfe, E. (1978). The disorders of the self and their treatment: An outline. In P. R. Ornstein (Ed.), *The search for the self: Selected writings of Heinz Kohut: 1978–1981* (Vol. 3, pp.359–386). Madison, CT: International Universities Press.

MacNab, S. (1989). Countertransference in psychodynamic family therapy with children. In J. Zilbach (Ed.), *Children in family therapy: Treatment and training*. New York: Haworth Press.

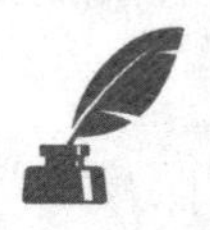

第四章

老年心理学：

年高德劭的人如何让我们变得敏感脆弱

米歇尔·斯滕博格，哲学博士

迈克尔·萨拉曼，哲学博士

当她走进你的会客室，衣着完美，带着一点点高傲和蔑视，你能感到她的不安。她被至少一个，有时甚至两个子女拖拽着，这些子女在其他场合下可能是医生、律师或者产业巨头。今天，这些成熟的身居要职的成年人看上去垂头丧气；他们恳求她放开观念，考虑多种选择。现在距离你预定的约见还有 45 分钟，而你已经能听到隔着墙传过来的满怀恼怒的低声嘟哝。

在特别艰难的日子里，你宁愿自己坐在会客室里。他们的“妈妈”是你的母亲，或者你的祖母。她和她的孩子们的问题令人不安地映照出了你自己的问题，而且你一再地被要求为一个家庭提出建议，告诉他们如何应对种种冲突，而你本人都在为如何处理自己家里的这些冲突而感到无所适从。

当她进入你的办公室，她的抵触情绪从她不信任的目光和语气中显而易见。她之所以抵触是因为你是一个“头脑医生”，而她知道自己并没有发疯。她的子女们说服她给你一个机会，而为了安抚他们，她会这么做的。而且，那也正是她期待着从你这里得到的，一个机会，使她情感上和身体上的困扰立竿见影地“痊愈”。她不无戒备地回答你开场的提问，而后脱口而出：“这么年轻的一个医生怎么可能理解一个老妇人的问题？”后来又说：“就为了谈谈话我就得付给你钱？”

我们是老年心理学家。先前的小插曲暗示了我们每天与最年长的一群患者打交道的时候所面临的一些困难。在我们的患者身上，我们看到了一面镜子，里面映照着我们未来的，或者我们的父母现在的处境。我们不得不考察人生中一些最具挑战性的话题——丧失能力、死亡和精神信仰。我们撇开令人不快的反移情反应而开展工作的能力经受着考验，而且由于这是一个相对较新的领域，我们常常缺乏一个能够借以分享顾虑的支持性论坛。

这里，我们将探讨我们在老年心理学工作实践中遇到的诸多挑战中的一部分。

为老年人提供服务的动机

是什么驱使着一名治疗师为老年患者提供服务？对有些人来说，当前的工作仅仅是环境所造就的结果。在20世纪70年代晚期和80年代早期，随着越来越多的资金投入到对这个快速增加的人群进行研究和临床干预的工作中来，这个领域的就业机会迅速增加。这个时期有很多治疗师纯粹是赶潮流。不过，我们自己的原因可能对从事老年心理学实践工作的人来说具有典型性。即使在受教育的早期阶段，我们就对老年人情绪情感上的幸福怀有特殊的兴趣。对我们两个人来说，在我们的早期成长阶段，与家庭中的老年人建立起了特殊的纽带。也许在我们的背景中，最显著的一个方面就是我们的祖父母在养育孩子方面发挥了积极的作用。

在迈克尔的个人经历中，与祖父母之间的关系对于日后选择从事这项工作有莫大的干系。他作为心理学工作者的第一份工作，是在一个护理之家，他的祖母若干年前曾经在那里生活过。尽管他有回避未解心结的冲动，但是他还是在一股力量的推动下接受了那份工作。他感到一种强烈的愿望，迫切地想待在护理之家里，而且这段经历也确实使他得以解决内心的冲突。对米歇尔来说，她在成长的过程中和祖母生活在一起。她的祖母很热衷于社会交际，米歇尔的家里常常有很多老年人，从事各种各样的活动。这些忘年交，使得她在与年长者打交道时从容淡定，而且对他们的生活很感兴趣。

我们两人都意识到，促使我们为老年人服务的一个驱动因素是常常存在于潜意识之中的愿望：为一个没有得到充分照顾的群体充当救助者。尽管对于有志于从事这一领域的从业者来说情况有了稍许改善，大学里现在开设了老年学和老年心理学的课程，但是当我们开始我们的职业生涯的时候，对于服务于这个群体的工作者来说几乎没有什么信息，也很少有人对此感兴趣。实际上，人们普遍认为老年人没有足够的能力对心理治疗做出响应，这种观念可以回溯到弗洛伊德(1906/1956年)的著作。根据米歇尔的回忆，她之所以决定为老年人服务，主要是因为几乎没有其他临床专家这么做。她可以为这个群体做一些开拓性的工作，她正是受到了这种念头的激励，将此看作一个有利时机，让她可以有效地缓解她所目睹的一些苦难。

迈克尔获得研究生学位的大学主要强调为儿童及其家庭服务。不过，该项目的主任认识到老年心理学是一门日益重要的分支学科，并鼓励他从事该领域的研究和培训。类似地，米歇尔的导师们尽管大部分都有从事老龄群体研究的经验，但都很支持她自学。

在我们同批的研究生同学中，我们都是独自一人对老龄问题发生兴趣。尽管有时候当出现有关老龄现象的临床问题时显得孤立无援，我们还是被赋予了常驻专家的角色。这为我们提供了极大的强化作用，加强了我们为老年人服务的意愿。当我们的职业生涯开始的时候，就业机会唾手可得，尤其是因为当时缺乏感兴趣又有经验的老年心理学家。那时候，很容易与为老年人提供服务的机构建立关系。例如，在为老年人服务的中心作了关于心理健康的免费讲座以后，我们很快收到了各种心理学服务机构的提名。

选择一门分支学科的原因是多种多样的，并且受多方面因素决定。不过，我们和同行以及督导对象们的非正式讨论使我们相信，祖父母的影响，伴之以开拓新领域的驱动力，是导致人们选择在老龄问题这一领域工作的强有力的驱动力。

反移情问题

有充分依据证明，治疗师们怀着自己有意识或者无意识的冲突来处理治疗过程中的种种情况。最为成功的治疗师对他们自身的问题有着最为深入的理解，并且对自身问题与患者心理动态变化之间的相互作用最为敏感。

和面对年轻患者一样，治疗师对老年患者的反移情反应也是包罗万象；但是有一些反应是这一群体所独有的。在督导其他的治疗师以及检测我们自身反应的过程中，我们发现反移情反应可以分为两类。第一类象征了对老年患者的一些非常真实的特征的反应。患者可能激起了治疗师和父辈人物之间关系的冲突，并且导致了父子或祖孙冲突的再现。患者的年龄，也有可能导致治疗师惧怕自身或父母的衰老。如同索贝尔(Sobel, 1980)所说，人们之所以选择为这一群体提供服务，可能确实包含着一种克服恐惧的愿望，希望战胜对衰老的恐惧。

第二类反移情反应涉及为老龄群体提供服务时随之而来的技术上的改变。例如，为感觉功能缺损的人提供服务时，治疗师往往不得不和患者靠得很近，出于各种原因，这一点令人感到不安。患者情感上或身体上的损伤使得治疗师常常不得不从事一些具体的服务，而在面对较为年轻的群体时通常没有这种情况。这可能导致治疗师感到患者过分需要自己，结果强化了治疗师自己的依赖性。这些反移情问题将在下文详细讨论。

祖孙冲突的再现

为老年患者服务的时候，很容易引发治疗师对自己与祖父母关系的记忆和感受。治疗师很容易不由自主地将自己当成一个可爱的孙辈。以一个被深爱着的孙辈的名义实施干预，是很能诱惑人的，尤其是当治疗师在孩提时代感到对此力不从心的话。如果患者抵制这种角色，并且既不认为治疗师可爱，又不喜欢对方的时候，治疗师会感到备受挫折；他的潜意识会产生共鸣："祖母从来都不会这么求全责备，这么不讲情面，这么咄咄逼人……"

为了保持患者作为慈爱的祖父母的形象，治疗师可能会回避贴切的解析。我们两人都曾经发现，为了不激起愤怒或拒斥的反应，在重要的问题上很难与老年患者以理相争。尽管可能作为处理手段承认某个特定患者的依赖性，我们仍然因为担心失去患者心目中无条件地爱着他、什么都愿意给他的治疗师/孙女的角色，而难以直面患者。与此同时，治疗师有一种潜意识的愿望，想要保持患者作为祖母的形象，宁可忽视甚至拒绝做出处理："让我们不要打搅祖母吧。"

对治疗师来说，祖孙冲突经常表现为一种救助幻想。孩子们在面对患病的祖父母时，表现出不知所措、无能为力的感觉。这样的孩子希望使祖父母不必面对住院治疗（或入住疗养院），或者希望帮助他们回忆起他们再也记不得的事情。这种救助幻想并不一定在童年时期结束，而是有可能处于潜伏状态，直到在为患病的老年人进行治疗的时候重新被激发出来。对于我们当中曾经眼睁睁地看着祖父母每况愈下的人来说，心理治疗能够激起逆转结局的愿望。我们有时候对患者投入的感情过深，或者过分融入他们的处境，以至于影响了我们的解析和干预。过度自居[1]很容易使人加强不必要的依赖性，并且容易导致越过界限，那样就不再是进行治疗了。作为强有力的治疗师，通过"拯救"患者，我们下意识地拯救了我们的祖父祖母。

激发对衰老的惧怕

为老年患者提供服务常常会使人幻想我们自己的父母到了患者的年纪会怎么样。尤其是羸弱的老年患者，他们会使我们担心我们父母的未来。类似地，健壮的患者会激励我们对父母的未来产生一厢情愿的想象。我们两人都发现，我们将不同年龄段的不同患者看成我们的父母到了那个年纪

---

[1] overidentification，即过分地将别人的处境下意识地转移到自己身上。——译者注

时的样子。当初次会见一位新患者的时候，治疗师通常会想："这就是我爸爸10年以后的样子。"米歇尔最近在接触一位残疾的老年女士，这位患者的身体状况和她已故的母亲很相似，这激起了一种很奇怪的释然之感，她很庆幸自己的母亲避免了衰老所带来的很多困苦。米歇尔有时候注意到，那些和她母亲有相似特点的患者会激发她以一种她原本想用来照顾自己母亲的方式，来缓解他们在衰老的转变过程中的痛苦。为老年女士提供服务使她能够在缺失和给予方面做出弥补。

我们对衰老在社会中的危害的深入理解是为老年人提供服务的一个困境。我们敏锐地意识到伴随衰老而来的社会地位、经济状况和身体健康状况的变化。这种认识强化了我们试图控制，或至少延缓自己衰老过程的愿望。我们都承认抱有减缓这种变化的幻想。而且，尽管我们还没有找到青春之泉，我们还是热衷于把我们未来的形象想象成身强力壮、充满活力，并渴望做得和我们的来访者不一样。我们常常考虑自己沿这条路走下去20年、30年，甚至40年，并想象那时候我们会是什么样子。迈克尔想象一把挂在办公室里的吉他——对他来说是他年轻时代的一种象征，而米歇尔则想象自己健康活跃，头发盘成长长的灰白色的辫子。

这种对衰老的反应也影响了我们现在的生活。我们都很清楚地意识到，自己会对歧视老年人的种种说法做出防御性反应。我们都对消极的刻板印象有一种过度的警惕，并且时常因为媒体对老龄化的漠不关心而烦恼。在鸡尾酒会上，我们对贬损老年人的人仍然以礼相待，但是总的来说，对那些业内人士，尤其是我们的同事，如果有人坚持刻板印象并且散布错误信息，质疑为老年群体提供的治疗性训练和干预是否恰当，我们是很难容忍的。

适应感觉缺损的患者

治疗师在接受训练的早期阶段会学到一些特定的约定。例如，我们都知道，治疗师在进行心理治疗的时候要和患者保持适当的距离。而且，通常情况下，不论哪一种治疗取向，都不能碰触患者。这些规则当然发挥了重要的作用，因为它们营造了一个安全的环境，使患者可以自由地表述内心深处所考虑的事，而不必担心双方的亲密关系达到令人不安的水平。与此同时，这些规则能帮助治疗师在感情上保持适当的距离。

老年心理学的实践工作要求治疗师抛弃治疗活动中的很多方面，尽管它们在对其他群体的治疗当中被视为理所当然的。患者常常表现出感觉缺损，这考验了治疗师灵活应变的能力。米歇尔生动地记得，当她把椅子越来越靠近她第一位听力不佳的患者的时候，她内心的斗争是多么激烈。她不得不承认，这种思想斗争不仅仅是在考虑这种行为从临床的视角来看是否恰当，还牵涉她究竟希望在感情上多么靠近患者，以及推而广之，她希望与一般人靠得有多近。

不得不对技术做出改变以适应个别的患者，这可能是为老年人服务的治疗师所面临的最大挑战。训练过程常常强调某种取向的效力，却往往很少强调其界限之内的创造性和变通性。不得不放弃主流的技术，会导致治疗师感到相当焦虑和担忧。我们都为是否碰触患者作过思想斗争。很多时候，这不仅仅是碰触老年患者是否恰当的问题，而是如果不这么做的话，治疗就没有办法进行。例如，在对一位96岁双目失明且患有严重帕金森症的患者进行治疗的时候，米歇尔在治疗过程中不得不握住患者的双手来控制她剧烈的颤抖。在另外的情况下，尤其是对失明且有肢体残疾的患者，要通过抚摸他们的肩膀或手臂来使对方树立信心，这一点是很重要的。为年纪非常大的人服务的治疗师要学会在这种情况下相信自己的直觉，而这可能会令人十分惊恐，尤其是对一个试图“照搬书本”的新手治疗师来说。

对过度依赖性需求的反应

我们要讨论的最后一种反移情反应，是对老年患者过多的依赖性需求的反应。因为很多接受治疗的老年人都遭遇过多重的缺失和/或身体疾病，他们时常表现出过度的依赖性需求。他们可能会要求治疗师充当最近失去的对他们有支持作用的朋友和家人的角色，也可能要求治疗师帮助料理日常活动。

有时候，可以纵容这些需求而不是对它们加以分析，这样可以重新建立至关重要的自我机能，并缓解患者的焦虑情绪。这可能会令人感到非常不安，尤其是对持心理动力观的治疗师，因为他们可能会觉得这种支持性的技术不像富有洞察力的干预那么“真实”。发挥支持性的作用可能会引发治疗师的焦虑感，尤其是对那些本身持有隐匿的依赖性需求的人来说更是如此。正如索贝尔(1980)所说，对于这种不敢满足患者真实需求而产生的焦虑感，其原因常常在于这样一种基本而普遍的担心，即担心纵容别人就是耗竭自己。持有这样一种无意识动力的治疗师在为这一群体服务的时候常常感到精疲力竭。

还有一点很有趣，值得一提，尽管这些患者可能会使治疗师感到对方过度需要自己，但是他们常常觉得稳定持续的约见是没有必要的，并且一旦预约的时间和“真正的医生”的约见时间相冲突，或者正好遇到坏天气，他们会毫不犹豫地取消约见。这种前后不一致会激怒治疗师,因为他渴望患者感激并认可自己付出的额外努力。治疗师也有可能过分纵容患者的依赖性需求,因为这激起了他们自己试图控制和/或支配患者/父母的那种婴儿期愿望。不管是哪种情况,治疗师都不得不面对来自过去和现在的强烈感受,而这些感受会影响治疗过程。

死亡和必死之宿命

在我们的社会中,衰老、退化和死亡之间存在着根深蒂固的联系。这种联系使人为之黯然,并导致人们在生活中原本令人兴奋、热情洋溢的时期不必要地担忧生老病死。变老并不必然意味着行将就木。对于"从容地变老"(growing old gracefully)这种陈词滥调还是有些东西可以说的——把生命中的后半部分看成一段流畅的舞蹈,可能慢了一些,但是仍然充满着精心的创造和自然而然的成长。

由于衰老与疾病和(或)死亡之间根深蒂固的联系,老年患者常常担心死亡的宿命。患者们之所以求助于治疗师,可能就是因为他们本人或一个亲人患上了绝症,也可能是因为对衰老的认识引发了对死亡和临终的恐惧。有些患者害怕的是死亡本身;更多的人害怕的是可能环绕着死亡的环境。在这种情况下,治疗师必须坦诚面对自己的死亡宿命,这样他们才能创造一种安全的环境来表达恐惧和担忧。

在对其他治疗师进行督导的时候,我们两人都注意到,他们对死亡这一课题的焦虑感妨碍了他们对这一主题进行恰当的探索。这种妨碍最常见的表现方式是治疗师闭口不谈或避而不问。有时候治疗师会不知不觉地将话题转换到不那么令人感到威胁的话题上来,或者忽略患者无言地表达对死亡的担忧的线索。很多证据表明绝大多数治疗师都不愿为老年患者服务,之所以如此,这种对死亡的普遍的不安可能确实起到了一定的作用(Garfinkle, 1975; Kasetnbaum, 1963)。在鲍吉和博兰德(Poggi & Berland, 1985)关于治疗师为什么回避与老年患者接触的概括中,他们认为一个起作用的因素是害怕患者在治疗过程中死亡。患者的死亡,从治疗师的角度可能会体会到一种难以自拔的非常痛苦的打击,也有可能会激起治疗师对自身衰老和死亡的恐惧。

确实,当患者在治疗过程中死去的时候,会让治疗师感到非常烦扰,而为老年群体服务的治疗师比为年轻群体服务的人更容易经历这种场合。根据治疗师和患者关系亲疏、治疗时间长短和强度大小、治疗师本身关于亡故的困惑多少的不同，对死亡的反应是多种多样的。拉尔达洛（Lardaro，1989）对22位在治疗过程中死亡的患者的案例进行了调查，发现在治疗师身上负罪感是一种常见的反应。我们注意到，当患者死后，治疗师常常挑剔地审查治疗的过程，常常思考作为一名治疗师他们是不是不称职，甚至以某种方式促进了患者的死亡。在患者尚未解决关键问题就死去的情况下，治疗师会想，如果自己当初洞察力更深刻一点，对患者的体察更细致一点，也许患者死的时候就会感到更加圆满。治疗师也可能会受到负罪感的折磨，反复思量他们对特定问题的关注或者治疗过程中解析的时机是不是对患者来说太令人感到痛苦，因而或多或少地促进了患者的死亡。有些治疗师自身的攻击性问题还没有解决好，对他们来说这种反应更为普遍；而前一种反应，对那些抱有强烈的救助幻想的治疗师来说更加普遍。

对患者和治疗师来说，在一个惧怕死亡的社会，在实际的死亡和与死亡有关的话题之间发展一种健康的相互关系是很难的。如前所述，在治疗情境中处理与死亡有关的话题时，治疗师关于死亡的个人体验会影响他们的理解力和慰藉程度。米歇尔在职业生涯的早期就面对过死亡，这对她对待老年患者的方式产生了深刻的影响。当她只有二十出头，还是一名二年级研究生的时候，她的母亲患上了不治之症。在母亲患病和去世期间，她请假陪伴在她身边。这种经历，尽管令人非常痛苦，却也在她的人生历程中起到了关键作用。她和她的母亲一起为她们的分别作着准备，并且两人都变得更加坚强，更加认识到生命的价值。她开始认识到死亡过程中的成长和变化的创造性潜力，因而现在把死亡看作一个转变过程，既改变了将死之人，又改变了他身边的人。

在为这个群体服务的时候，我们必须有能力关注死亡的积极方面，并且愿意探讨与死亡有关的话题，这一点怎么强调都不过分。为了度过有意义、有目标的余生，以健康的心态面对死亡是至关重要的。作为老年心理学家，我们必须变成心怀恐惧的老年人心目中意志坚强的楷模。

最后，值得一提的是，对死亡和临终的感受和幻想进行探讨的患者，往往也开始思索宗教和精神上的信仰与观念。这对治疗师来说本来就是最难进行探讨的话题。在很大程度上，业内往往不约而同地对在治疗过程中探讨宗教和灵魂问题这样一个话题避而不谈，而且几乎没有哪个论坛教导治疗师对灵魂问题进行一种开放和坦诚的对话（Cohen，1992）。一旦心理学的实践活动包含了对灵魂问题的关注，人们往往对其持怀疑和贬斥的态度。有鉴于此，老年心理学家为了理解他们的患者，在治疗过程中必须测绘新的领地[1],并且探究自己的信仰。

结论

我们分享了自己作为老年心理学家所面临的种种挑战和障碍中的一部分。其中包括由于患者的高龄和由此带来的技术上的改变,以及对我们自身和他人的死亡宿命的认识所引发的种种感受。这不同于为其他任何年龄段群体服务的情况。有时候,由于对未知领域的探索和深切地认识到在美国步入老年多么艰难,我们也会因此而感到心有余悸。

尽管挑战不可胜数,对于老年心理学家来说也有很多的回报。这里有丰富的学习经历,在这里有可能帮助患者安然走过已知疆界的尽头,这为我们带来了不同寻常的满足感。老年心理学还提供了一个洞悉老龄化所带来的社会创伤和个人创伤的舞台,使我们拥有非比寻常的机会,去实现自己医治与呵护他人的愿望。当老人们声称自己感到比一生中任何时候都要舒畅,欣然结束治疗的时候,我们所感到的成就感是无与伦比的。我们的工作也使我们面对自身向生命最后阶段过渡的时刻时变得更从容。

参考文献

Cohen, P. (1992). A chronicle of the psychotherapy and the spirit program. *Seeds of Unfolding*, 9(3), 4 - 8.

Freud, S. (1956). On psychotherapy. In J. Riviere (Ed. and Trans.), *Collected papers* (Vol. Ⅰ, pp. 246 - 263). London: Hogarth Press. (Original work published 1906)

Garfinkle, R. (1975). The reluctant therapist in 1975. *The Gerontologist*, 5(2), 136 - 137.

Kastenbaum, R. (1963). The reluctant therapist. *Geriatrics*, *18*, 296 - 301.

Lardaro, T. A. (1989). Till death do us part: Reactions of therapists to the deaths of elderly patients in psychotherapy. *The Gerontologist*, *8*, 173 - 176.

---

[1] chart new ground,借喻在宗教和灵魂问题这个过去人人避而不谈的领域进行新的探索。——译者注

Poggi, R. G., & Berland, D. I. (1985). The therapist's reactions to the elderly. *The Gerontologist*, 25(5), 508 - 513.

Sobel, E. (1980). Countertransference issues with the later life patient. *Contemporary Psychoanalysis*, *16*(*2*), 211 - 222.

第五章

身为患者接受无限期治疗的治疗师：

一个并列前行的过程

康斯坦丝·塞利格曼，社会工作学硕士、ACSW

心理治疗师特别容易永久成为别的心理治疗师的患者。我们把专业成长作为论据，并且因为付出太多感情而心力交瘁，我们承受着职业的危害，因此我们有无数的理由，来逃避那标志着治疗过程成功结束的令人黯然神伤的离散和分别。只要我们逃避失去，我们就错过了对我们来说至关重要的发展经历：在逃避失去的同时我们也错失了成长。随着我们拖延令自己痛苦的分别过程，我们也容许并鼓励我们的患者这么做。我们延续着一种对神奇的、完美的疗效的幻想，觉得它就在那称作“充分治疗”(enough therapy)的彩虹之尽头。

不论治疗过程多么重要，多么有益，甚至非常有必要，对接受心理治疗的治疗师来说，一个最主要的风险是相信：**只要接受治疗的时间足够长**，所有的问题都可以在治疗过程中得到解决。任何尚未解决的问题都被搁置到某个更加适宜的时间来加以解决。这显然是一张无限期治疗的处方。这种思维方式灌注出来极度的希望，人们将会为此付出巨大的代价。

对我们的患者来说，“分别”和“独立”被牺牲了，因为除非实现神奇的“完美疗效”，否则他们没办法与治疗师分开。他们对自己、对作为治疗师的我们和对他们周围的所有人，树立起了不切实际的、过分夸大的期望。

与此同时，从业者使自己担负了超人的期望，用成功欺骗自己，并且感到为了恢复被这些决心所扰乱的内心平衡，他们不得不求助于自己的治疗师。不切实际的移情期望会在治疗师个人的人际关系中形成模板，引起冲突，进一步形成恶性循环。

我之所以强烈地鼓励治疗师去做患者，不仅仅是因为他们可以由此培养对患者处境的切身体会，而且人们相信这种经历使他们可以排查出他们自己的问题，以免这些问题与患者的问题纠缠不清。然而，治疗师充当患者的情况本身也会产生一堆难点和问题。下文将具体探讨这些问题和我对它们的体会。

一个身处无限期治疗并相信其必要性的治疗师，会对治疗过程的诱惑力进行合理化，或视而不见，或者最多是无法对此加以审查。因为治疗可以成为一个对患者和治疗师都有益的过程(Sussman, 1992)，所以它会诱使人试图维系治疗过程，而这种维系超出了治疗本身的价值。麦克威廉姆斯(McWilliams, 1987)文雅地描述了这种困境："当治疗关系中所产生的学习被出现的幼稚化现象(infantilization)所淹没时，那就意味着分析过程太长了。"

身处治疗之中会让人产生满足感——对我而言确实如此——心理治疗这一职业为这种满足感提供了很多合理的解释。至于接受治疗的论据，我最钟爱的观点是：我将治疗看作一种打开我的潜意识世界的手段，使我的潜意识世界可以和患者的潜意识进行沟通；这使得我自己的治疗成了我从业的必要需求。但是，尽管我把自己的工作作为不断接受治疗的理由，但真正的原因却是我喜欢接受治疗。

在接受治疗的时候，我喜欢治疗师对我的关注，这种关注我从自己那奔波劳碌的父母那里没有得到过。我变得沉溺于这种关注，而且为了一直享有这种关注，我保持着一种依赖性的角色，不断需要确证，而且几乎总也不餍足。我为了继续接受治疗而使自己变得病态。消极情绪变成了需要战胜的症状。健康状态，本来曾经是目标，却离我而去，因为我将它与一种摆脱所有消极情绪和反感情境的理想化状态混为一谈了。我的依赖性需求没有被纠正，反而被放任了，因为我的治疗师也为我的错觉所蒙蔽。

为了抵消这种依赖性，我变成了一名治疗师。通过这种方式，我将我的治疗师内化在自己身上。(如果所有事情都按常理推进，内化过程会让一个人与治疗师相分离。但是如果一个人内化的是一个象征性的治疗师，就不可能前进到下一个阶段。)现在我变成了我的患者获得满足感的来源。但是随着我利用我的患者来满足自己的需求，让自己觉得我很重要，我也在剥夺他们的成长性经历。随着不可避免的分离时刻的到来，我产生了一种否认现实的倾向。

我并没有为自己在过去的生活中缺少关注而感到伤心，因为我那时候没有感受到这种缺乏；我已经把我的治疗师附加进来，作为一个持续不变的源泉，来弥补我错过的利益。这意味着我为了自己，没有完成分离这个令人痛苦的工作。

我因而不再期望我的患者去做分离的工作，而且当我产生了一种无所不能的幻想，觉得自己能够成为他们从来不曾拥有过的父辈时，我不再为之感到不安。所以我不断地尝试,不断地失败。尔后,我会发现自己又回去接受治疗,因为我已经在这种努力中变得心力交瘁。

神奇疗效的幻想会在三个方面对治疗师产生影响。在我们自己的生活中,我们对自己能够取得什么样的成就和必须接受什么样的处境有着不切实际的期望,我们已经为这些期望所累。我们提供给患者的服务会受到影响,因为我们会将同样的期望传递到他们身上。最终,活在幻想中的这种状态也污染了我们之间所有的关系。

当我对自己的治疗抱有不切实际的期望时,我对自己患者的治疗能取得的成效也怀着不切实际的期望。当这种期望落空时,我的失败感使我自己重新去接受治疗,以便帮助我渡过难关。麦克威廉姆斯(1987)描述了"分析师想要无所不能的努力和患者对完美父母或最终完美自我的孩子气的愿望之间相互串通的可能性"(p. 96)。我逐渐相信,如果治疗师成为患者所渴望的"善行"(the goods)的源泉,那么就不可能达成治疗效果。只有在同情和理解的氛围中度过道别的痛苦,患者才有可能痊愈。

当我开始接受一种速成式的心理动力学治疗的时候,我已经接受了 20 年的个人治疗。(那 20 年并没有被浪费掉;我学会了除离别以外的一切。)部分地出于我丈夫的促使(他说我是一个"治疗成瘾者"),部分地出于这种模式的要求,我开始面对结束治疗的必然性。从这次治疗的第一天起,失落的焦虑就萦绕着我,并且变成了治疗过程中一个非常重要的焦点,与之相伴而生的还有一种我为了避免失落而采取的自我破坏式的抗拒。是什么治愈了我? 坦然面对失落,失落的不仅是我的治疗师的离去,还有我一直相信的那一连串的幻想,这对我完全而彻底的痊愈具有重要意义。

我已经结束了自己的治疗过程,我一直苦苦思索这样一个问题,即如何在没有个人心理治疗作为辅助的情况下根据我的潜意识工作。有趣的是,对于治疗无论如何最终都应当结束这样一个观念,有些同行提出了质疑。无限期的治疗这样一种观念对我来说有着让人不安的含义。分离除了将我从那种危机中解放出来以外,还有着它自身的益处。结束治疗使我能够感受到一种忧伤,而当我的治疗师为我提供我在成长阶段所缺乏的无微不至的母亲般的呵护时,我从来没有感受到这种忧伤。伴随这种忧伤而来的是一种生机勃勃之感,我想这很像在逐渐恢复的过程中出现的自性化过程[1]。

---

[1] individuation,荣格分析心理学术语,经过多层次的心理冲突后,自我意识逐渐趋于统一和融合的过程。——译者注

自从我从治疗中脱离出来以后，发生了一些令人惊讶的事情。我仍然对失落感到担忧，但是现在我知道，我有能力**克服**它。这一点帮助我面对并体会现实。我的治疗师不是我从来就不曾拥有的那种父亲母亲。我未曾有过的那种父母之爱，过去没有，将来也永远不会有。治疗应当帮助我们理解缺失了什么，但是它无法逆转那些缺失给我们造成的损失。好的治疗能够帮助我们克服不当的养育方式所产生的欠缺。就像为治疗付费帮助我们意识到我们不得不购买我们从父母那里未曾得到的东西，结束治疗，以一种决定性的、令人痛苦的方式终结，帮助我们意识到我们永远也得不到的东西。这种与现实的对峙教会我认识到，无论我多么努力地尝试，我都不能够重塑过去，而我最好学会改变自己去适应它。

当我看到患者为此而苦苦挣扎时，我想起了自己是多么努力地与这个事实作了经年累月的斗争。在我生活中的大部分时间里，我理想中的丈夫形象是一个在我哭泣的时候拥我入怀的男人。我嫁给了一个诚实、爱我，并且让我把自己最好的方面发挥出来的男人，但是当我哭泣的时候他往往宁可待在另一个房间里。我是多么强烈地坚持让他改变！当他无法改变的时候，这种挣扎又是多么痛苦。我觉得，得到完全的理解和接受的幻想（就像我感觉我的治疗师对待我的方式一样），以某种方式延续了一种错觉——觉得一个人确实能够拥有这种待遇，而且这种幻想助长了我无所不能的感觉，幻想我能够使之变成现实。

我们最终必须放手，这种认识迫使我们学会如何克服困难，如何慰藉我们自己。随着这种情况的发生，我们对于来访者能够实现些什么有了不同的期待。和他们一起，我们能够忍受他们的失望之情。我们能够和他们在一起，但是在极大程度上我们无法解除他们的痛苦。当我们立足于现实，作为治疗师我们变得更能胜任工作。当我们意识到我们能做到的是多么地渺小，我们就能够变得对来访者更有帮助，这就是矛盾所在。

参考文献

McWilliams, N. (1987). The grandiose self and the interminable analysis. *Current Issues in Psychoanalytic Practice*, *4*, 93-107.

Sussman, M. B. (1992). *A curious calling: Unconscious motivations for practicing psychotherapy*. Northvale, NJ: Jason Aronson.

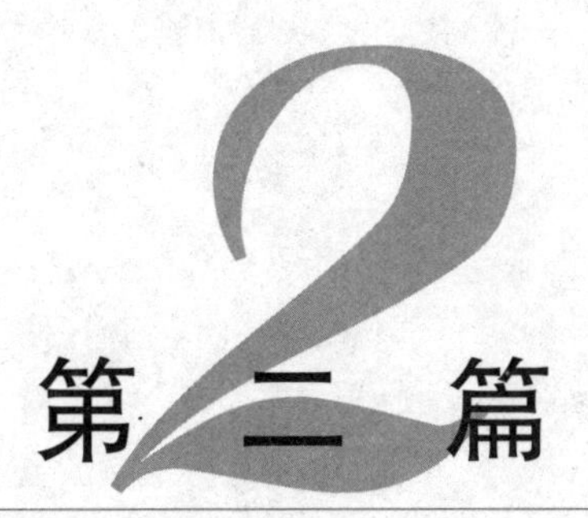

第二篇

治疗师本身的微恙

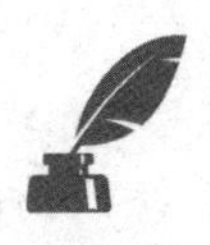

第六章

有性格缺陷的治疗师的心路历程

诺尔曼·F. 沙博,LISW、BCD

关于治疗师性格问题的介绍

萨拉出于我进行深入治疗的声望而来到我这里,希望找到一个她能够“信任并感到安全”的人。在几次融洽的会谈以后,萨拉热切地接受了我让她读我曾经写过的一篇短文的建议。我告诉她下一次会谈时我会把文章给她,但是我忘记了,而且当她问起我的时候,我愣住了并向她撒了谎,告诉她我已经把文章寄出去了。再下一次会谈时,萨拉又问起了那篇文章,我说它肯定在邮寄过程中遗失了,不过我会尽快把文章给她,但是我一直没给。后来,萨拉又一次面对着我,说尽管治疗很有帮助,但是她受到了伤害,因为她从来没有收到那篇文章。我告诉自己萨拉在小题大做,但是她很快退出了治疗。问题的关键就在于我固执的性格。

长久以来,人们认为性格(character)——又称个性(characterologic)或人格(personality)——方面的障碍很难诊断和治疗,并且非常不容易改变(Millon, 1981)。从早期的精神医学文献(English & Finch, 1956)直到今天,很多临床专家和研究者一直对改变固执性格的预后前景深感悲观,因而很多治疗师对带有性格障碍的来访者避之唯恐不及。就连米伦这位为性格障碍者开创新时代的先驱者也指出,“个性模式根深蒂固,普遍而深入,很容易在相当长时期内——通常终其一生——持续存在,基本上保持不变”(Millon, 1981, p.10)。

本章探讨了我作为一名治疗师在处理我自己的性格问题过程中所作的努力,这些问题影响了我的生活和我对来访者的治疗。我对那些努力有深切体会。我最初的四位治疗师——都是非常好的人——对我进行治疗时都没有帮助我关注我的性格问题。我的治疗集中于早期的童年经历和我的教养方式对我的自我感觉所产生的影响。我没有认识到我固执的性格是如何限制了我应对环境的可选之策，并使我持续不断地用同一种模式化的方式行事，从而给我自己和身边的人带来极大的紧张和痛苦。我仅仅认识到我总是不断地做那些招致麻烦的自我伤害性的事情。一个人怎么可能奋力改变他没有认识到的事情？因为没有切中要害，我认识到了我的所作所为，但是没有认识到我总体上的性格问题。如果一个像我自己这样的来访者不清楚真正的问题是什么，如果治疗师不帮助来访者将其性格作为主要问题加以关注，那就不可能从根本上以更健康的方式面对问题情境。这对我来说曾经是一个严重的问题，而且对其他有性格问题的治疗师，也仍然是一个严重的问题。

在过去的文献中基本没有探讨过这样一些问题：什么事情会降临到带有性格障碍的治疗师头上？如果治疗师的主要问题在于应对环境的方式刻板固执，那么什么事情会降临到他们头上？明显而突出的性格上的征兆会引发同业人员、来访者和业界的负面反应。形形色色的性格结构包含着不同的核心特质。反社会、做作、自恋以及其他更明显的性格结构会引起明显更加消极的评判。更为缓和的性格结构，比如被动攻击性、依赖性、逃避性和幼稚性，尽管不会造成明显的外部问题，却会在治疗关系中招致同样的困难。附着在有性格缺陷的人身上的污点(Fiske & Maddi, 1961)给他们贴上了有害、麻木不仁、自我中心和自私自利的标签，导致一些治疗师毅然决然地认为，有性格缺陷的人根本就不应该存有进入心理治疗行业的念头。

尽管很少有材料描述有性格缺陷的治疗师，我的临床和研讨经验使我认识了很多和我一样为下列问题而苦苦奋斗的人们：

- 有些人仅仅朦朦胧胧地感觉到有些问题，但是他们无法确定问题是什么。
- 有些人认识到他们具体的自我伤害或令人烦扰的行为，但是不清楚如何处理这些行为。
- 有些人感到痛苦，但是还没有发现哪个治疗师拥有对他们真正有帮助的治疗手段。
- 还有其他的人已经成功地看到了他们的性格问题，意识到了关键所在，并以惊人的努力试图改变。

真正改变性格，需要付出极大的努力。遇到这样一些人，对我来说总是能感到欣慰以及释然。在我周游美国的过程中，很多治疗师把我拉到一边，向我坦承他们对自己性格的顾虑。我没有严密的数据来验证我的假设，但是我相信这个问题很显著，而且如果更加公开而广泛地加以讨论的话，会有更多的人主动响应。

在处理我自身的问题，以及为其他有性格问题的治疗师进行治疗的过程中，我认识到了我性格转变的过程是如何影响了我的生活、我的工作、我的声望、我在业界发挥作用的能力，我和家人、同事与来访者之间又是怎样相互影响的。在此次探讨中，我将致力于几个具体的关注点：

1. 我希望唤起带有性格问题的治疗师的注意，并使他们对整个问题更加了解，包括性格结构、它的顽固性，以及不加治疗有可能对他们本人和来访者造成的伤害。

2. 我希望促使心理健康业界更加关注那些带有性格问题而力求改变的治疗师。

3. 我希望清楚明确、直截了当地阐明，当治疗师的性格对治疗过程产生干扰的时候，它对花钱接受治疗的来访者可能造成怎样的损害。

4. 我希望开始消除对包括治疗师在内所有勉力改变性格缺陷的人们的蔑视，并且营造一种对于性格改变可能性更为乐观的看法。

因为所有的治疗师都是带着各自的问题来到工作场所的，所以亲自接受心理治疗是每个治疗师的训练和准备过程中的一个必不可少的部分。然而，有性格缺陷的人常常难以获得个人的心理治疗，因为心理健康行业通常倾向于不对纯粹性格方面的疑虑做出诊断。治疗师也倾向于避免接收有性格缺陷的治疗师作为来访者，因为他们会担心自己受到他们的影响，或者担心没有能力带来改观。在我的培训过程中，我遇到的很多治疗师大都出于反移情方面的顾虑而倾向于避免治疗有性格缺陷的人。治疗顽固的或不明确的性格问题的治疗师可能会体验到挫折、愤怒和其他情绪反应，所有这些都会引起一种无能为力之感。而且，很多治疗师由于对性格问题缺乏理解或者没有一个明确的处理模式，感到没有能力促成性格结构的改变。没有有效或充分的治疗模式，或者在性格矫治方面缺乏充分的训练，这使很多治疗师没有工具和方法，可以用来促成这些棘手的来访者发生改变。更进一步，由于反移情感受，也由于感觉到有性格缺陷的来访者顽固不化，很多治疗师持有简单化的观念，觉得他们会因为过多接触这类人而莫名其妙地被污染。这种观念也许听上去很荒谬，但是在研讨会和其他场合中，人们常常向我宣扬这种观点。克莱因(Klein, 1971)和其他研究者也已经验证了这种现象在心理健康行业的存在。

作为一名教练治疗师、研讨会负责人和顾问，对于专业机构中对有性格缺陷的人所表现出来的恶意的负面态度，让我感到莫名惊诧。我经常听到如下的声明：

“在我们的诊所里，我们不收治人格障碍。”

“我不喜欢接诊那种患者。”

“如果你被诊断为轴Ⅱ障碍[1]，我们公司不负责理赔。”

“诊治他们有什么意义？他们根本就不会改变。”

“我没那个能耐。”

“我不喜欢做这种工作。”

“我不知道怎么对待他们。他们永远如此，他们似乎永远不会改善。”

“我在我的从业过程中没有诊治过多少性格障碍。”

“我根本就不知道怎么诊断这种人。”

当面对这种态度时，我们就很容易理解为什么有性格问题的治疗师会发现自己很难找到胜任的治疗师来为他们提供治疗了。

“性格”这个词汇

我倾向于采用“性格”这个词而不是“人格”这个词——该词会被误解(Millon, 1981)——因为性格使人们想到的是具体而鲜明的特质和应对世界的方式。性格是个体与其环境进行相互作用的独具风格的方式(Shub, 1992)。性格障碍意味着刻板的特质，它限制了一个人应对世界上形形色色的情景时可供选择的应对方式。在我的语汇中，一种性格问题意味着千篇一律，一种僵化刻板的方式，个体总是采用这种方式来应对其生活的方方面面——伙伴、家人、孩子、教会、工作以及同事。这些刻板的性格特质对于参与到一个人生活中所有领域的外人看来显而易见。

专业人士说“传统的”治疗几乎不帮助来访者解决自恋、做作、分裂以及其他不容易改变的性格问题。我相信，仅靠自己，这些人几乎不可能改变他们应对世界的根深蒂固的风格，除非他们了解到性格对他们的影响，面临改变的迫切需求，并且掌握促成改变的工具。就像很多这种人一样，我过去希望做出这种改变。我只是不知道该怎么办。

我的性格

养育我长大的那个家庭极端不正常，而且没有在我身上强化诸如诚实、负责和敏感等等积极的性格特质，没有培养坚持到底的毅力，也不懂得奉献他人。从3岁起，我父亲对这个世界的不信任给我留下了挥之不去的记忆。

---

[1] Axis Ⅱ diagnosis，DSM-Ⅲ手册中障碍分类的一种。——译者注

在熟食店里，他会叫我走到柜台后面查验称量我们所买的东西的磅秤正反两面显示的数字是否一样。他相信，加油站的计量表被做了手脚。面对他的错误，他否认责任，躲避问题，或者撒谎。我有成百上千次的记忆，记得我看着他用顽固不化、带着性格缺陷的方式应对外部世界的紧迫情境，记得他期望我模仿这种带有性格缺陷的生存方式。

在进一步澄清我的性格发展的时候，我发现了三个主要的影响因素。第一个是我的父母将这个世界看作是危险的、可疑的，而且充满了潜在的危害。第二个因素是重要的性格特质不仅没有得到强化，也没有榜样的示范——培养圆融性格的一个非常重要的相互影响过程——以便让我能够体验应对生活中各种情境的很多不同的方式。例如，在紧迫的情境下，我的父亲总是撒谎。我从没听到他承认自己错了，坦承真相，或者说他想对什么事情做个解释。我也从来没有看到他承担哪怕部分的责任或者表现出懊悔之情。我日复一日地看着那同样刻板固执的行为，而不是表现各个特质的各种各样的行为。第三个因素是没有做出任何努力来鼓励我去探究一个性格特质可能引起什么样的反应。当我为做错事而撒谎时，我从来没有遭受什么后果。我每次都侥幸成功。所以，作为一种应对方式，我学会了依赖这种狭隘的不负责任的行为方式。

我对于各种诚实/不诚实行为的体验是有限的。在面对我不负责任的行为时，我没有学会探究任何其他的反应。慢慢地，我的性格和世界观僵化了，导致我不信任他人。我不愿意受人影响、诚实可信、敞开心扉，因此建立积极的关系变得极端困难。我对生活情境的反应方式变得越来越狭隘。从迈入青春期开始，我显示出对外部世界强烈的愤怒感，变得不愿意遵循生活的规则。

我的母亲是一位精神分裂症患者，在我成长的过程中多次入住精神病院接受治疗。我经常接触精神病医生、心理学家、社会工作者和其他专业人员，我那无所不知无所不晓的父亲告诉我，他们“狗屁不通”。我不由自主地感到对这些专业人员产生依赖和信任，而我的父亲告诉我，“不要听**他们**的”。

为了解决这种困惑并且揭穿**他们**，我对心理健康行业产生了兴趣。我母亲没有起色——越来越深地陷入到她的问题中——而且看起来谁也不知道该怎么办。我想知道为什么，并决定我要亲自成为一名心理健康专业人员，这样我就能够了解类似我母亲那样的问题了。而且，我父亲对这个行业持续不断的批判激起了我对它的兴趣。只要他不喜欢的东西，我就喜欢。

然而，我的行为和态度，与我成为一名治疗师的目标之间产生了冲突。

在我青春期晚期和成年早期,我固执的性格变得清楚明了。当我越来越多地采用撒谎、夸张等手段应对专业的、个人的和社会情境,我变得越来越冷漠、自私,通常对任何人都无法倾注感情。我不理解呵护另一个人意味着什么。我开始体验到我的行为所导致的隔绝孤立给我带来的持续不断的抑郁和焦虑。我认识到我需要帮助,并且开始寻觅一种治疗经历,以便让我弥补我固执的带有性格缺陷的行为所造成的情感代价。我对性格结构一窍不通,对诊断情况(diagnostic picture)也是全然不知。但是,我知道,我一直在做那些自我伤害的事。而且,在某种程度上,我知道我做出了麻木不仁和不负责任的举动。我想,如果我弄清楚为什么,我就能够结束这一切。

我 18 岁时接受了第一次治疗,那是一次标准意义上的分析式治疗。它带来了洞察,带来了大量的痛苦和一些解脱,但是它没有将注意的焦点放在我如何能够在外部世界中更有效地、不那么刻板地发挥性格的作用。我无法成功地投入常规的以内省为导向或以人际关系为基础的治疗,因为鉴于我固执的行为模式,我需要先解决自己的性格问题,而后再处理更深层次的关于自我的问题。在经年累月的治疗以后,我仍然对我的治疗师和我生活中其他重要的人撒谎、敷衍、不负责任,并且往往用一种固执的带有性格缺陷的方式行事。

我尝试求助于不同取向的治疗师,但是治疗过程总是被引导到检验我的童年早期经历上来。我相信,这些模式仅仅强化了我的不负责任并且支持了我的信念,让我更加坚信这个世界欺骗了我。没有人指出我的性格问题。没有人帮助我去认识到是不诚实、敷衍、傲慢、喜怒无常和不负责任削弱了治疗体验,并且使进展成为泡影。对这一事实,单凭我自己是看不出来的,我需要有人帮助我理解到这一事实。所以我仍然身陷困境而不得解脱。

尽管早期的治疗对我的性格几乎没有产生影响,我仍然热切希望成为一名治疗师,部分是出于帮助自己,但也是为了帮助他人。随着我逐渐认识到我一再地做出那些让来访者感到烦扰的事情,有三个事实对我来说变得清晰起来:

1. 我带有严重的性格问题,这种问题不会单凭理解而消散。

2. 我吃惊地发现,我是多么严重地伤害了我本应该帮助的人们。

3. 我发现意志本身——向自己许诺要产生变化——不会改变这一问题。

我怎么能够继续从我所伤害的人那里接受报酬?我在某些情境下不断造成进一步伤害,在这种条件下,我怎么能够仍然将自己看作一名治疗师?

我最终被驱使着开始查验我的性格结构,是由于我的同僚和来访者出于关切而与我产生的冲撞,以及出于其他不可否认和推波助澜的因素:我的治疗过程停滞不前;我的自我在外部世界屡屡碰壁;越来越多的朋友、来访者和同事认识到我的问题;我的行为对我的婚姻和家庭造成了影响。慢慢地,我逐渐理解到,我应对外部世界的方式是严重僵化的。我感到,直截了当地、积极有效地推动我自己进步非常重要。不论是那些出于关切的朋友和来访者温婉和顺的点化,还是那些感到失望、受到伤害的朋友和来访者暴跳如雷的冲撞,都给我带来了极大的痛苦和不安,迫使我寻找一位以强硬著称的治疗师,希望他至少不要对我善罢甘休。我找到了一位备受尊敬且以强硬著称的治疗师,他和我一样关注我不成功的治疗经历和在改变自己方面的无能为力。他没有用一种有组织的、方法明确的方式来撼动我性格结构中的刻板僵化,但是他确实将潜藏的问题推上了台面,并帮助我与之作斗争。他使我身陷痛苦之中。他使我将注意的焦点贯注在我对别人的所作所为。他与我不即不离。直到那时,我才能够开始使我的性格变得更加圆融和顺的旅程。

在这里我必须交代,我持久不变的性格问题显然对我现今的同僚关系和在业内的声望造成了负面的影响。尽管很多人推崇我天资聪慧,我的刻板僵化和由此而导致的行为却总是拖我的后腿,使我的绝望感与日俱增。这个问题似乎永无休止。在认识到我的固执性格之前,我对自己给他人造成的巨大痛苦浑然不知。在我意识到自己的性格缺陷并努力加以改变以后,我才认识到,我过去并非缺乏良好的意愿或对他人发自内心的关怀。但是,在我应对紧迫情境的刻板方式中,我表现出的是破坏性的、麻木不仁的行为,其他人对此感到无法接受,这最终导致他们对我横眉冷对。很多心理健康业内人士甚至提议,带有我这样性格问题的人"不应归入这个行业",并暗示我应当找一个更适合我天性的差事。一些稍微委婉一点的此类论断至今仍不绝于耳。我的一位行政助理最近告诉一位业内同僚,我已经取得了多大的改变,以及我是多么的努力。我的同僚答道:"他永远都不会变;他不可能改变——他所有的治疗都不会见效!"在我为这些问题孜孜不倦地奋斗了这么多年以后,这种观点仍然存在,得知这一点让人感到心灰意冷。

对我性格持续不断的负面的、伤害性的然而却是正确的评论,以及我因为伤害了同侪和心爱的人们而感到的痛苦,再加上难以找到一位既有意愿又有能力帮助我解决问题的治疗师,这一切形成了一种基本的两难困境:如果我的问题在外界看来显而易见,或者说就算不是这样,难道我可以一边尽力解决有关的问题,而与此同时明知心理健康行业提供不了多少支持,却仍然留在这个行业里吗?而且对于一个我有可能对那些付钱请我提供帮助的人造成伤害的行业，我如何能够为留在这样一个行业而找到正当的理由？下文我将继续探讨这些问题。

与性格问题相抗争

带有性格缺陷的治疗师常常面对一系列有时似乎是无法解决的两难困境：

- 当我没有意识到自己的性格问题的时候，我知道有时候我做了伤害性的、自私自利的以及不诚实的事情，但是我伤害他人究竟有多深却不得而知。
- 一旦我意识到自己的性格问题，并且看到我曾经多么严重地伤害了他人，随着我的认识加深，我的痛苦与日俱增，我谋求改变的愿望日渐强烈。
- 与此同时，我认识到改变的努力是一个长期的过程，而我在这一过程之中将继续给他人带来伤害。
- 我希望帮助别人，希望做一名治疗师，而不希望放弃这一职业。但是我感到自己被评头论足，得不到支持，而且没有人鼓励我为之奋斗。
- 为了我自己、我的来访者以及我的家人，我必须做出改变。与此同时，我处在剧烈的痛苦之中，为我先前的行为感到羞愧，试图理清楚该怎么办，但是往往对我职业生涯的状态感到一头雾水。

当治疗师开始认为自己让人难以接受，当别人也这么看待他们时，他们在克服自身性格问题的过程中保持情绪稳定的能力就会大打折扣。带有性格缺陷的治疗师可能会心怀犹豫，不敢承担治疗的风险，并有可能持续不断地对同侪的评头论足感到担惊受怕。显然，被人评头论足没有助益，因为我们已经深感痛苦并且为曾经伤害他人而倍感羞愧了。如果能够承认带有性格问题的人是好人，而且是能够改变的尚可救药之人，这会激发求变的努力。

改变性格之内在抗争过程的诸阶段

无知无觉阶段

在职业生涯的初创阶段，带有性格缺陷的治疗师会为诸多难题所困扰并时常发现自己身陷危机之中，他们的很多个人关系和治疗关系都被卷入其中。由于别人不断地提起他们的缺点和失败，他们将永远都无法真正逃脱——而且他们也不应逃脱——这样一种认识，认识到他们在用一种他们自己和其他人都难以接受的方式为人处世。他们有时感到非常难以确定如何改变这些行为，而且，当面对他们的行为冥顽不化这样一个事实的时候，他们感到害怕、痛苦、沮丧和羞耻。

如果这些治疗师寻求治疗，治疗过程几乎不会将关注的焦点放在他们的性格问题上，这些问题基本上仍未解决。他们往往继续在对自己造成的影响毫无觉察的情况下伤害他人。尽管他们可能会树立起虚假的自尊，会感到好受些，获得一些领悟和理解，但是当他们触及刻板性格的时候，仍将一而再、再而三地使自己陷入困境之中。但愿他们知道他们在造成不快和痛苦，哪怕是下意识地也好。我将这种情况称为"无知无觉阶段"，而且这里我必须强调在这种无知无觉的状态下生活和工作所造成的疑惑。在我持之以恒地解决我的父母对我的影响问题，并在治疗过程中作了我认为正确的一切以后，我仍然感到自己在事业和家庭关系方面像一个失败者，我记得那时我所感到的困惑。我内在地、隐隐约约地知道我在伤害别人，但是这种认识被埋藏得极深，而且我对于自己对别人造成的影响并不特别清楚。

一知半解阶段

我所治疗过的很多带有性格缺陷的治疗师都报告说，带有性格问题的刻板行为一再重复，使他们麻烦不断。随着他们不断地重复这种行为，他们的痛苦和绝望与日俱增，试图澄清和解决问题的希望渺茫，他们自己也对这个过程感到绝望了。随着他们开始认识到传统的治疗干预手段于事无补，他们就进入了一知半解阶段。在这一阶段，很多治疗师放弃治疗，转而接受自己原本的状态，或者终其一生与自己僵化的性格相冲突，因为他们感到治疗对他们无济于事。

当我处于一知半解阶段的时候，我发现自己身处一种严重的双重约束之中。我越来越敏锐地认识到自身的性格问题，但是我仍然继续用伤害他人的方式为人处世。与以治疗师的担惊受怕和浑然无知为标志的无知无觉阶段不同，对"意志"的应用往往充斥于一知半解阶段。治疗师不了解，仅靠意志是不能改变性格的。例如，我常常发誓"下不为例！"，我会承认谎言，会经受指摘，有时会承认自己的责任，然后与自己达成妥协，告诫自己永远不要再重复这种行为。我那时相信，只要我要求自己不要再有性格缺陷，我就会奇迹般地做到。

我不仅仅向自己许诺我会改变，而且更危险的是，当我在这一阶段一再地遭到指摘的时候，我会——骗着自己说，更充分地运用意志的力量就会见效——向他人许诺绝不再犯。在我内心最深处,我确实希望永不再犯。当然,这种自我伤害的行为是灾难性的,因为我的固执性格仍然毫发无损。我不可避免地用谎言掩盖曾经撒谎这一事实,从而大大强化了对"诺尔曼"这个人的负面理解,并且唤起了我的绝望之感,怀疑自己究竟能否解决这些问题。不过,我在一知半解阶段确实学会了"永远不要再说绝不"。

一知半解阶段最重要的结果是使人致力于尽力尝试并变得不同以往:不再那么固执了。我对于我的行为给自己和他人造成的影响的认识已经清楚明了了。我之所以致力于改变,就是来自那种认识。只是"怎么办"仍然不得而知。我确信有性格缺陷的人并不是坏人;他们只不过不知道怎样改变。

大彻大悟阶段

如果带有性格缺陷的治疗师能得到足够的帮助和支持,或者以某种方式开始直接面对他们的性格,他们就进入了最为艰难的一个阶段。随着了解到"我是个什么样的人"给我带来的痛苦感越来越强烈,而且我的性格图景对我来说变得越来越清晰,揭开、解脱、甚至有可能超越我的固执性格的过程变成了现实。对于有性格缺陷的治疗师,彻悟使他们了解自己是什么样的人以及自己曾经做了什么样的事,这给他们带来了真正的痛苦。随着性格图景日益清晰,随着越来越深切地理解和感受到其行为对他人所造成的影响,揭开固执性格的过程开始了。他人对我的负面冲撞、我认识到自己一直在伤害我所关心的人,以及一位富有洞察力的治疗师的关切的点拨,最终帮助我彻悟并痛下决心改变自己。

当我开始承认自己的性格并极力让它变得更加圆融的时候,这一过程造成了我生活中方方面面的变化。一旦我开始成功地改造我的性格,我的世界在我看来开始变化。那些与我最贴心的人感到兴奋异常。其他所有的人用新的怀疑眼光来看待这种新的努力,因为我已经无数次地许诺要改变。尽管这种反应让人感到沮丧,但是我性格中与日俱增的圆融豁达所带来的释然之感抵消了那种失望之情。

我开始掌握我在童年时期从未学过的应对紧迫情境的各种可供选择的方式。我感到兴奋异常,因为我开始看到一条走出我的两难困境的路。我试验各种性格特质所取得的进展给我带来了以前从未感受到的一种如释重负的感觉。这种释然主要是个人化的——没有被他人所分享——因为我是在一个几乎完全持怀疑态度的环境中勉力前行。带有性格缺陷的治疗师在彻悟阶段,必须顶住那几乎持续不变的(也是可以理解的)怀疑态度,坚持到底。通过撰写这一章,我希望自己能对那些处于这一阶段的人提供些许的慰藉和洞见。我也希望,它能够鼓励那些能够提供支持的人勉力相助,尽管他们怀疑的东西变成了现实。

带着性格缺陷从事工作的治疗师

带着性格问题作为一名治疗师开展工作,常常会给所从事的工作造成极大困难。根据性格结构的性质和最顽固的特质的不同,有性格缺陷的治疗师会挑拨和迷惑来访者,并有可能造成一定的情形,使得治疗就算不是无法进行,至少是困难重重。我也希望情况并非如此,但是治疗师和任何人一样,也会将他们自身的问题带到治疗过程中来。带有性格缺陷使得面对这些问题变得极为困难。但是在尽力改变自己性格的时候选择不从事治疗工作,无异于自我放逐。

很多专业人士认为,带有性格障碍的人根本就不应该从事治疗,而且我也承认,很难用一种听上去不会带有辩护性的方式来回应这个问题。但是,作为人类,我们都有缺点,而且,我们在什么地方能够确切地画一条线,标明是哪些缺点使我们没有资格去帮助我们那些同样带有缺点的兄弟姐妹?带有性格缺陷的治疗师,能够对问题行为加以理解并且怀有一种特殊的感同身受,也能够更好地理解和同情那些人,理解他们尽管在内心深处焦灼地想要改变,却一而再、再而三地重复同样的行为,那是一种什么滋味。带有性格缺陷的治疗师在对待有性格缺陷的来访者时,常常显示出一种特殊的联系。关于过来人的谚语还不是使带有性格缺陷的治疗师与众不同的唯一因素。除此之外,带有性格缺陷的治疗师可能会更容易具备识别来访者的清晰性格图景的能力。能够揭示一个来访者如何应对世界,并且将其性格图景描绘出来,使得来访者能够看到,这种能力是一种特殊的天赋。得知治疗师知道问题所在,会给来访者带来一种如释重负的轻松感,这会鼓励来访者坚持接受治疗。

带有性格缺陷的治疗师可能会特别善于准确地描述性格结构,清晰地描绘出性格图景,加强它们的明晰性,并且用一种很有分寸的方式点拨来访者,使他们能够了解得透彻、看得清楚并感受得深切,而且给他们带来希望,相信自己能够改变。做到这些是一种特殊的技能,心理健康专业人员在诊治带有性格缺陷的来访者时尤其需要。很多治疗师都曾对我说过,为带有性格缺陷的来访者服务使他们对自己的性格活动更为敏感、更富耐心,他们自身更能够坦率地接受支持,更能理解揭开自己僵化的性格结构是多么的困难。这种天赋在两个方向上都起作用。作为一个带有性格缺陷的治疗师,我曾经伤害过他人,也曾经受到过伤害,但是在尽可能清晰地回顾这个问题的时候,我断定,带有性格缺陷的治疗师能够为治疗过程带来一种特殊的技能。与此同时,有性格缺陷的治疗师也在特殊的负担之下努力矫治自身的性格问题,以确保他们能够尽可能地减轻这些问题对心理治疗过程的影响。他们有责任解决这些问题,这是毋庸置疑的。

无知无觉的治疗师

对自身性格问题浑然不觉的治疗师有可能会在治疗过程中造成伤害。不诚实、缺乏敏感性、不能倾注感情以及类似的僵化的核心特质,会对来访者的进展造成干扰。心理健康行业的所有从业人员都必须进一步认识到性格问题的顽固性。我们必须帮助那些面对这些问题而苦苦挣扎的人们,要做到这一点,就要直截了当地点拨他们,而后支持他们为了克服这些问题而付出的努力。

在治疗师认识到自己的局限性已经影响了他们为来访者效力的情况下,我们还要帮助他们意识到他们必须寻求治疗来改变他们的性格问题,这对我们所有人来说都是一个专业上的两难困境。从根本上讲,万一他们有缺陷的性格结构过分僵化以至于他们无法提供有效的心理治疗,那么只有治疗师本人才有资格做出决定。然而,现实是,尽管治疗师负有责任,但如果他们不愿或者不能履行那份责任,其他人必须挺身而出并负起责任来。作为有性格缺陷的治疗师,我们必须坚持不懈地进行监督,并且一旦我们不完善的性格结构非常有害,以至于我们无法提供有效的心理治疗的时候,就要做出决断;假如我们无法做出那种决断,也必须要有人鼓励我们从那种特定的治疗关系中脱离出来。随着我们的行业开始理解和解决性格问题,有性格障碍的治疗师可以更加坦率地关注他们的问题了。这样做会使他们感到的绝望和孤立不至于无穷无尽,而且会缩短他们可能对来访者造成伤害的时间。这样,带有性格问题的有天分的治疗师将能够使自己从事心理治疗的潜能发挥到最大限度。

同事、来访者和家人的点化

同事和其他重要他人要充满关爱地点化无知无觉的治疗师,使他们认识自己伤害性的性格特质,对于这一点的重要性,怎么强调都不过分。我自己的亲身经历,尽管极其痛苦,却深深地表明,我生活中的人们通过向我指出我的性格是如何直接给他们造成影响,为我带来了多大的帮助。他们为我提供了支持,使我诚挚地看待自己。

在我的一知半解和大彻大悟阶段,我的家人、同事和来访者持续不断地与我共同奋斗。我清楚地记得一位实习生来到我面前,一边颤抖着,一边说:“诺尔曼,我热爱你的教导,但是为什么你不能善始善终?我本不敢告诉你这一点,但是你不能善始善终,对我来说它正在摧毁我在这个研究生院的培训经历。你不需要这样做。你是一位出色的教练师,而且事情本不必非要发展到这个地步。只要你能够将自己做的事坚持到底,我会感到更加安心,并且原原本本地体验培训过程和培训的本质。”这种支持性的点化对每个人来说都非常难以面对,但是它们却营造了一种环境,极大地促进一个人的成长。我学生的点化,用一种充满关爱的方式使我突出认识到了坚持不懈地矫治自己的性格是多么重要,以及我仍然在用一种怎样的方式伤害他人。

治疗师的性格问题,有时候只有在最密切的关系中才会显现出来。有性格缺陷的治疗师可能会有效地为很多来访者提供服务,而他们僵化的性格结构并不会对治疗产生影响。不过,在更加密切、持续时间更长、更为深入的治疗关系中,如果来访者开始充分了解治疗师,性格问题将不可避免地显露出来。很多治疗师很幸运,因为他们的技能、一般能力和其他辅助的性格特质使他们能够和绝大多数来访者在一定程度上保持健康的治疗关系。

关注性格问题

一旦治疗师开始意识到自身的性格问题,他们必须专心致志地付出努力来解决这些问题。这项治疗工作是令人极度痛苦的,而且激烈的奋斗过程也不仅限于治疗时段。在我自己的奋斗过程中,我在接受督导的过程中,以及与助手、同事和他人会面的过程中,坚持不懈地将关注的焦点集中于我的性格结构。通过征询反馈意见,通过一次又一次地面对诚实性、责任感、敏感性、浮夸倾向和半途而废等等依然如故的问题,通过直截了当地面对我的故态复萌,我越来越深入地适应了这不断推进的转变过程。在我上面所提到的所有场合,我坚持不懈地对自己在那些特质方面的刻板倾向加以检查、考虑、抗争、处理和探讨。这个过程令人痛苦且艰难,但是持续不断的对话使我得以理解自己陷得有多深,使我拥有坚实的基础,在这个基础上,我可以尝试做出改变,可以理解我的行为对他人造成的影响,可以探究很多为人处世的新方式。

我在很长一段时间的否认之后,才开始致力于这一奋斗过程。在一知半解阶段,我知道我有问题,但是我没有用一种有条理的方式有效地帮助自己改变。一旦我的性格问题公开出来——意味着我已经承认了它并能够加以讨论——我就开始和来访者、同事、朋友、爱人和家人一起大步前进了。我还需要付出额外的努力，来监控我的性格对我为来访者进行治疗的过程，以及我和同事及生活中的其他人之间的关系，所造成的影响。我增加了接受督导的力度，并和朋友们进行了很多开诚布公的对话，这帮助我理解我的性格对外界所造成的影响。督导和个人所接受的治疗一样，成为一种对我来说非常特殊的经历。尽管我相信，所有的临床专家都需要一位胜任的督导师，一位深切地了解他们和他们的工作的人，但是在这种情况下这一点变得绝对不可或缺。我的督导师营造了一种安全的氛围，在这种氛围中我能够探究我的性格问题对我的工作所造成的影响。督导过程是一种反馈循环，是一个额外的源泉，有助于理解我的行为所造成的影响，并且促使我更加致力于有效地应对外部世界。这项工作促进了我揭开自己性格的努力，并使我周围的人对我所做出的努力更加关注。

完全自发地敞开心扉

对于我们所有面临性格问题的人来说，敞开心扉坦然面对这些问题是很困难的。我们会非常害怕遭到诬蔑、羞辱和斥责。我并不是说性格问题没有对其他人造成巨大的痛苦。我可能曾经不诚实，不负责任，因而承受这些特质所带来的感受是我应得的报应。真正缺少的是理解，是对我所面对的奋斗过程之艰巨性的洞察，是对我洗心革面的努力的支持。我经历了经年累月的孤立无助。我的性格结构常常激起我自己的羞耻感，而且一想到在专业圈子里公开地讨论我的性格问题，尤其是和一个对我在奋力求变的过程中所经历的困难感到不以为然的来访者或同行一起讨论这些问题，我就感到莫名惊恐。然而，我知道，只有通过敞开心扉，通过坦诚地告诉别人我所经历的一切，告诉别人我应该为自己的问题担负起什么样的责任，我才能够真正地展开变化的过程。只有把我的问题摆上台面，我的朋友们、同事们、来访者们和我自己才能够在我故态复萌的时候坦诚相待。

对我来说，这种开放蕴藏着极大的风险。我已经感受到自己过去毒害了我周围的环境，所以我感到惊恐万状，生怕来访者和同行们可能会进一步诬蔑我，并带来负面的反馈。我已经感到备受煎熬了，我担心敞开心扉会导致火上浇油。考虑到我先前试图与不支持我的同行讨论我的性格时所遭受的痛苦经历，这些担心中，有一些绝非无中生有。不过，总体来看，开诚布公地讨论这些奋斗历程，在情感层面上使我得到了重生。

治疗师的性格问题对来访者的影响

我已经讨论了性格问题对治疗师的工作和生活的影响。然而,在这个综合过程中不可避免地囊括对来访者的影响。当一名治疗师的性格问题在治疗过程中显现出来的时候,所发生的动态过程是相互促进的。来访者不断地受到治疗师个人问题的影响,性格问题有可能潜在地对治疗过程造成严重损害。当治疗师难以坦诚待人的时候,这显然很难树立一种对深入、持续、长期的治疗关系的信任。当治疗师总是对承诺的事半途而废的时候,这显然难以培养一种安全感。当治疗师不能倾注足够的感情,达不到让来访者体验到情感上的安全感所需的深度,也难以营造一种安心的感觉。

我必须指出,治疗师潜藏着的性格问题往往会变得一览无余,而且治疗师最终不得不与来访者一起面对这些问题。如果心理健康行业对治疗师矫治性格问题的努力有更加清醒的认识并且给予更加大力的支持,那么带给治疗师本人和来访者的问题就会更容易补救。如果在研究生训练阶段更加充分地探讨这些性格问题和性格缺陷者的治疗手段,就能够更有效地为带有性格缺陷的治疗师提供帮助,并有助于治疗师为带有性格缺陷的来访者提供帮助。

来访者的筛选

奋力矫治性格问题的治疗师,在他们自身矫治工作的所有阶段,都必须对来访者的选择慎之又慎。他们必须持之以恒地监控自身的性格结构,以确保他们不会故态复萌,或者他们的刻板固执不会扰乱正在进行的工作。深入、深化和持久的关系往往会使治疗师的性格更加显而易见。持之以恒地监控自身性格,面对督导过程中的各种话题,敞开胸怀接受同行的点化和同侪的支持,都使得对来访者的筛选过程更加清楚明了、干净利落。这个事实并不必然意味着治疗师应当避免这种崇高的工作;但是,他们必须意识到他们在这种关系中有可能会伤害来访者。治疗师还必须辨别出那些唤起他们自己负面性格特质的应激因素。例如,我就感到很难面对那些我认定为衰弱的,像我母亲那样的人。这样说也许显得过分简单化,但是与其他人相比,有些来访者确实更容易导致我缺乏敏感性和同情心。一旦我开始认识到自己的偏见,除非我变得更加圆融练达,并且能够对他们在治疗过程中的需求感同身受并恰当处理,否则我就避免接收优柔寡断、胆小怕事的来访者。

开诚布公地对待性格矫治过程中退步的重要性

有性格缺陷的治疗师要为他们的整个性格负起责任,这是至关重要的,对这一点我怎么强调都不过分。在自己的治疗过程中出现的退步，不论大小，治疗师都必须及时、坦诚地加以解决。来访者总是应该得到开诚布公的沟通。如果退步不解决，来访者会对他们自己的进程感到困惑。他们会责备自己或者感到遭到了背叛，对于坚持职业伦理的心理治疗师来说这是一种无法接受的情境。不间断地警惕伤害性性格特质再度出现的可能性，这是非常重要的。开诚布公是持续推进中的治疗关系所必需的，在这种关系中，深入的督导和同僚之间的支持是不可或缺的组成部分。有性格缺陷的治疗师，在与督导师讨论自己的错误、退步和问题，以及推而广之，在讨论自己所接受的治疗所取得的进展，以及这种进展对他们所提供的治疗的影响时，都必须要诚实和坦率。

心智上的诚实

对于有性格缺陷的治疗师来说，在他们个人所接受的治疗工作和他们所从事的专业工作当中，一个最为困难、最具挑战性的方面，就是关于他们自己的问题，必须在心智上对自己保持诚实。一旦我的性格真相大白，而且我的性格图景对我来说变得清楚明了，承认退步和程度加剧以及它们对他人有害的影响就变得极端困难。随着性格问题被一层一层揭开，我不得不持续不断地在更深入、更微妙的层面上反复多次面对自己。心智上的诚实必不可少。尽管连续不断地面对我们身上这些让人感到羞辱的事实，一刻不停地让人感到痛苦，但是心智诚实的治疗师依然会继续这一过程，直到其性格问题在最深层面上造成的影响也被揭示出来，得到理解并被解决掉。这个过程是漫长的，但是治疗师、来访者和我们周围的人所得到的收获，对于面对令人痛苦和难以对付的问题所必需的持续不断的警觉，也是一种弥补。在这个过程中，写日记会带来极大的帮助。

我，以及其他很多有性格缺陷的治疗师所报告的经验是，以日记或记事录的形式，每天一次或每周一次把我们矫治性格的奋斗历程持续不断地记录下来，能够帮助我们理解我们的行为，并提高我们揭开自己刻板性格的能力。因此，写日记就成了一种增进自我意识的无价之宝。对督导师来说，日记可以就有性格缺陷的治疗师的问题提供额外的信息，并且能够对治疗师为之奋斗的现实条件提供深入、丰富的洞察。

持续不断的支持和认识

最后，寻找一个能够安全地支持性格改变的心理治疗环境并在其中工作至关重要。通过这一点，我想说的是这样一种环境，其中包括像我现在所拥有的那种同事，他们愿意参与到这种困难、艰苦、折磨人、长期而且复杂的过程。为了他们自己，为了其他的治疗师，也为了来访者，有性格缺陷的治疗师必须找到一个令他们感到足够安全的工作场所，使他们能够安全地鉴别自己的性格特质，并且在一知半解阶段和大彻大悟阶段彻底地解决它们。即使在最安全的工作环境当中，我也遇到过我曾经伤害过的来访者和业内人士。这些人需要处理过去的伤痛，以便让自己感到安全，而他们给我带来的持续不断的痛苦让我极其难以忍受。这种经历是苦乐参半的，因为这些人感到我已经改变了很多，他们愿意再给我一次机会，但是再次与他们面对，常常使我重新体验过去的事件，并且又一次面对我的麻木不仁。拥有无条件地理解我、支持我并对我坦诚相待的同事，使我能够克服这些艰难的经历，并且继续成长和进步。

这种康复过程会持续很多年月，取决于性格问题的性质和治疗师矫治性格障碍行为之前在这个圈子里生活的时间长短。尽管如此，有些人将永远不会走出过去的伤痛并冰释前嫌。带着这样的认识而活着，对我来说很艰难。克服性格问题的过程可能确实导致了太多的自责。不过，有性格缺陷的治疗师必须认识到自责的问题。对我来说，这个问题很难解决，而且它需要我继续加以关注。

将性格转变纳入到治疗师的亲密圈子里也非常关键。例如，先前对孩子们不闻不问的治疗师可能会突然间希望更加积极地参与到他们的生活中去，和他们谈话，对他们敞开心扉，并且和他们一起做游戏、讲故事——这是一种可能让孩子们感到震惊的变化。受到性格转变的影响，家里人可能会出现压抑、担心和焦虑等表现。有性格缺陷的治疗师必须认识到可能的风险因素，而且必须作好准备，一旦它们出现的时候，在个人生活和工作中开诚布公地加以处理。

对未来的希望

很多有潜力成为卓有才干的治疗师的人断定，他们的性格问题使得他们不适合加入心理健康行业。但是我相信，如果得到帮助，他们就能够克服自身的问题，并成为卓有成效而且敏感细致的治疗师。我希望，通过这篇文章，我能够开启一个进程，使人们更加关注有性格缺陷的治疗师所面临的问题，和这些问题对来访者的影响。如果我们能够携手前进，为有性格缺陷的治疗师营造一个安全而充满支持的氛围，我们就能够帮助他们恢复健全，获得成长，从而使他们能够将自己所独有的天分和优点奉献给我们的事业。

参考文献

English, O. S., & Finch, S. M. (1956). *Introduction to psychiatry*. New York: Norton.

Fiske, D. W., & Maddi, S. R. (Eds.). (1961). *Functions of varied experience*. Homewood, IL: Dorsey Press.

Klein, D. F. (1986). Approaches to measuring efficacy of drug treatments of personality disorders: An analysis and program. In *Principles and Problems in Establishing the Efficacy of Psychotropic Agents* (Public Health Service Publication No. 2138, pp. 187 - 204). Washington, DC: U. S. Department of Health, Education and Welfare.

Millon, T. (1981). *Disorders of personality, DSM Ⅲ: Axis Ⅱ*. New York: Wiley.

Shub, N. (1992). Gestalt therapy over time: Integrating difficulty and diagnosis. In Edwin C. Nevis (Ed.), *Gestalt therapy: Perspectives and applications*. New York: Gardner Press.

第七章

关于对生活的病理化倾向：

心理治疗师的弊病

爱德华·W.L.史密斯，哲学博士

当我读四年级的时候，我从一所城市学校转到了一个小镇上的学校里。在那里，我发现同学们在一位严格的退休传教士的督促下，背诵为字母表中的每个字母所谱写的短诗、箴言或歌谣。在学年即将结束，临近字母表末尾的时候，我们开始学习字母“V”，我们齐声吟诵：

邪恶乃魔鬼，面目本可憎。
只肖一瞥之，厌恶由心生。
睹之既久矣，容貌渐熟稔。
吾始能忍之，既而生怜意，既则揽入怀。[1]

这首伦理诗歌的含义，或者更准确地说，多种层次的含义，时至今日一直在不断地向我展现出来。因此，当我思量从事心理治疗的危险时，我又满怀欣赏地回想起了这首四行诗。现在，通过心理治疗的滤镜，我将它用于看待人生。

为了阐释这首诗的意境，用散文的形式来说，乍看上去，心理治疗被认为是一种不正常的事物。但是，随着不断地接触，心理治疗师会经历从接纳和容忍心理治疗，到为之感到同情，甚至享受它的存在。有人可能会最终发自内心地渴望从事心理治疗。

最初，“疯狂”(craziness)被看作奇异的、陌生的。它被看作一种负面的事物，这取决于其本质有多么极端，以及其表现形式有多么花哨。这里，我指的不是精神自由的人或者富有创造力、行为古怪的人，而是疯狂的早期含

[1] 直到最近，我才得知该诗取自亚历山大·蒲柏(Alexander Pope)的 *An Essay on Man Ⅱ*。

义。在古代语义用法中,"发狂"(craze)意味着削弱、破坏、衰弱和摧毁,比如在身体健康方面。当看到这种恶化状况时,就对治疗师敲响了警钟,使之多加注意。

随着进一步的接触,警钟会渐渐平息。不再需要多加注意,随着治疗师对疯狂现象的出现越来越安之若素,疯狂会得到接纳。对绝大多数事物来说,持续不断的观察接触会导致敏感性降低。

紧随这种舒适感而来的是一种特定的同情心。不要把这种同情心与对一个备受折磨的人的恻隐之心相混淆,这是一种对病理现象本身的同情之心。这是与疯狂建立一种同情关系的开端,这是对所显现的现象本身心怀同情的一种关系。发狂行为被温情脉脉地接受了。

随着持续不断而且逐渐深入的熟悉感,治疗师会逐渐喜欢上疯狂的存在。至此,疯狂已经摆脱了"可怕的容颜",不再具有引人警醒的外表,甚至不再需要同情,它会受到热情的欢迎。

在这种对心理治疗之看法的转变中,一个可能的危险是,你会失去对其严重性和危害性的认识。我想起了尼采的《偶像的黄昏》(*Twilight of the Idols*)中的一段话,在这段话中他告诫人们注意"同情的道义"(morality of sympathy)或"怜悯的道义"(morality of pity)所具有的危险性。危险在于丧失对极端情况的认识。用他的话来说,就是"经受张力的力量,介于极端状况之间的张力的广度,如今变得越来越小;最终,极端本身也将混同于相似性"(Nietzsche, 1982, p. 540)。我们不去深究他的推论路线或者他所提出的论据,只要将他的结论牢记于心。同情或怜悯会减少在两极之间所觉知到的距离。就心理治疗而言,可能源于一定程度的熟悉性而产生的对心理治疗的同情会导致治疗师将它看得更加接近于心灵的健康,这种看法既不明智,也没有益处。

我曾经撰写了一篇评论,与罗伯特·J. 威利斯(Robert J. Willis)撰写的题为《犹豫不决的患者面面观》(*The Many Faces of the Hesitant Patient*)的章节一同发表,在其中我提出了我称为人际治疗互动关系第一公理的观点。"与患者对接受治疗的恐惧感相比,医生对于治疗患者的恐惧感要小得多(Smith, 1984, pp. 48 - 49)。"说起来,这条公理是如此明显,以至于它被视而不见,它的重要性遭到低估。然而,这条公理的核心恰恰涉及我一直在讨论的那种现象。我的评论中,以外科手术为例,我指出了外科医生在一次又一次地接触一个过程以后是怎样逐渐变得对其轻描淡写的,与之相对照的是,患者对手术治疗又是那么郑重其事。因此,就是这样,原本被看作有着可怕外表的事物,而今就算不是被最小化或变得无足轻重，至少也是被欣然接受了。在我的评论中，我认为心理治疗也是一个类似的过程："……心理治疗师对从事心理治疗的恐惧，远逊于患者接受治疗的恐惧……我们这些从属于心理治疗亚文化下的人们往往如此怡然自得，以至于我们无法体会它对于圈外人来说是多么令人胆战心惊(Smith, 1984, p. 49)。"

随着治疗师对心理治疗越来越熟悉，它会在他们的思维中占据优势地位。众所周知，直觉是一个主动的过程，在这个过程中知觉者根据特定的内在结构对感觉信息加以组织和解释，这些内在结构中至少有一部分是习得的。所以，当精神病理学的诸多概念被习得时，它们能够被转变成组织和解释个人对感觉信息体验的内在结构。因而，精神病理学就会成为一面用来看待世界的滤镜。

当精神病理学的模板被误用或滥用时，问题就出现了。关于这一点是如何产生的，我的理论如下。如果能够在生活的大背景下充分而且真正地理解精神病理学，那就没有问题。但是这种理解需要大量的心智努力。它要求治疗师看得清楚、听得明白，并且随后对这些材料尽可能多地反复思索，从而在心智上对其加以消化。这么说吧，应当对其反复考虑，直到它变成一种可以被同化吸收的形式并成为个人的一部分。如果将其囫囵吞枣或者仅仅浅尝辄止，它就仍然是未经充分理解的。这种未经充分理解的材料被摄入内心，就会引起心智上的消化不良。心智消化不良最为显著的征兆是对未充分理解的材料的倾吐。由于没有被同化为个人自我的一个组成部分，它就会被倾吐出来，投射到外界。[感谢皮尔斯(Perls, 1992)，是他阐述了这种摄入和投射的动态过程。]摄入的材料仍然过分突兀，没有被同化成整个系统的一部分。换言之，它仍然处在大背景之外。

通过更加细致地检验投射作用，能够进一步加深我们的理解。贝莱克(Bellak, 1950)在其模型中描绘了五个层次的投射。从一个相对"纯粹认知"层面上明确定义的知觉开始，第二个层面是个人参照系(frame of reference)的"外在化"(externalization)。也就是说，个体采用了一种在特定环境中并非广为接受的知觉模板。第三个层面是"敏感化"(sensitization)，或者说知觉以一种过高的敏感性对现实存在的特定刺激物所产生的影响。在这种情况下，投射作用的发生体现为：个人过高的敏感性导致在其看来有关刺激物的强度大于刺激物本身应有的程度。"简单投射"(simple projection)，否认个人的感受或冲动，或将其归因于他人，这是第四个层面。最病态的是第五个层面，在这种情况下，个人的感受或冲动，通过反向形成机制[1]而被颠倒，由此所致的感受或冲动则被否认或者归因于他人。

关于精神病理学的被摄入的材料，可能会在两个层面当中的任何一个上被投射出来。首先，治疗师的病理化[2]可以通过外在化一个精神病理学模板，刻板地在该模板不适用或者不相干的情况下照搬这种滤镜。如此一来，这就成了另一种形式的恶语相向。其次，治疗师的病理化，可以通过对心理病理迹象过分敏感以至于将极为轻微的线索夸大成不容置疑的征象。这就是过度解析的谬误。

因此，总而言之，当精神病理学模板被摄入而不是整合到大的概念—知觉背景之中，而后又作为一种刻板的解析滤镜，或者作为一种会导致对信息进行过度解析的过度敏感性而被投射出来，就产生了对生活的病理化倾向。在这两种情况下，要么是在原本不存在心理疾病的情况下看到了它的存在，要么是在心理疾病原本微不足道的情况下将其过分夸大了。

我相信，如果从业者——在长期而广泛地接触精神病理学的过程中——越来越严重地依赖这种既熟悉又安逸的框架，而不去建立一个更广泛更完整的框架，这种“心理治疗师的弊病”就会被助长。拥有着语汇和概念，心理治疗师就拥有一个过滤信息的模板和一种对精神病理学症状的敏感性。然而，如果治疗师没有同化个中的精髓，这种材料就会变成一种生搬硬套的诊断模板，很容易被与心理疾病有着一星半点相似之处的线索所激发。

我所标称的所谓心理治疗师的弊病，在别的地方也有人认识到了。我记得在读研究生的时候提到过沃尔特·克劳佛(Walter Klopfer)关于“失调偏见”(maladjustment bias)的告诫，以及狄莫西·勒利(Timothy Leary)关于警惕“病理谬误”的号召。在我上的第一节异常心理学课上，我听到了一个非常相似的说法——“医学学生都有病”。医学学生的弊病在于那些乳臭未干的学生们每当学到一个新病症的时候就拿它来诊断自己，这种情况屡见不鲜。在医学学生的弊病方面，这种行为是一种自我病理化，而在心理治疗师的弊病方面，这种病理化行为是指向他人的。

也许在这一点上，有件轶事有助于说明问题。两年前，我在美国心理治疗师学会(The American Academy of Psychotherapists)的夏季研讨会上偶

[1] the mechanism of reaction formation，一种心理防御机制，一项反击的冲动通过相反的形式或要素表现出来。——译者注

[2] pathologize，即把原本正常的现象判定为病态的。——译者注

遇了一个老熟人。我们互致问候，而后简短地聊了一下我们自己和各自家庭的情况。然后，她问我在这次大会上我参加了或者计划参加哪些研讨会。我告诉她我最想做的是参加一个美洲土著人的蒸汽浴节[1]。她不假思索地回应道："你真是沉溺在那里面了！"我为她的话和她脱口而出的速度而惊呆了。事实是，这只不过是我参加的第二次蒸汽浴活动。我的第一次是 24 个月之前。她知道我参加了先前那一次。但是她用病理学的框架对我的行为进行解释，明确解释成一种成瘾。

当自然的或者适应性的行为被贴上病理学术语的标签，或用这种术语进行解释时，就出现了失调偏见。由此，伤心(比如为失丧而悲伤)成了"抑郁"(depression)，而对细节的关注(例如精确地度量或做记录)成了"强迫"(obsessive-compulsive)。精力充沛、活泼外向而遭到限制与隔离的孩子成了"多动"(hyperactive)，而性格内向的孩子成了"回避型"(avoidant)或"分裂型"(schizoid)人格。一个极度饥饿的人成了"贪食症"(bulimia)，而任何食欲减退都成了"神经性厌食症"(anorexia nervosa)。不轻易相信别人(例如对后水门时代的政客们所作的公开声明持怀疑态度)成了"偏执"(paranoia)。精力旺盛生机勃发成了"躁狂"(manic)，而任何的情绪变化都是"双相障碍"(bipolar disorder)或者"循环性障碍"(cyclothymic disorder)。每一种疼痛都成了"心因性"(psychogenic)或者"躯体化障碍"(somatization disorder)症状——如果当事人对疼痛感到担忧，就会被怀疑有"疑病症"(hypochondreasis)；而如果其不在乎，不是"拒斥反应"(denial)就是"泰然漠视"(la belle indifference)。在新的生活环境或工作环境感到吃力成了"适应障碍"(adjustment disorder)，而个性特点的很多变式成了"人格障碍"(personality disorder)。

有时候，通过标签的粗劣就可以识别出失调偏见来；也就是说，标签没有考虑程度的轻重，也没有将普通寻常的和有问题的情况加以区分。这种标签的例子有"相互依赖""幸存者""成瘾"和"陋习"。在这些例子中，为生病或由于其他原因而需要支持的配偶提供帮助被贴上了"相互依赖"行为的标签。曾经有过任何痛苦经历的人成了"幸存者"。一个人有规律地做的任何事情，无论其对个人的生活产生消极的、积极的还是中性的影响，都被扣上了"成瘾"的帽子。还有，最后，任何不礼貌、粗鲁、苛刻的行为都被称作"陋习"。随着这种过度囊括，术语的功用丧失了。它们变得没有意义了，因

[1] 学会为了促进心理治疗师个人的不断发展，在个人成长的前沿提供经验性的事件，尤其是在夏季研讨会期间。

为它们被如此广泛地应用,以至于无法区分寻常的行为、体验和那些真正构成心理病理问题的行为与体验。更糟糕的是,它们变得有误导性。它们暗示了特定困境的动态过程和领域,而那些困境实际上是子虚乌有的。但是,由于这些不确切的贴标签行为,结果有可能被医源性地[1]捏造出问题。如果被一位专家诊断为相互依赖、是个幸存者、痴迷成瘾,或者陋习缠身,那么在我们所有的经历当中肯定有大量的"证据"支持这样一种论断,并且导致我们对自己产生一种错误的理解,只要我们愿意这么做。读者很可能会辨别出这种病理化谬误曾经出现过的事例。

关于这种标签,最后的一点是,文化上的相对性与它们的合理应用密切相关。一种文化的风俗习惯会影响到构成相互依赖、成瘾、陋习或者成为幸存者的内容。将行为剥离出其文化背景并依据另一个文化背景中的标准加以评判,会招致严重的乃至破坏性的误解。尽管这种认识在心理学对民族多样性问题的关注上出现较晚,但是在人类学上几十年来一直是一个重要的话题。例如,饮酒量的标准,在美国和在比如法国或意大利之间存在差异。在这些欧洲国家正常的饮酒量和方式,在一个持民族中心论观念、用美国标准作为绝对标准的心理治疗师看来,可能马上就将其当作"成瘾行为"的证据。那样一个心理治疗师很可能将新近从法国或意大利移民过来的人诊断为酗酒,而人家在自己的文化标准中本来是无可挑剔的。

一个古老的关于心理分析的玩笑为失调偏差提出了绝佳的警示。它是这么说的:"如果你提前赴会,你太焦虑。如果你准时赴会,那么你有强迫倾向。但是,如果你赴会迟到,你有被动攻击性(passive-aggressive)。"我可以捎带着加一条,如果你对前面的评估辩解,你肯定具有"防御性"和"阻抗性"。

显而易见,在前面的几个例子中,病理化谬误有一种平庸化效应。当病态和非病态之间的区别被抹杀,词汇和概念就变得索然乏味了。运用哥德斯坦(Goldstein)的一些著作(Smith, 1976)能够进一步理解这一问题。哥德斯坦采用一个具体—抽象的维度来看待行为。具体行为是一种个体对其觉知到的情境所做出的直接的、自动化的反应。因此,它是刻板的。与此相反,抽象行为是变通的。它牵涉个体对所觉知到的事物的思考——它意味着什么、其概念特征是什么、它与其他概念的关系如何——和依据其结论所做出的行动。无法抽象和分类——哥德斯坦称之为范畴思维的缺失——限

[1] iatrogenically,指原本不存在,而由医师的行为、处理方式或疗法所引起的病症或问题。——译者注

制了个体的思维倾向和行为方式。皮尔斯在强调字斟句酌的重要性时，对哥德斯坦之思想的含义进行了阐述(Smith, 1976)。他指出，要选用恰当的词汇，以便准确地表达出说话人所要传达的意思，这一点最为重要。为了避免“平淡乏味”，他鼓励大家去琢磨每个词汇的确切含义，去欣赏潜藏在“逻格斯”[1]背后的力量。我们可以把病理化谬误看成索然乏味的一个实例，它通过僵化、具体的思维而限制了思维倾向和行为方式。因此，被病理化了的所谓“患者”一词的含义，就显而易见了。

一种旗帜鲜明地消解失调偏见的努力来自“第三势力”(Third Force)或人本主义心理学所提出的主张。人本主义心理学的创立，部分地出于对心理分析学派的病理学模式和行为主义学派的机械论、原子论偏见的不满，它致力于确立心理学的另一种维度(Krippner, 1991)。人本主义心理学注意到了心理分析运动所创制的包罗万象的病理学语汇和句法的不足，它更多地将关注的焦点放在建立一套语言和概念，用来对创造性、自我实现、目的性、自然体验和精神灵性进行描述，并促进对它们的理解。它提供了一种成长模式，而不是病理学模式。

既通晓第三势力，又熟知另外两种模式，是保持宽广视野的一种途径。这种途径，能够使背景保持宽广，不至于为一种过分突兀或刻板的精神病理学模板所局限。拥有几种概念滤镜并具有在它们之间切换的变通性，是一种解毒剂，能够克服摄入精神病理学滤镜并随后将其投射出去所带来的危害。

尼采的箴言可以作为心理治疗师的警句：

> *若汝长久凝视着深渊，*
> *则那深渊也会凝视着汝。*
>
> (Nietzsche, no copyright date, p. 87)

参考文献

Bellak, L. (1950). On the problems of the concept of projection. In L. Abt & L. Bellak (Eds.), *Projective psychology*. New York: Knopf.

Krippner, S. (1991). Foreword. In C. Aanstoos (Ed.), *Studies in*

[1] logos，亦称理性、理念，西方哲学重要术语，一层意思是指支配宇宙的原则，另一层意思是存在于人类灵魂中的用以认识这些原则的推理能力。——译者注

humanistic psychology. Carrollton, GA: West Georgia College.

Nietzsche, F. (No copyright date). *Beyond good and evil*. New York: Carlton House.

Nietzsche, F. (1982). *Twilight of the idols*. In W. Kaufmann (Ed.), *The portable Nietzsche*. New York: Penguin.

Perls, F. (1992). *Ego, hunger and aggression*. Highland, NY: Gestalt Journal Press.

Smith, E. (1976). The roots of Gestalt therapy. In E. Smith (Ed.), *The growing edge of Gestalt therapy*. New York: Brunner/Mazel (Citadel edition, 1977).

Smith, E. (1984). Comment on "The many faces of the hesitant patient" by Robert J. Willis. In J. Travers (Ed.), *Psychotherapy and the uncommitted patient*. New York: Haworth.

第八章

克服身体羞耻感：

我的来访者以及我本身

朱迪思·拉斯琦·莱彬纳，哲学博士

我曾经热爱我的工作，但是最近我遭到了打击。有一天晚上，我做了一个非常可怕的梦：我梦到了我指导的贪食症治疗小组，但是我不是治疗师，而是其中的一个成员！鲁思，小组里最瘦的一个，正在嘲笑我，因为我的大腿太肥了！我冷汗淋漓地醒了过来。第二天，当我看到她在小组里面的时候，我感到自己块头太大，尽管我知道自己只有105磅重。从那以后，我一直严肃地质问自己：如果这就是我对自己身体的真实感受，我怎么可能做一个好的治疗师呢？我不知道我怎么会这样。

乔安，43岁，一位心理治疗师

在过去的20年里，厌食症、贪食症和身体意象问题大大增加，已经达到了流行性的比率。在一个压制女性声音和贬损女性身体的文化里，这些障碍对女性的打击十倍于男性，反映了很多深刻的问题，诸如女性的同一性，以及女性在培育自己以及发展一种力量感、独立感和权威感等方面所付出的努力。“对苗条的无情追求”(Bruch, 1973)已经成了一种文化痴迷，牢牢地掌控了女性群体中的绝大多数，不仅包括厌食和贪食的女性，这两者不过代表了一个长长的连续体上的两端。

在过去的几十年里，临床专家一直面临着一个挑战，那就是要深入地理解为什么女性的身体变成了一个危及生命的战场，在这个战场上，内心的、人际的、社会文化的种种努力，都面临着一个新的武器库：暴饮暴食、服药通便、忍饥挨饿。过去它曾经被视为只不过是一个转瞬即逝的时尚，但如今显而易见，节食减肥和保持身材的文化训令压迫着绝大多数女性；无法保持“非常好”的体型，这降低了女性的自尊感。据估计，如今80%的美国女性对她们的身材非常不满意(Rodin, 1992; Wolff, 1991)。至于那80%的人中有多少是为患有进食障碍和身体意象问题的女性提供治疗的女性治疗师,就不得而知了。

对于女性治疗师来说,对进食障碍来访者的治疗,至少会从三个层面上激起羞耻感:首先,来源于对自己身体的不满意之感;其次,在于感觉到自己的职业角色就像一个冒名顶替者;再次,来源于儿时早期的经历,因其身为女性而感到低人一等,导致内心深处存在着挣扎。在意识和无意识层面上,羞耻感会在临床工作中被激发和再度唤醒。

作为一名心理治疗师和一名督导师,指导治疗进食障碍和身体意象问题的临床专家,我自己的经历使我对这一切非常熟悉,知道这些层面的羞耻感无所不在。一次又一次地,治疗师们承认,她们用自己的痛苦来推测来访者们的痛苦,就像本章开场白的作者乔安那样。在过去的15年里,随着我多次聆听治疗师勇敢地"供认"对自己的身体感到羞耻,我一直在想怎样才能够最好地支持她们进行这种奋斗。因为,尽管我已经知道,对这些感受三缄其口只会使这种羞耻感雪上加霜,但是谈论它们也往往收效甚微——因为我们的指导原则强调,要想治愈别人,我们必须先治愈自己。"如果我还没有真正着手解决自己的问题,我怎么能够帮助她(我的来访者)接纳自己的身体?"这是我在办公室里一再听到的哀叹。

在阅读进食障碍和身体意象的文献时,令我感到震惊的是女性治疗师(对于这个群体而言,她们几乎是非其莫属,也是最为普遍的施治者)极少承认她们的来访者所遭受的困苦和她们自己的别无二致。临床文献中很少提到这些治疗师常常担心体重增加,非常在乎自己的食谱和体育锻炼,而且如果不是对自己的身体感到厌恶,至少也是感到不满意。在和女性治疗师的同事关系和督导关系中,对于**未能**解决身体意象问题,常常有人表现出绝望和羞耻。治疗师往往担心,为了对来访者产生效果,这些问题必须得到解决。然而,我相信,这些问题不可能完全得到解决,因为对身体的不满意——对女人来说——是正常的,而且治疗师如何处理她们自己的负面感受通常没有人加以理会。在这个话题上,临床文献没有记载。

对于这种只字不提的现象,我有几个想法。首先,当今的文化氛围对苗条设立了无法企及的标准,在这种氛围下,人们对身体之不完美的认识激发了深深的耻辱和羞愧之感,尤其是对于女人。而且,可以理解的是,对于为女性提供治疗的女性治疗师也是如此。专门治疗身体意象困扰的治疗师会反躬自省自己的问题,而在治疗情境中会不可避免地加剧这种反省,在这种情况下,他们会面临自己由于无法达到这些不可企及的标准而产生的失望感和失败感。治疗师会质疑自己是否有能力帮助他人从自己尚未解决的问题中恢复出来。关于个人外表的那种说不清道不明的负面感受，会加深治疗师对职业胜任力的怀疑感。她们会感到自己医治者的身份是具有欺骗性的。

文化上的压力强求人们去实现无法企及的体型，除了这种压力之外，对于治疗身体意象问题的治疗师来说，它还有可能激发起深层的情绪问题。心理动力学取向心理疗法的一个前提是，关于自我的最早期感受通过对丧失和创伤、慈爱、依恋、遗弃和背叛的前言语经验在身体里面扎下根来。对男性和女性来说，存在于内心之中的和人际之间的关于自我的感受，与个人生理意义上的身体难解难分地纠缠在一起。但是，自出生之日起，两性对身体的体验就是不同的。这种差别对于为患有进食障碍的女性提供治疗的治疗师来说，对其心理健康的影响尤为紧要。

在最近对女性发展的讨论中，博登、亨特和卡索夫(Boden, Hunt, & Kassoff, 1987)将"身体羞耻感"作为女性所体验到的最深层次的困扰(p. 13)。从出生之日起，小女孩们就得到自相矛盾的信息，一方面说她们在人际关系中的价值取决于她们身体的吸引力，但是另一方面又说女性的身体与生俱来就是令人感到羞耻的。当为患有进食障碍的来访者提供帮助的女性治疗师接触到她们身体里所储存和表现出来的早期创伤和丧失时，治疗师自身在这些方面的问题很可能会被加剧。

我的经历已经告诉我，当治疗身体羞耻感时，传统的运用反移情的方法不仅有限，而且往往会产生干扰作用，不利于帮助来访者康复。作为女人，治疗师和来访者都曾经接触到社会对苗条的强调。由于这种共有的文化，女性治疗师不可避免地会认同来访者对身体的不满意之感——尽管有可能程度轻一些。因此，社会对治疗师和来访者的影响可能是一个有待探讨的重要因素。尽管治疗关系总是包含着过去种种关系的回响，但是在来访者和治疗师之间将建立起一种新型的关系。女性主义理论(Eichenbaum & Orbach, 1983)突出强调了这种新型关系，在这种关系中，治疗师充当一个女性的典范角色，她愿意为她所深信不疑的事物挺身而出，愿意说出那些难以言说的话语。这种新型关系是康复的一个重要源泉，但是常常被忽视。

说出先前未曾说出的话，这是对进食障碍和身体意象问题进行心理治疗的核心所在。作为一名治疗师，我的目标是帮助来访者找到合适的词来表达未曾说过的话。采用这种方式工作使我审视自己，审视我的缄默。它还引发了若干有趣的问题：当治疗师和来访者都面临同样的问题时，治疗过程将会怎样？治疗师的话语能够起到治疗作用吗？治疗师的缄默是有害的吗？当治疗师透露她和来访者遭受着相同的困扰——尽管程度可能轻一些——会发生什么？我深信，治疗师看待自己的身体和表达这种体验的方式，对治疗的过程有着深远的影响。

身为女人的治疗师

在持续很长时间而且充满着欢乐的感恩节晚餐之后，几位住在郊外的亲戚要求看看我正在编辑的一盘关于女性身体意象问题和进食障碍的发展和治疗的录像带。我感到得意，并且多多少少有点满足于奉承，我同意了。这盘录像带包含了从新闻节目、谈话节目和我过去几年主持的研讨会中摘录的选段。当大伙散去以后，我意识到我感到心神不宁，情绪有些低落。我让他们觉得乏味了？我纳闷着。他们真的想看这盘录像带吗？我将这些念头对一个朋友说了。最后，经过详细谈论，我们不再讨论这件事了。但是我仍然感到不自在。

后来，他又对我说道："你没注意吗？在录像带上，你在讨论女人如何因为她们的外表而被评头论足——女人形成厌食症和贪食症是为了感到强大有力；女人之所以痴迷于节食、减肥、保持完美体型，是因为从内心里，她们感到缺失和空虚。你在谈论帮助条理不清的来访者们建立一种内在的同一性，立足于她们真正的需求和意愿，而不是着重于她们的外表……但是没有人过多关注你在谈论什么……相反，每一个人都在谈论**你**在录像上**看起来**怎么样。"

突然，整个场景在我眼前浮现：我的三个姑妈、我母亲和几个各种各样的亲戚，围在我的书房里，都在看着录像。

评论首先集中于我的头发：

长度：长还是短？
而后：烫过还是没烫过？
然后，颜色：深红还是浅红？
棕色，再加上突出部分红色是不是更好？
朱迪染成金发看起来怎么样？乔安娜姑妈问道。

关于我的衣服：

那是一件衬衫还是披巾？

你在哪里弄到那件粉色夹克的？

现在谁还穿粉色的？

你为什么不穿一套黑色套装？我母亲问我。黑色要流行得多！

最后，关于我的体态：

亲爱的朱迪，我觉得你现在看上去比在电视上胖一些。

不，不是的——她现在看上去瘦一些！

那是因为电视让任何人都看上去胖一些。谢天谢地，你看上去没有录像上那么胖！你现在瘦多了！

带着厌倦之感，我意识到我的朋友是对的。我原以为这盘录像带会让她们对我的工作产生兴趣，但是最引人注意的是我看上去怎么样。关注的焦点从我思想的展现转移到了我外表的展现，从我的内在转移到了外在，从我的心灵转移到了我的身体。而且这种转移发生得如此迅速，以至于我都没有意识到。

我的浑然不觉使我大为惊讶。我对我的工作的自豪感被放到了一边，相反，我感到好像有人在我的内衣秀中将我当场捉住一样。而且当我想到这一点时，我意识到，那一刻所发生的事在我的生活中如此频繁地发生，以至于我又一次与之擦肩而过。慢慢地，我意识到，我在办公室里日复一日所看到和鉴别出的那个过程，那个对真实可信的自我意识的发展造成了破坏的过程，在我自己的生活中竟也发生在我身上。而且它的出现是如此自然而然，以至于我根本就没有注意到它的存在。

这个事件使我注意到，我的力量感是多么容易被侵蚀，不安全感和羞耻感是多么容易被激起，以及我是多么容易失去我的发言权。在即将获取赞誉和权威的边缘，围在那个房间里的女人们之间联系的纽带，却仍然是女性历来赖以维系相互之间联系的东西——外表。它使我注意到了我和我的厌食症与贪食症来访者之间的联系，因为我也被影响她们的那种同样的文化价值观所影响——那就是，外表是很重要的。

我终于意识到，真正让我心烦意乱的是，我认识到我的身体使我分心了，使我遭到了挫折，出卖了我。我感到被贬低了，被轻视了，感到自己不够格：先是关于我的头发，最后是关于我的身体；而随着时间的推移，一种萎靡不振、压抑不安的感受席卷而来。我失去了重心，我受到了压制。

在我琢磨这件事的时候，慢慢地，我的来访者们的面容浮现在我面前：

首先,奥德丽,今年22岁,“忘记”告诉我们的贪食症小组她拿到了法学院成绩评定,她荣列全班最顶尖的10%。其次,吉妮,她不想让丈夫知道她新近升职加薪后,薪水是他的两倍。最后,兰蒂说,她不知道为什么,但是在班里做个最瘦的女孩比做个最聪明的女孩让人感觉更好。即使她知道答案,她也常常不举手。这最终使她开始感到恼火。“聪明伶俐使我感到害怕,”她说,“但是当我知道答案时却不说出来,这很荒谬!”我能理解吗?她很担心。我绝对相信她有足够的理由保持缄默。那天晚上,她梦见自己以优异成绩毕业,却没人参加她的毕业典礼。

身体意义上的女人:女性的无助感

女性主义著作的主旨是:特定文化中女性的心理发展是“与生俱来的创伤性的”(Brown & Gilligan, 1991)。这种创伤与性别联系在一起,而且无处不在,从青春期就开始了,那个时候,女孩们学会了压抑她们的饥饿、食欲和欲望;那个时候,女孩们通过我们的文化,知道了她们的价值、权威和身份,全都要靠保持吸引力(按照如今的标准,那就意味着苗条)。

作为专门从事进食障碍治疗的专业人员,我见证了一种“以美为纲”和关注体形的文化的破坏性后果。这种对体形的关注,耗竭、束缚并阻滞了我的来访者们,而不幸的是,其影响不仅限于她们身上。作为一个女人,我本身非常了解社会文化现象是如何转换成心理问题,以及它们如何与一个人的心理发展盘根错节地纠缠在一起。当我感到自己看上去不错的时候,我也会体验到一种独一无二的力量感;而反过来说,如果我感到自己的形象和外表让我感到不愉快——或者,如果我认为自己让别人感到不愉快——我会体验到一种失败、焦虑或羞耻的感受。感觉自己看上去不错,会增加我的效能感、控制感、力量感和整体的幸福感。

在临床工作中,尽管我日复一日地听着来访者报告节食、暴食、锻炼、看上去“很好”或者“太胖”,我所处理的却是当我的来访者们在通过节食减肥法而加强自身的努力中,节食、催吐、服用轻泻剂以及对大腿和肚子上的赘肉过分苛责的过程中,所潜在的效能感、控制感和力量感问题。具有讽刺意义的是,她们削弱了自己,因为无情的节食减肥使她们筋疲力尽,强化了无能为力之感。在我的工作中,我尽力使来访者敏感地认识到这样一个现实,即我们的文化对外表和苗条施加了过高要求,每个人都时不时地屈从于斯。与此同时,我尽力帮助她们认识到,外表并不重要,真正的、持久的权威感来源于你内在的感受；滋养来自与他人紧密相联以及人与人之间的相互关系，而与自己的内在生命建立联系以及与他人建立联系是一个终其一生的历程。

我将我的绝大部分成年以后的生活用在了这个历程上，探索了一种女性气质的新模式，而且我自己的历程使我获益良多，使我能够更好地理解来访者们的历程。因为我为之奋斗的那些问题——加强自身、仗义执言、发现自己的发言权，以及重新关爱自己的身体——恰恰就是她们为之苦苦挣扎的问题，正是这些问题构成了进食障碍发展的基础。

裸体的治疗师

那是我与安娜的第一次会面，她 29 岁，是一个已经康复了的贪食症患者。在讨论她先前的治疗师时，我问她为什么退出了治疗。她疑惑地摇摇头。我进一步询问。在慢慢回想的过程中，她叙述了这样一件事：

> 我不知道是为什么，但是突然我想起了有一次我走进体育馆更衣室的时候，知道我看到了谁吗？我的治疗师！起初她没有看到我，但是我看到她了。她在换衣服，脱掉了运动服，全身赤裸，在穿内衣裤。最让我惊讶的是她的肚子！看上去就好像她正在将一个小小的松弛的气球塞进紧窄的比基尼内衣里！然后，我注意到了她的大腿，在内衣裤腿边膨胀出来，就像我妈妈的一样！我无法想象她竟然穿着比基尼！我在想如果我的身体像她那样的话，我还会不会穿比基尼内衣！对于这一点来说，我不知道如果我长得像她那样的话我还愿不愿意去体育馆！突然间我们四目相对，仅仅持续了一刹那。她向我点点头，迅速转向别处。感觉像一个偷窥者，我很快离开了更衣室。

此后的一次会面，这位治疗师问安娜，她对她们的邂逅有什么感受。安娜耸耸肩敷衍过去了，两人就转向另外的话题。这件事再也没有被提起过。

安娜的故事吸引了我。她自己又重新接受治疗，因为最近她成了一名治疗师。她说，为患有进食障碍的女性服务对她造成了影响。她提到她又开始关注与自己身体有关的问题。她的大腿看起来太肥了。她的体重一直是头等大事。她继续讲述她的故事：

> 我记得我感到惊讶的是她没有促使我去思考我对于在体育馆看到

> 她赤身裸体究竟有什么感受。因为她通常的方式是尽量让我把令人感到不安的事情说出来。我以为她避而不谈我会感到释然。但是如今我**也是**一名治疗师了，我意识到，使我感到不安的并不是看到她赤身裸体这件事本身。真正让人感到不安的是我们**谁也没有**谈论自己对这件事的感受。我一直期待她重新提起这件事，但是她没有再提，而我就在不断地期待着。

安娜和她的治疗师都没有再提起这件事。安娜再也没有去过那个体育馆。最后她退出了治疗。

安娜不说话了，而我发现自己眼前浮现出生动鲜活的意象，那位半裸的超重的中年治疗师在更衣室里羞涩地躲避安娜的眼神。在这段短暂的沉默之中，我想象着那位治疗师在进行一种自怨自艾的内心对话，一种导致她与来访者相隔阂的熟悉的对话。一想到发生在更衣室里的那次隔阂，我就感到悲哀。我意识到我与那位治疗师形成了认同感，而不是与安娜。类似地，我的身体羞耻感也曾在我与我的来访者之间造成过隔阂。

"也许，"我开始试探性地，试图重新沟通，"她不想多说是因为那是她的风格。"

安娜摇头表示否认。

"我斗胆直言，"我说，"也许你看到她的裸体使她感到不知所措了。"

安娜笑了，我得到了鼓励。

"当你对自己的身体感到不满时，很难从事这项工作，"我说道，"但是，在这样一种文化下面，它所推出的偶像身材我们永远都无法企及，你就很难对自己的身体感到满意。"

安娜又笑了，这样我们就能够重新建立起沟通并继续探讨了。

身着绿色比基尼的治疗师

我与安娜相处的经历激起了我的好奇心。我开始召集研讨会来探讨治疗师如何对待他们对自己身体和身体羞耻感的感受。作为研讨会的一部分，我设计了一种有引导的想象练习，在练习中向治疗师呈现如下场景：

> 想象这是暑假以后的第一天。患有贪食症7年之久的简来到你的办公室，坐下来，开场就说：我这个夏天在琼斯海滩看到的是你吗？你迟疑了一下。她继续说。七月四号那个周末……在沙滩上的是你吗？

你顿了一下，试图回想起你是在哪里度过七月份的第一个周末的。“穿着绿色比基尼的不是你吗？”花点时间探究一下你的身体；她的问询在你心里产生了怎样的想法、感受和反应？你怎么看待她的问题？你认为自己会怎么回答？

心理治疗师们的反应表明，这激发出了深深的焦虑、尴尬、不安和竞争感：

我在想来访者是不是认为我太胖了。我的肚子看上去很大，我的大腿看上去太粗。我对自己的脂肪沉积很清楚。“你对于在那里看到我有什么感想？”我问道，希望能够平息我自己的情绪。

我感到焦虑……穿着比基尼，我感到脆弱无助，无遮无挡，我不喜欢被人评头论足的感觉。对于穿比基尼我感到没什么，但是她会怎么看待我？

我想说穿比基尼的人不是我。我不愿穿比基尼，对于我的身体如此充分地暴露在外，我不会感到心安理得。

我**从来都不会**穿绿色比基尼。什么比基尼都不穿！一想到穿比基尼，我就感到尴尬、紧张、丑陋、受伤害。我的患者会怎么想？

听说同事们也对各自的身体意象感到不满意，绝大多数治疗师都感到如释重负。身体羞耻感的无处不在被一再地揭示出来。而且绝大多数治疗师迫切地表达各种各样的不适感：感到太胖并且为之感到羞耻；感到身为医治者/助人者/治疗师的角色名不副实；感到自己在会谈中的缄默是不真实的。“和你谈论这些有助于我接纳自己。”临床专家们反复地对我说。我开始纳闷：如果这个能帮助治疗师将自己的感受合理化、正常化，来访者们会不会也能从同样的确证中受益？来访者们是不是能够从更加开放的讨论中受益？

身体羞耻感和自我表露

治疗师们承受着巨大的压力，一方面来自普遍的文化环境，另一方面来自专业，尤其是要充当专家，要提供答案，要帮助患者摆脱痛苦和艰难而走向更加适应的境地。这个行业不赞成治疗师向来访者承认自己的羞耻感，但是在对我们自己的感受三缄其口的过程中，我们不可避免地与来访者产生隔阂。这往往导致来访者用回避、隔绝的方式加以回应,从而进一步加深了隔阂。在我的经验中,治疗来访者的绝望感的一个很重要的方式,就是通过分享我自己对她们的苦痛所产生的反应,去认同她们的感受。最近,我已经认识到,通过有选择地分享我自己的体验,也能够促成康复。但是,我的经验与我所受的训练相抵触,在训练中我被教导要审慎地进行自我表露,而且只能在特定的情况下,只有我自身的问题已经得到解决的情况下,才能这么做。然而根据我的经验,解决我们的身体意象问题并不容易。

我是一个不容易掩盖自己情绪的人。如果我感到恼怒、不高兴、绝望或者羞愧,这种感受通常会表现出来。当我与来访者相向而坐,她们的故事会打动我。她们的故事会勾起我的故事。我相信,这本该如此。当我避开自己的感受,或抑制它们的表达,我就与我自己和我正在与之交流的人产生了隔阂。这种隔阂对双方的成长都没有意义。

当再一次会面的时候我的故事浮上心头,我会尽力思考它们对我和来访者所具有的含义、相干性以及作用。当我表露自己的时候,我尽力克服病理化倾向,并帮助来访者在当前的文化背景中看待她们自己的经历。我希望担当一个女性典范的角色,奋力感受自己真正的需要,努力与那些不正常的信条抗争,对于这些信条,它们通过一种文化的渗透,我——以及所有女人——都无不受其影响。我希望担当一个女性典范的角色,尽量对我的困苦安之若素,这正是我们要求来访者在冒着风险做出改变的时候所要做的。

然而,我们作为治疗师,被要求去做的事情极其复杂。如果我们坦诚地面对患者的痛苦,她们的痛苦会将我们带到我们无意识的痛苦之中。但是,在以来访者的痊愈为目标的面谈中,当我们的痛苦被激发起来,我们该怎么办?我们该说出来吗?还是保持沉默?如果我们说出来的话,我们该说些什么?

来访者需要将治疗师看成一个不惮于面对事实并说出实情的人,哪怕这实情是杂乱的、不完美的,以及未完成的。如果说痊愈来源于说出实情,那么治疗师的实情——当它确实有一定的重要作用,能够对来访者起到帮助——就能够成为治疗关系中振奋人心、催人康复的一个组成部分。

随着我在这一领域的工作的开展,我的角色产生了变化。我常常感到自己像一个老师、朋友或者顾问,所有这些都包含在我作为治疗师的自我概念当中。而且尽管这些意象看上去并不总是正确无误,但是我能够认识到,正是从这样一种立场出发,我觉得自己做得最好。

在我的工作中,我已经抛弃了那种治疗师是专家而患者是困惑者、患病者和失常者的治疗模式。我尽力做到可信、真实,并尽力营造一种互助的关系。有时候，这看上去既不可能，也不合理，因为关注的焦点是来访者的问题，而不是我的，而我得到报酬就是要做一个给予帮助的人，这一点从本质上打破了双方关系的平衡。但是，面对这种不平衡，我发现自己在没有多少指导方针的情况下，孜孜不倦以求达成这一目标。

参考文献

Boden, R., Hunt, P., & Kassoff, B. (1987). *Shame and the psychology of women*. Paper presented at the annual meeting of the Association of Women in Psychology, Denver, Colorado.

Brown, L., & Gilligan, C. (1992). *At the crossroads*, (p. 216). Cambridge, MA: Harvard University Press.

Bruch, H. (1973). *Eating disorders: Obesity, anorexia nervosa and the person within*. New York: Basic Books, Inc.

Eichenbaum, L., & Orbach, S. (1983). *Understanding women: A feminist psychoanalytic approach*. New York.

Freedman, R. (1988). *Bodylove*. New York: Harper & Row.

Kasin, E. (1986). Roots and branches. *Contemporary Psychoanalysis*, *22*, 451 - 458.

Rabinor, J. (1993). The bodyself of the therapist. *Full lives*. Carlsbad, CA: Guerze Press.

Rodin, J. (1992, January/February). Body mania: Insights of body image. *Psychology Today*, 25(1), 565 - 567.

Wolff, N. (1991). *The beauty myth*. New York: Morrow.

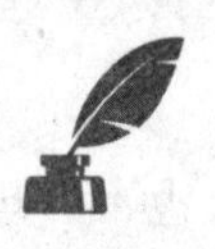

第九章

在从事心理治疗的同时接纳自身的疾患

K.特雷西·蒙恩,哲学博士

在我职业生涯的早期,当我就要成为一名治疗师的时候,我患上了多发性硬化症(multiple sclerosis)。我发现自己帮助别人的能力产生了变化,对我所掌握的那些能力有了更大的信心。现在,两年过去了,我对自己的病情不再陌生——对我的职业也不再陌生——而且我生活中的这两个方面曾经看似仅仅会短暂地相交,如今它们却紧紧地绞缠在一起,每一个方面都对另一方产生着影响和牵连,随着时间的流逝,这种影响和牵连将继续变化发展。

这里我将描述我对一种疾病早期发病情况的体验,这种疾病的不可预测性既反复无常,又有不祥之兆。这些遭遇的特点就是恐惧和混乱,因为多发性硬化症会逐渐地侵蚀一个人的生理机能甚至心理机能。当我在个人身体状况不断恶化的情况下艰难地保持职业上的平衡的过程中,我的工作产生了很多的问题和两难困境。其中很多问题与可行性有关,很多与我自己对疾病及其对我工作的影响所做出的反应有关。然而,总而言之,疾病带给我这样一个治疗师的最根本的两难困境是,在治疗关系中将它作为一种现实存在,该放在一个什么样的位置。在一个治疗活动中,它能处在什么位置?它所造成的影响的边界会在哪里,又应该在哪里?

作为一名治疗师,我所接受的教导是将我生活中所发生的事保守地秘而不宣。我对我们社会环境的态度也曾摇摆不定,因为在这种环境中疾病往往意味着耻辱和不安。在我们的社会中似乎没有什么余地将病人和疾病容纳进来,作为人类整体存在的一个正常部分。相反,这些事物被看作非正常状态,要加以去除或隐藏。同样的态度影响了我对心理治疗的看法,尤其是我在这种约定中作为治疗者的角色。起初,我担心我的病情可能会危及为治疗所作的各种努力的圣洁性,而且我相信,至关重要的一点是我要尽自己所能将它和它所产生的影响排除在外。

这里,我的目的是描述不常为人提起或认识到的东西。我希望我所描写的内容能够帮助读者更细致地理解生病的体验和做一名治疗师的经验。这两者都需要最深入地面对我们自己和他人的人性,只要我们认可这一点。我患病的经历已经不可挽回地影响了我作为一名治疗师的领悟力,而且我知道,是积极的影响。

对未知事物的恐惧

当多发性硬化症的迹象在我的生活中初次出现时,它们几乎不值一提——我的两腿上有一些奇特的感觉,而且在转头的时候感到一种奇怪但是轻微的、像电击一样的感觉。这些很有可能是感觉征兆,非常熟悉但是并不一致,不在适当的位置——有刺痛感,发麻,感到麻痹,发紧,没有明显的意义。它们使我感到担心,而且对于自己身体原本习以为常的自我感觉,如今感到陌生。尽管最终疾病开始更加明显地影响我的运动机能和协调机能,但是对于观察者来说,我的多发性硬化症一直是基本上不可见的。在很长一段时间里,它的影响甚至在医学测试和检查中都无法确定。直到最后,疾病导致了局部失明、失禁、一侧肢体瘫痪。幸运的是,这种极端的可怕情况转瞬即逝。

多发性硬化症是一种由于自体免疫系统失调而产生的中枢神经系统疾病。它既不致命,也不具有传染性,也没有遗传性。免疫系统攻击大脑和脊髓,将身体误以为是外人的,并造成影响神经功能的伤疤。这一切造成了感觉和运动的混乱,这种混乱没有规律,而且在不同的人身上、在不同的时期变化很大。人会丧失感觉和躯体控制能力,其表现形式是麻痹、迟钝、痉挛,以及正常反射活动的丧失。而且有一种强迫性的感觉,既怪异,又给一个人的主观体验增添了幻觉的成分。我身体的左半部分感觉就像浸在冰水里;当我触摸柔软的物体时,我的手感觉就像在沙砾上摩擦;而我的躯干就好像裹在一件金属紧身内衣里。我感觉好像潮水在将沙子从我的脚下淘空,很容易失去平衡;当我把手伸进口袋的时候,我无法隔着手套辨别钥匙;而行走一小段距离就会产生一种带着酸痛的喀喀声和回荡在关节与脊柱中经久不绝的余震。

有名可依的现实是,我的诊断结果一直无法得出,直到身体上的症状与日俱增并且变得显著于外。在这九个月中,由于对我的主诉症状找不到医学上的证据,我的医生感到迷惑并且隐约地暗示我对自己身体上的怪癖太过敏感。相应地，我一头扎进心理分析之中，编造了一个又一个解释，每一个都比前一个更加细致，为的是通过解决一些有关的内在冲突而根除我的全部症状。当然，那根本于事无补，而且一旦病情得到确认，我原来所解析的那些心理学意义立刻显得荒谬绝伦。对我的体验换一种解释——仅仅是得到医学诊断而不是心理学诊断——就彻底改变了我原来塑造出来用以解释我身上所发生的那些可怕的未知事物的一整套信念、感受和意象结构。

我的疾病的早期阶段，由于模棱两可、亦真亦幻，使我认识到天真和有依赖性是什么样子的。最让我印象深刻的是，当我被看似值得信赖的信息来源所否定和质疑的时候，我对于什么是真实的不能坚持己见。与那些症状相比，更加令我对自己产生怀疑的，是我对自己知觉体验的不信任：我再也无法相信自己有能力觉察、判断和检验我的体验是否真实。我因为自己的愚昧和易受影响而大受挫折。我想，两难的交流就是这样造成精神分裂的吧。我应当相信哪一种信号，哪一种"现实"？而我又怎么知道自己是不是偏执狂？

这些感受以一种新的方式让我敏感地认识到了患者的体验，以及我的话语和行为必然带给他们什么样的权威性。对于作为一名治疗师的我而言，它也清楚地表明了心理上的现实和现象本身的现实之间的分别。我对前者更加熟悉。对我来说，心理动力学和无意识是很熟悉的领域，而且我对它们在生活中的决定性作用如此深信不疑，以至于我有时候低估了外部的或者说非心理学的现实对患者生活的影响——就像我对自己那样。审视我对自身经历所做出的所有错误解释，使我能够以远甚于从前的敏感性来看待外部事物对个体的影响。

我早期的患病经历还深深地影响了我对于未知与不可控的生活事件所带来的无助感和脆弱感的理解。它还深刻地改变了我体会患者类似经历的深度，尤其是对于那些曾经遭受创伤的和那些痛失许多并为之哀伤的患者。即使在一般意义上，我的患者们，以各自的方式，勇敢地面对着未知事物的含糊不清，面对着使自己依赖于另外一个更加知识渊博的人而导致的脆弱无助。

我的疾病还在其他方面改变了我对我的职业的看法。在一段时间里，它粉碎了在我的工作中俯拾皆是的那种精巧和迎合。有时候，我因为无意识的轻率而对其心生憎恶。幻想，尤其是愿望，和别的东西有关系吗？它成了一种颓废的、几乎令人生厌的放纵，隐藏在梦境、游戏和象征等新奇的、有创造性的领地之中。曾经使我对心理分析工作全神贯注的东西，成了我暂时轻蔑的对象。我开始从情绪健康和生存的角度来看待所有的患者，而且变得过分依据每个人自己的立场来推动其进展。

曾经有人问我,我生病的经历是不是导致我对心理治疗的过程及其治疗能力丧失了信任?这种情况从来没有发生过;我仍然相信我的治疗手段的力量,以及它们使人们产生改变的力量。相反,我对疾病的力量产生了一种不情愿的尊重,不管那疾病是心理的还是生理的。疾病会持续存在;那里将是我作为治疗者为患者所能做到的事情的界限;而彻底痊愈的想法只能是一个理想。我对心理治疗的看法,曾经是天真幼稚理想化的和朦胧浮夸的,现在已经得到了澄清,而不再感到厌倦了。

保守秘密:自我表露和自己的脆弱性

生病使一个人变得脆弱。我的身体和所谓没有冲突的自我领域,都因为疾病而精疲力竭,使我没有多少余力来应对天气的挑战和任何的需求。当我的多发性硬化症的发作使身体变得特别虚弱,当它们损害我对自我的感受,或者预后状况令人烦忧的时候,我更加需要将我的心力用于自身的康复。我在这方面能做到的越少,我面对他人包括患者的时候就越生疏。有时候,我的防御是如此薄弱和容易渗透,以至于我根本无法通过一个可靠的容器来容纳和处理我的患者给我带来的情绪、无意识体验和移情的内容。那种时候,我心神不安地处在自己的角色上;当我感到为了维持原状以便使一切看似正常而不得不付出额外的努力时,就越发感到不安。

我对心理分析方法持有一种深深的认同感,它部分地来源于人们想要成为一个富有洞察力而且敢于据实相告的人,一个能够揭示和说出那些潜藏的或不为人知的事情的人。长久以来,我就对无意识感到着迷,对心灵不由自主地力图揭示和隐藏无意识所容纳之物的驱动力感到着迷。现在,我身上带有一种外人很难看出来的疾病,尽管它在我身体内部用大量的感觉信息困扰着我,这是一个具有讽刺意味的事实。作为一名治疗师,我的疾病的不可见性,以及事情**是**什么和事情**看似**什么之间的对比,使我很难站在自己的角色上对自己、对患者承认我生病了。

我频繁地带着一定程度的损伤而工作,而且在几次发作期间继续工作,在此期间我决定不将我的病情透露给患者。我希望让他们知道一切,但是我又不让自己讲出来。与此同时,在早期,我不能让他们知道,因为那样将会把我坦露到我无法忍受的程度。因此,就必须装作一切如常。最后我发现两种解决方法都无法维系——无论是临床方面,还是个人方面。掩饰自己是不真实的,而且老实说让人很劳神;反过来说,坦露一切,从个人角度来说太过于暴露,而且有可能对患者造成太大的侵扰。

最后,显而易见,唯一可以做的就是透露我自己的病情。然而,我对此抗拒了很长一段时间。我谨小慎微,以确保病情的透露是为每位患者着想,而不是主要为我自己着想。我担心,在治疗情境下改善我自己和我生活中的一些事的同时,它会对治疗的进展造成危害。我曾经一直赞成一种自然的过程,只有我对每位患者不加以过多干涉,才有可能取得成功——首先,就好像我不是一个积极投身于治疗出现和形成过程的参与者;其次,就好像我们不是两个各尽所能去努力帮助其中一个的人。我最终认识到,心理治疗的过程是相互且有机的,无论我的生活带给它什么样的环境。我的疾病只是使这一事实变得明确了。

我还有进一步的顾虑。我担心自己在患者眼里变成一种需求很多、身心失调、带有缺陷的形象,以致对移情产生误导。我还担心他们知道了我的病情后心里会产生负担。这些特定的信息怎么能够限制他们对我的感受?还有,我会对他们产生怎样的感受?我原来希望病情再过一小段时间就会缓解,因而尽力防止病情的泄露,我在患者面前对自己的掩盖比平时更加彻底了。由此而来的冷漠感令人感到困惑,几乎使我从内心里失去自我意识。诚然,有时候自我保留是明智而且必须的,但是,本来我和患者在相互交流的时候都会感受到一种情感共鸣,如今却将我自己从这种广泛的交流中屏蔽起来,这太令人感到疏远了。我终于感到,这种做法,如果说有什么不同的话,那就是不自然,而且继续隐瞒我的病情——不论这样做会对我的内心状态带来什么样的影响——对我的治疗关系来说肯定是一种毒害。

最终,在我患病大约一年以后,我开始告诉患者我的病情,当时我开始错过一部分约见,并且开始拄着手杖走路了。表露的过程对我来说并不容易;但是它也没有造成我所担心的那种程度的纷扰。我也许可以早点这么做,也不会产生不好的影响。我的患者们的反应千差万别,这也是可以预料的。我对每个人所讲的内容也各不相同,这取决于我们之间的气氛、治疗的情况和每个人想要了解或需要了解的内容。我从绝大多数患者那里遇到的是富有同情心的反应:关心、为我感到悲哀、希望能有所帮助、希望使我相信我一直在关照周围的人。有很多次我很受感动,被来自患者的一种爱心所触动,这种爱心证明我对他们的意义不仅仅是移情作用。我先前对双方关系的这个方面一无所知,因此这种反应使我想到,对于和患者之间的关系,我原本可以获得一种更加充分的个人体验,而我无意之中是多么强烈地警惕自己而不去感受这一点。

可以想象,在我透露实情以后,我头脑中立即浮现出来的主要是关于失丧和被遗弃的顾虑。了解到我的病情，患者会合情合理地产生一种对于依赖我的担忧。此后的反应就各不相同了，反映了不同个人成长的动力过程。例如，一位患者头部受伤，导致了暂时性的与我的一些情况类似的神经系统症状。当她康复以后，她准确地观察到我的情况恶化了。她提到了自己为此而产生的负疚感，她还提到，由于她童年时期有四个相互竞争的姐妹，她感到对于她如何做得比我好这件事需要保密，似乎我一旦知道这一点会受到伤害和威胁。

对于另外两位患者，我对病情的表露似乎是治疗过程的重要转折点，使他们身上我原本无法触及的东西变得能够理解了。我是如此地担心对治疗产生妨碍，以至于我根本就没有考虑过表露还能为治疗工作带来帮助。对其中一位患者，我的表露特别促进了信任感和认同感的深化。她感到我和她一样遭受痛苦，并且不屈不挠地在遭遇厄运的生活中寻找生活的意义。逐渐地，这位原本几乎将所有人拒之门外的女人，开始谈论对亲密关系和友谊的渴望，而且开始将我坚强不屈的意象内化到自己心中。对她来说，接受我作为一个新的、积极的内心形象成为可能，而她早先内心里的对象都只是恶意的、放纵的。

将我的病情告知了患者以后，尽管我感到了深深的轻松感，但我对自己和我的脆弱性仍然感到不放心。我没有意识到这一点，直到一位患者向我描述她是怎么看待我的，她觉得我在将我的病情与她分享以后，就退缩了。她有一种心理意象，其中我是一只海龟，龟缩在自己的壳中，只是把一根触角伸到外面的世界里。她的意象对我切实感受到的挣扎作了多么辛辣的描述：为了保护自己，把自己包裹起来，同时又尽力满足患者的需求，带着敏感和理解去观察和倾听他们。

被打乱的治疗态势

看到我在患病期间仍然能够胜任作为一名治疗师的工作，这对我的自尊是一种安慰，并且确实肯定了我存在的价值。我需要知道我身上一些有用的地方还存在着，相当完好，而且仍然处于生活的主流。尤其是我所提供的长期治疗，对我来说就如同熟悉领域上的岛屿，而当我的健康状况恶化的时候，它发挥了稳固心态的作用。多发性硬化症这头猛兽是变化无常的：一次恶化会持续多长时间，会造成什么影响，下一次恶化什么时候出现，还有，最重要的是，究竟有多少功能会永久性地丧失，这些都不确定。当我刚刚患病时，我并不太情愿屈从于它，往往徒劳地耗费心力试图打破它的束缚。我感到恐惧的是，它似乎使我不断放弃太多的东西，这将意味着我开始踏上一个我自己无法制止的滑板。我下定决心，要竭尽所能，把握住职业生活中的一点一滴。

我在自己的工作中所看到的些许胜任力，使我能够对我的过去和未来保持一种连续性，我希望未来能够保持原来的轨迹。随着时间的推移，事态恶化，随着更加频繁的发作和不断增加的缺陷，从身体的角度来看，按照自己的意愿来生活将不再可能，我将不得不放弃我曾孜孜以求的职业目标。我的精力变得如此有限，以至于我再也没有耐力继续保持健康时候的那种节奏。参加面谈消耗了全部的精力，而且我的身体需要额外的照顾和便利设施，在这种情况下，我的职业生活的重要性变得暗淡了。

我在患者身上看到的成长和它们对我的意义，缓和了我因为疾病而不得不为继续工作所付出的额外努力。我在患者身上看到了变化：他们有所改善，为充分地应对生活而培养起了更完备的能力。这令人感到非常欣慰。矛盾的是，我很难感到自己真的在其中发挥了作用。当我对我的病情越来越了解，我对这些治疗，比任何时候都感到力不从心、成效甚微。实际上，即使是在与我自己的困苦作艰难抗争的时候，我也能够做一些非常有效的事情。谁都对我的病情束手无策，而我却能够对患者有所助益，这成了一个严酷的事实：我的治疗不过是治标不治本，而且很可能会漫漫无期。

在患病期间，当我在情感上最真实地面对自己的时候，我在工作中往往最为敏锐、最受到直觉的启发。我的自我(ego)外壳是如此纤薄，以至于我比任何时候都更加感同身受地密切体会患者的情感。我在认识患者内心的两难困境方面取得了突破——要不是我所遭受的这种令人濒于崩溃的内心困扰，我可能仍然不会获得这种洞见。不过，我很担心在这种情况下工作是不是符合伦理规范。不仅仅是由于我的挣扎和我的症状，还由于我不得不采用的强效药物治疗所带来的种种严重的副作用，我面临的阻碍有多大？对于我的病情对这项工作本身可能造成的种种或大或小的影响，我的良知非常警惕，对这些事关我能否胜任工作的问题也非常警觉。我的病情有没有以一种可能对患者不利的方式渗透到治疗过程中去？我并不总是能够像过去那样思考得清楚明白、顺畅自然；我也没有过去那样全神贯注了。当机能和能力呈一种连续分布的态势，就像在进行心理治疗工作时一样，要想判断一个人在什么情况下不具备相应能力因而应当不再从事这项工作，这并不总是那么容易。

我一直认为我是一个“非常好”的治疗师，但是我感觉自己不像以前那么好了，所以胜任性的问题似乎总在我面前挥之不去，而且不断需要重新评估。更复杂的是，我越是仔细地审视我的工作，我越容易发现不良的影响——任何一个好的治疗师都是这样的。值得一提的是，有一次，我反思自己为什么决定不把我的病情告诉一位女性患者。多年以前，她母亲经年累月而且备受折磨的病症，使我的患者在孩提时代遭受了严重的忽视和非常严酷的考验。带着一种欺骗性的推理，我担心一旦她得知我和她之间关系在现实生活中的这一方面，得知我的身体处于病痛之中，会产生一种移情作用，会对治疗造成损害。幸运的是，我对几乎所有的患者都能采取同样的策略。也许我只是在找借口逃避我患病的现实。实际上，我的绝大多数患者，他们的母亲即使不是患有医学上的疾病，却显然患有特定的心理上的疾病，对孩子们带来了伤害。

过了一段时间以后，我才进一步认识到，对我个人而言，是什么促使我产生如此强烈的意愿，想要保护我的患者不要重新体验和一个患病的母亲相处所带来的痛苦。我感觉，作为她的治疗师，我成了某个人——一个患病的母亲——而且我无法承受我自己的背景对此所赋予的含义。患病的母亲在我家几代人的传统中有很重要的象征意义。在每一个实例中，这些女人的生活都被掩盖起来了，处在一种对患病持否认态度、对病情模棱两可、对孩子嗷嗷待哺的需求严重忽视的氛围之中。一个真正的心理敏感部位被触及了。认识到这一点使我得到了一种如释重负的感觉，对于如何对待患者也豁然开朗了，但是我揭开真相经过了漫长的跋涉，这恰恰表明了我的意识是多么模糊不清。这很令人不安。

关于我和患者之间关系以及我为他们带来什么，我一层一层地对自己提出更深的质询。我自己所接受的分析使我熟悉了我的潜意识及其派生出来的事物，从而使我能够发现那些有可能对我的工作产生干扰的动机的迹象和表现。我想当然地以为这种动机是存在的。挑战是，在它们造成太大影响之前及时地发觉它们。有一天，我意识到自己对一位患者有一种异乎寻常的冷酷，我知道，这位患者的情绪会导致她陷入一种使人衰弱的消极状态。这种情绪在过去已经使她感到麻木了，以致遭到粗野的性虐待时她都毫无抗拒之意。就在那一天，我感到一种近乎残忍的冲动，想要对她表现得冷漠并伤害她。她像一块磁铁那样站在那里，她的举止本身就会招致一种虐待狂似的反移情。而且，我后来发现，因为自己遭受使人瘫痪而又感到无能为力的疾病的折磨，出于对这种处境的愤怒，当时的我更加容易受到那种情景的诱惑而产生反移情。我憎恨身为受害者的感觉，而且要不是我认识到了反移情作用的力量，我就有可能将这种憎恨发泄出来，发泄到这位表现得软弱、像个受害者一样的患者身上。

我怀疑很多患者在我告诉他们之前就已经知道我患病了。不过，他们都直到我最终亲口说出，才将自己的无意识变成意识。一位女士回忆起自己曾经模模糊糊、转瞬即逝地担心我生病了，我们再现了她是如何避免自己充分意识她所看到的情况的。有一天，当我开始拄拐杖的时候，在大街上她在我附近走过，但是对我和我的拐杖视而不见。这位非常善解人意的女士灵验地产生了一种否定性幻觉[1]。在我们探讨这件事的时候，我们认识到，她通过对我的疾病视而不见，既是在保护我，也是在保护她自己。她准确地感到，我不希望承认自己的病情，但是此外她又担心，发觉我的病情并表示关心会对我造成伤害。在随后的几个月中，在这种心态中隐含着的反向形成机制一再地浮上表面。有一次，在我生病好了[2]以后，她送了一束玫瑰花给我，并且提醒我不要被刺扎伤。还有一次，她整个面谈时间都在谈论她自己的病，不断地咳嗽、打喷嚏却不捂着嘴，有一种近乎由衷的高兴。尔后当我很快出现了一次病情发作时，她满怀负疚感地感到是自己害得我生病了。

随着我的病情越来越重，我小心谨慎地审视着我自己和我的工作，尽管如此，我还是偶尔会感到我正在失去对治疗态势的掌控。我尤其感到自己对无意识的掌控非常不足。这是一种非常令我不安的感受。最终，我只能放弃那种在此之前由于内心世界协调稳定而产生的安全感和熟悉的控制感。我的内心世界陷入一片混乱。我并没有失去控制，但是在内心世界里似乎已经如此了。在治疗过程的对话中，一种无意识会和另一种无意识相互辩驳，而我已经适应了监视自己。我不知道，一旦放松控制会发生什么。假如我的无意识流露出我内心深处不为我所知的东西——我的感受、偏见、自我知觉——会是什么样子？假如我的内在状态造成了一些我无法觉察的过滤器，限制了我所能理解的，并且扭曲了我所要表达的，会是什么样子？我有很多问题，例如，关于我对患者的依赖，以及我是否不知不觉地让他们知道了这一点。我知道从经济上我依赖我私营开业所接诊的患者——这一点使我摇摆不定，继续接受预约，而我的其余部分都希望回避。类似地，我强迫自己在工作当中发挥临床和督导作用，觉得如果我不尽量保持活跃和负责的话，就会失去自己赖以生存的东西。

在患病的时期，我的生活范围越来越狭窄。我越来越孤独，与患者之间

[1] negative hallucination，幻觉一般指实际不存在的事物出现在意识中，此处实际出现的事物——治疗师及其拐杖——在意识当中没有出现，故称为否定性幻觉，或称负幻觉。——译者注

[2] 根据上下文，这里的病应该是另外的一种小病，如感冒之类的，勿与多发性硬化症混淆。——译者注

的关系变得越来越重要。我继续与他们在一起，而且我与同事和朋友们相处的机会却越来越少。我对患者的义务超越了我的生活中其他方面义务的重要性。我从他们那里得到了一种参与感，觉得自己处在某人的内心当中——这种感觉在我生活中其他方面已经衰减或者消失了。在这种时候，做一名治疗师是向人际关系港湾的一种撤退。不幸的是，沉浸在患者的困扰当中，也导致我更加远离了现实的锚点，一个人只有通过与外部世界的交流才能够保持这种锚点。这进一步加深了我作为治疗师的迷惑。

在我患病的早期，它令我感到如此惊恐而又一无所知，我有一种强烈的需求想要否认这一切。在那种情况下，否认并不是一件坏事，但是它使我感到自己逐渐失去了自己和患者之间的边界。我常常感到自己游荡在一片海洋里，那里充斥着患者的烦扰和自己的联想。这显得非常混杂，我担心我将自己的治疗策略建立在了很多投射的基础之上。在我的疾病陷入危机的时候，我遇到了更加平行的过程，以至于我在对自己的心理分析中所要纠缠的问题，其实是一面糟糕的镜子，所反映出的是特定患者的某些心理过程和内容。这一点本身反映出了我身为一名心理治疗师，在工作当中的挣扎。在我患病的某些时期，我的临床界限被忽视了；我感到自己的干预有些词不达意，而且对自己的想象力感到力不从心。随着我感到自己的推理能力每况愈下，我越来越多地倚仗自己所信任的直觉。这让我感到，其实我自己才是最主要的患者，而且我总是在我的患者身上发现我自己未曾解决好的冲突。

我前面提到，我感到我的几位患者早就已经无意识地觉察到我的病痛了，那时候我的病情尚未显现出来，而且我也从未向她们提起过。我对这一点并不完全确信，但是把几位患者的所作所为联系起来，表明了一种不同寻常的觉察力。其中有三位患者特别不同寻常，她们在儿童时期都发展出了一种特殊的能力，对周边人们的情绪和需求极其敏感。她们都受到了特殊的养育，以极大的奉献精神来对待自己的母亲：其中一人的母亲是一个贫困而嗜酒如命的女人，另一个人的母亲遭受性虐待，还有一人的母亲生性幼稚、挥霍浪费。

我为其中一位女性每周提供一次治疗服务，治疗过程大约进行了 6 个月的时候，我第一次遭遇多发性硬化症的症状严重发作，当时还无法确诊。我的双腿和双脚出现了奇怪的感觉，严重麻痹，而且行走更加不便。但是由于我本来就举止笨拙，所以这些变化是看不出来的。医生初步排除了很多严重疾病的可能性，但是究竟患了什么病，仍然不得而知，而且我还无法以平常心来对待自己的健康状况。在此期间的一次治疗过程中，有一天我的患者随身带来了一个很大的购物袋，从袋子里掏出了一条毛巾和一个小笼子。她一边将这些东西摆放在我办公室的地板上，一边用形象生动而又漫不经心的语言解释说，她的宠物鸟摔坏了脖子，所以她顺便带它去看兽医。她把小鸟从挎包里掏出来，用另外一条毛巾小心地裹起来，把它放在地板上的笼子里，整个过程里一直镇定自若地聊着，并说希望我不会介意。治疗过程由此开始。临近结束的时候，她指着一动不动的小鸟向我问道，我是否看得出它是不是死掉了？她确定它的心脏仍在跳动，于是一边谈话一边小心地把它包裹起来，然后离开了。

我以前从来没有在治疗过程中如此活灵活现地遇到死亡的来临，而在我的患者那种充满怜悯而又无能为力的态度中面对它，无论如何都会让我大受震动。那一次，我感到极度地心烦意乱。围绕着那幅衰弱、无能为力和濒临死亡的画面，现实和幻想的碰撞使我丧失了信心，在治疗过程中意乱神迷。在那个房间里，有三个受伤的生命，其中就有一个是我，而我几乎无法相信自己是负责为别人提供治疗的人。我的患者是不是已经感觉到了我的病症、感到一些衰退、感到了我的恐惧，感到我渐渐不足以为她提供照料？她是不是在某种程度上认为我会死去？这一切似乎不太可能是巧合；我猜测她可能已经有所察觉，而且这激起了她内心深处的情感和焦虑，生怕自己爱着的人会离她而去。实际上，在此之前，她深深爱着的人中，有几位已经在漫长的绝症中故去了，包括她的母亲。

正是这位患者那种讲述趣闻轶事的风格，向我生动而且详细地刻画了她的内心世界和内心活动。另一位患者与此不同，她的语言风格没有那么丰富和复杂，但是她却通过自己的行为举止，使我最大程度地感受到，她已经在潜意识当中察觉到了我的病情。为了理解她，我最确信的方式是移情-反移情的交流，正是借助这种沟通，我感到她已经觉察到一些东西了。渐渐地，她开始对我更加关心、更加谨慎，不再提出过多的问题。每次的治疗过程让我觉得更加容易、更加轻松，她讲述了更多的故事，情绪反应也没有那么强烈。我感觉到她似乎在给我提供休息的机会，让我不必像以前那么辛苦。然而，与此同时，每次来的时候她的病情明显变重，而且不停地诉说她病得多么厉害。她不愿寻求医学治疗，而且继续驱使自己投入繁重的工作中去，从不休息。有一次，她欲言又止，试图与我分享她的需求，并让我知道她感觉自己被忽视了。我们开始谈论自我护理的问题，当时，我已经默默地承认，我们都面临着相同的问题。

把一己之私放在首位从来都是不容易的。尽管我越来越能够认清自己身体上和精神上的能力局限，但我仍然时常感到烦恼不已，不知道到底应该关注谁的需求，我自己的还是患者的。她们对我们的工作信任有加，甘冒风险,而且我对她们承担的义务是确凿无疑的。但是我也不得不学会同样尊重我患病之躯的特殊需求。其中包括限制我每天的工作和活动时间,腾出更多的时间用来休息。最后,我发现,为了我的患者而忽视自己,没有任何益处。哪怕是稍微伸展一下身体,都会让我感到更加不适。而且,我认识到,做一个受难者会影响治疗关系的安全性,在这一点上,不亚于任何对现状以及当前根本需求的否认和歪曲。

故事还没有结束。我不知道接下来会发生什么,也不知道结果究竟如何。我得知自己的诊断结果已经有两年了,我的患者们一年前也知道了。多发性硬化症的未来是无法预测的,只有一个严酷的事实,那就是这种疾病是慢性的、渐进性的。好在它对认知功能的影响通常要么微乎其微,要么出现在病程晚期。用来治疗多发性硬化症的药物在这方面带来的问题,比疾病本身带来的影响还要严重,但至少药物是间歇性服用的。

至于我的患者和她们的治疗,未来将会怎样?我不知道。但是,我感觉到,我们已经尽了最大的努力,来包容我的疾病,我们营造了一种氛围,宽松适意,随意发问,从而能够继续探讨和接纳它的影响和意涵。眼下,它使我的患者和我感到,我们之间的相互关系更加充实了,而且它也澄清了这种相互关系的界限——对每一位患者来说,这种界限都是独一无二的,推而广之,对于心理治疗这一非同寻常的事业来说也是独一无二的。这种界限,比我原来所认为的更加宽广,也更加灵活。

第三篇

3

情绪上的影响

第十章 团体引导者之羞耻感的当众表露

R. 特雷西・迈克奈卜，哲学博士

那晦暗的光芒来自何方？什么在黑暗中与之相伴！

——贝克特(Beckett，1980)

背景

现在是星期二，晚上 7:10，小组会谈才进行了不到 10 分钟，我已经不知所措了。紧张感爬上了我的后背，漫过我的脖子，停留在我的双肩和下巴上。我在意识中迅速地扫描，想要找到线索来解释这种不适感的来源，但是头脑中一片空白。小组成员显得漠不关心，话题在一个人对失去工作的担心和另一个人探望难以相处的母亲之间转来转去。我感觉到我是这个房间里唯一一个感到紧张的人。随着时间慢慢流逝，我只希望远远地逃离这间房间。到了 7:15，时间似乎整个停止了；我感到筋疲力尽，昏昏欲睡，我在想自己怎么才能在小组里熬过剩下的一个小时。

对普通的团体治疗过程来说，这种反应显得过于严肃而且不合时宜。我在内心里审视小组中最近发生的事件，为自己强烈的紧张感寻找线索。在上一个星期的会谈中，发生了一件很重要的事。在一个星期的准备和犹豫不决以后，在两位小组成员之间发生了期待已久的而且是有希望带来好结果的冲突。蒂姆，一个非常安静、退缩、带有自我欣赏式的脆弱的男子，在经过了长时间的犹豫不决以后，对路易丝专横跋扈和感情平淡的说话方式提出了质疑。他指出，她总是频频抱怨小组缺乏进展，但是她却没有谈论过自己的生活经历或感受，相反总是迫切希望听别人谈。与此同时，她对于自己肥胖体态的抑郁感和对身体的抱怨却没有人关注。路易丝用长时间的沉默来回应蒂姆的评论，这个话题就被搁置了。

这个小组由四名男性和四名女性组成，他们一直以来最关注的是呵护脆弱而且伤痕累累的自我。人际之间的相互影响对这一任务来说一直是一种挑战。这种自我感受设想和包含了生活中好的、给人以希望的种种可能性,工作和娱乐中所有的人际关系都有可能对这种自我感受的维系带来损害。这个小组把密切的社会关系作为一种潜在伤害性的侵扰而加以矫治。房间里的空气中常常充斥着不言而喻的恐惧、威胁、忌恨,以及小组成员脆弱的心理保护膜可能发生的破裂。因此,小组中的每一个成员都感受到了在生活中逃避与他人接触所产生的孤独、绝望和无助感。但是对这种两难困境进行任何设身处地的评价都饱含着痛苦,以至于常常被看作对希望的危害。小组借以温暖自身的火焰,往往会焚毁寻求温暖的人。与此同时,它也常常看起来像是一团根本没有热度的火焰。

当我试图理解自己为什么会对这天晚上的小组会谈反应如此强烈的时候,我想起了奥格登(Ogden, 1982)关于既是一种防御手段又是一种交流方式的投射性认同(projective identification)的描述。作为一种防御手段,小组在这一时刻的抗拒,可能是想要通过让小组引导者为蒂姆和路易丝之间尚未解决的冲突所引发的令人担忧的情感担负责任,从而达到保护自己的目的。小组成员们可能在对引导者说:"我们不知道怎么处理这种麻烦事,**你**来收拾吧。"我推测我可能在不知不觉中接受了这个讯息。作为一种交流方式,小组在这一刻的表现及对我施加的情绪上的影响力,又能够使我相信,控制住小组里的担忧情绪是我的分内之事。我也许还不知道一种交流正在进行,而我恰恰**变成了**其中的讯息。转瞬之间,我从设身处地地了解小组成员的挣扎,不知不觉地转变到与他们完全地融合在一起。只有在回想的时候,我才领会到造成这种强有力而且令人烦乱的情形的驱动力量。

如果我的推测是正确的,那么这个小组目前正面临着一个困难的两难处境。成员们要么可以不予理睬并试图忘记他们中最脆弱的一个人所做出的努力,进行更加密切的接触;要么可以承认提出这一话题的人的勇气,直面问题。每一种选择都困难重重。如果他们选择前者,他们可以保留对完好无缺的幻觉,觉得自己拥有毫发无损与世隔绝的自我,但是在小组的治疗工作中仍然会感到孤立和沮丧。如果选择后者,可以预想会产生很多伤害性的和非常严重的后果。

为了逃避这种令人不安而且显然左右为难的对立选项,投射性认同是一种熟悉的防御手段。在这种动力过程中,我被设定成(而且我无意识地自告奋勇充当)了战场,来解决这些力量之间的紧张状态。我一直喜欢这个概念的描述力,但是我很少发现它能够彻底地解释这种体验。这种现象所没有解释的，是小组(投射的发送者)的幻想和小组引导者(投射的接收者和容纳者)之间完美的一致性。难道有一种民主法则在人类群落的精神层面上发挥作用？就好像这个小组宣布了一个秘密选举的结果："我们已经开会讨论过了，一致同意你在我们所有人中最适合承受这种苦恼，所以把它给你吧，欢迎你勇挑重担。"然后小组继续自己的进程，就好像什么也没有发生过一样。小组引导者在自己的无意识世界中找到解决冲突和防御所必需的法宝，并对这一约定表示赞同。但是，一个如此复杂的交接怎么会如此迅速地达成？任何一个小组的人都真的能够如此迅速地对任何事情达成一致吗？我常常想，最好是把这整件事解释为某种形式的魔力、通灵或者灵魂附体。

对抗

这天晚上，我走进团体治疗室的时候带着身为引导者的那种热情，我期望着会谈将会出现临床上的挑战，深信我正在营造一种环境，使小组成员们能够逐渐面对关于他们自己和他人的具有重要意义的现实。现在，我在努力地回想，究竟是什么使我如此盲目地乐观。在我试图用投射性认同这个载体来理解小组冲突的过程中，我发现我的不安并没有丝毫的缓解。我仍然感到失落、孤单，对小组的困境爱莫能助。关于难缠的老板和母亲的讨论告一段落了。这个想法和身处困境中的小组引导者之间的关联似乎值得加以关注，所以我将这种想法对他们讲了。他们的回应是长久的沉默。我心想，这种移情解释可能太接近于忌讳的和无法忍受的情感，所以我试图将小组注意的焦点转移到一种弥补性的情绪体验上来。我提到了蒂姆和路易丝之间未了的冲突，并且问道，是不是有一些挥之不去的感受需要讨论。接着又是一段圆滑却又感同身受的沉默。有几次我感到没有人听到我说的话。也许我说得不清楚？随着沉默的继续，我意识到我急切地想要向小组成员们展示自己作为一名尽责的小组引导者的能力。小组成员的沉默使这种愿望破灭了，我能感到愤怒正在我心里积聚。

小组的下一个话题是路易丝挑起的，是对蒂姆在上星期会谈中所作评论的回应。她滔滔不绝地抱怨团体疗法，以及它与自己生活的毫不相干。我提到她似乎对这个问题有些感想。她回应说她没有什么个人感想，但是她没有看到哪个小组成员有积极的变化，而且担心与其把时间和金钱花在团体治疗上，还不如用来交朋友或者找个新工作更有好处。至于她自己，她很久以前就已经不抱任何改变的希望了。她什么都试过了，但是都不奏效。

然后她描述了先前试图减肥的经历。在减了大约10磅以后,她遭受了一连串可怕的惊恐发作(panic attack)。她声称自己发誓从此不再自我控制体重,并且将自己加入这个小组归结为又一个毫无希望的愚蠢行径。她说,她已经知道,身为小组的一名成员(长达两年半的时间)已经成了一种不良而又难以打破的习惯。

深知阻抗是驱动转变的动力,我猜想我已经到达了一个治疗的关键时刻,在这个关节点上我能够提供有效的团体干预。我能够让路易丝面对自己防御性的愤世嫉俗和为了改进人生而持续不断的努力之间的矛盾冲突。也许这样能够打开她对直截了当的情绪体验的心理防御,并使她能够看到有些东西对她还是挺重要的。因此,我提醒她这个小组并不是一个难以打破的习惯,而是为了改变而做出的有风险的抉择。我进一步强调说,她在小组里的出现就说明她在努力改变自己的生活。

路易丝不为所动。她继续抱怨。小组成员们默默地听着,我觉得这种沉默意味着极端的气馁。我眼见路易丝对小组试图维系的哪怕一丁点的希望进行无情地蹂躏,感到越来越恼火。在我看来,她的行为是在抨击蒂姆,报复他上星期的质询,是在打击其他小组成员的希望感,是在对我,这个值得怀疑的团体治疗工作的始作俑者,进行鞭笞。她的攻击,似乎矛头直指我不断增长的职业焦虑感,以及我对小组进展和自己身为小组引导者之作用的疑虑感。如果说小组成员们在团体治疗上花费了如此之多的时间和精力,却了无起色,我怎么能够称自己为一名称职的小组引导者?

路易丝最后对引导者提出了一个单刀直入的问题,结束了连篇累牍的哀叹:"你说,在耗费了两年半的时间、精力和金钱以后,我从这个小组中得到了什么?"我用非常愤怒的语气回应道:"你当然有进展,你现在能把你在治疗室以外面临的问题带到治疗室里来了。"她抬眼向天,耸了耸肩,算是对这句评语的回绝。对于这种对我的能力和资格的挑战,我厉声说道:"你又是这个样子!回避问题!如果你想有所改善,你就不能逃避这种情绪,而要学会承受它们。"在我说完以后,我注意到我紧紧握着椅子扶手,就好像我要从里面蹿起来。

路易丝用这样的话来回应我的愤怒。她说她从来没有遇到过这么麻木不仁,这么冷酷无情的治疗师,她认为我的话是对职业伦理的破坏,而且她感到我粗暴地伤害了她。她觉得自己所付出的努力和所遭受的痛苦被轻视了。难道她自己没有尽力坦诚面对自己的感受吗?这是最后一根稻草。尽管我鼓励她探讨这些反应,尽管小组成员恳求她不要草率地离去,她还是对小组里的其他人报以岩石般的沉默,并且一去不复返。

信件

小组会谈之后的一整天，我都在全神贯注地反思我自己的反应对小组所具有的令人惊讶的影响力。我越来越深切地而且是满怀痛苦地感到，自己作为一名治疗师过于心胸狭窄、漫不经心。我一再地分析我自己和小组成员之间的联系。我是不是对路易丝的遭遇感到不耐烦，并且不再对此感同身受，而是采用了期望和要求言词？在这样做的时候，我是不是扮演了小组成员正在谈论的令人感到压抑的老板/母亲的移情角色？当然，在不同程度上，上面这些都有道理，但是我对于自己在小组中行为的情绪反应，仍然好像我是被追捕的罪犯，而不是过分热心且缺乏耐心的治疗师。

这个星期过了一半的时候，我的反思被路易丝寄来的一封信打断了。在信中，她详细阐述了我作为一名治疗师的失败之处，谈论了她因为我的话语而受到多大的伤害，并描述了这种伤害是如何使她怀疑整个心理治疗的用处。我看信的时候，我又一次发现自己赞同她对我的干预所作的评论。我感觉我将自己对治疗能力的愿望与同情心相混淆了。我开始感到我因为路易丝坦诚地表达出她自己的抱怨而惩罚了她。我觉得自己的干预是一种没有倾注感情的高谈阔论，与她和整个小组奋力拼搏以求在认知上和情感上战胜生活中的创伤性事件的初衷完全是风马牛不相及。

与看待这个问题的这种视角相伴而来的，是一种羞耻感，觉得自己作为一名治疗师、小组引导者，乃至一个人，是不合格的。我谴责自己忽视了这样一个问题，即有些抱怨是在声明行为的不可能性，而不是在号召采取行动。海文斯(Havens, 1986)描述了这样的情况，当询问患者："你在那里吗?"患者回答："不，我不在这里。"在这个小组中，那些常常不愿意待在那里的人的数量比我多。我感到迫切地需要对他们的生活产生某种戏剧性的治疗影响，带给他们鲜活的影响，并呈现在他们此刻的生活中，帮助他们忍受他们所面对着的和曾经面对的种种难以承受的现实。我对这个小组的退缩、消极和苦恼的接触时间越长，我越急迫地感到需要采取行动、彰显希望。需要产生结果的压力，遇到了同样强烈却针锋相对的抗拒改变的斥力。我意图拯救小组成员于水火的勃勃雄心，遭遇了不断增长的对职业胜任力的挫折感和焦虑感。我感到自己正在公开场合展现自己无言的自我当中受伤害最严重的部分，在那里，连贯一致的体验仅仅出现在最直率、最基本的语言之中：姿势和面部表情、动作和触摸、语调和沉默。话语似乎既没有作用，也没有可能性，而且单单是身在其间也是远远不够的。我的羞耻感暗示了对一种现实的认识,它是如此的阴郁,以至于人类的希望在那里显然无法维系。纳萨森(Nathanson, 1986)谈到了一种"移情之墙",它将自我与如此触动感情的体验隔离开来。当我试图冲破这堵墙的时候,所觉察到的自己对路易丝的态度,恰恰走向了反面。

星期一的晚上,我做了一个梦:

> 我把日程安排弄错了,我所指导的所有小组同时来到了我的办公室,吓了我一跳。我的办公室转移到了我家中,但是建筑并不完整,在办公室和起居室之间有一堵砌了一半的墙。我原本没有预料到他们的到来,却匆忙地把椅子摆成了一个大圆圈,跨过了办公室和起居室之间的分界线。我尽力显得平静并引导这些小组,就好像一切正常一样,结果却发现我穿着内衣。小组会谈似乎成功地进行了一段时间,但是后来路易丝指出我没有作好充分的准备去担当一名小组引导者的角色,并且指责我是个江湖骗子。她导致小组中的一部分人吵吵闹闹地退出了小组会谈。

第二天是小组会谈的日子。我的惯例是在下一个小组会谈的时间里将此前小组成员写的所有书面交流朗读出来。但是,强烈的反移情感受和对梦境残留的印象,使我一想到宣读这封信,内心里就充满了惊恐和不安。我不断地回想起埃尔文·塞姆拉德(Elvin Semrad)的话:"患者们不会退出救助活动……他们会被抛弃,但是他们不会主动退出(Rako & Mazur, 1980)。"宣读这封信就好像是当众承认我作为一名治疗师的失败,是对梦境的重演。我想象小组成员会看穿我对自身能力的自吹自擂,而且当小组成员带着吹毛求疵的立场用不友好的目光盯着我的时候,我会感到毫无遮挡、脆弱无助。

小组会谈的那一天破晓了,我惴惴不安地等待着会谈时间的到来。在会谈开始的时候,我大声宣读了这封信,时不时地环视房间里的情况,揣摩小组成员的反应。我的手掌出汗了,我的心跳加速了,就好像我在面对着法官、陪审团和刽子手。

我读完了信,抑制住了发表评论的冲动。我在等待着小组成员的裁决。主要的回应是沉默。然后,以一种不同寻常的举动,蒂姆轻轻地自顾自地笑了起来,他说:"啊!她**真的**生你的气了。"我问他在这封信里听出了什么。他继续以一种自己在这个小组里从未有过的轻松直率的方式谈了起来。他观察到路易丝对我心怀怒气已经很久了,而且他常常纳闷她为什么还待在小组里。他对我的感受也很关切,很想知道我面对这次冲击会感觉多么糟糕。在接下来的几个星期里,他对其他组员采用了一种更加积极、更加开放的设身处地的立场,使我们所有人清楚地感受到,我们出现在这个房间里对他来说非常重要。我不断满怀惊讶地发现,蒂姆,还有整个小组,容忍了我无法帮助路易丝以及没能将小组团结在一起。他们不仅安然度过了危机,而且开始讨论关于小组治疗的终结,以及他们为了迎接那个时刻的到来而必须做的准备工作。他们已经安然度过了我原本担心我们谁也难以承受的绝望之感。而且,我感到自己不再怀有必须拯救他们的那种令人苦恼的焦虑感。我体验到了一种从负疚感的阴云中解脱出来的感觉,这种负疚感已经笼罩着我对这个小组的工作长达几个星期了。

解决

为什么我对这个事件的反应如此强烈?显而易见,这里所描述的具体事件本身,与我对它们所产生的攸关生死的情感相比,并没有那么重大。小组成员是不是认可我是一名有成效的团体治疗师,能够为他们提供一盏希望、光明和人类温情的指路明灯,对我来讲成了最重要的一件事情。这种对效力的向往,当它扩展到要么是想在根本不存在希望的地方催生希望,要么是想单凭意愿的力量去改变他人的性格,就变得过分夸大了。为了克服我所觉察到的不足之处,我坚信必须要使自己变得完美无缺,必须要塑造一个能够压倒、战胜、征服一切横亘在治疗之路上的障碍的堂皇的自我。在我感到脆弱无助、我满怀希望的进取心无法得到维系的地方,我原本意图用这种夸张的堂皇来帮助我在内心的怅惘之中架设起一条通途。这种夸张意味着,当我无法取悦于路易丝的时候,我还要付出极大的努力。

这个梦揭示了我与这个小组一起苦苦奋斗的基础。在梦中,家庭和工作之间的界限只有部分存在。小组变成了我的家人。我被投入到(而且立即自愿致力于)家庭救星的角色中。随后的分析表明,这种反移情起因于我自己童年时期力图应对我母亲的病情及其对我的家庭造成的越来越糟糕的影响。因此,我感觉自己必须拯救这个小组,尽管我很快发现自己没有穿着与我的成人生活相衬的衣服。我越是试图证明自己是一个称职的团体治疗师,就越是作为一个感同身受的当局者而沉迷到小组中去。随着治疗的希望逐渐破灭,我强迫性的英勇壮举达到了危机的程度。

最后,我经过三个阶段,从反移情的罪责中得到了解脱。首先,我被剧烈的情绪反应驱使着,审查团体互动过程中投射性认同的作用。这种认知上的工具有助于标定这种情绪反应的范围，但是它几乎没有缓解投射性错觉那强有力的可信性。

然后，当我当着小组成员的面宣读路易丝的来信时，我的声望受到了公开的羞辱。这件事，连同汗水浸湿的手掌和加速的心跳，深深地暗示了我早期的生活经历已经被卷入到了团体互动过程中。我之所以宣读那封信，是因为这是我们团体确立起来的规矩，但是这段经历更多地带有一种悔悟行为的味道，而不是一种临床策略。最后，蒂姆和整个小组原谅了我。在整个过程的最后一个阶段，小组成员们展示了他们能够承认曾经逃避的情感，并能从其中安然地走出来。我的无意识所预计的灾难并没有发生，而整个小组，连同它的引导者，都完好无损。

这里所描述的反移情的两难困境，对于团体引导者来说是一种家常便饭。每一位临床专家都有一些发展上的断层，而在特定的情况下这些难点就会被激活。然而，值得深思的是这些反移情得以解决的方式。尽管我有足够的聪明才智和专业训练，我还是陷入了和小组成员之间带有敌意的依赖关系之中。然后，我通过展示不可辩驳的证据证明自己作为一名引导者的技能，力图解决这种困境。小组成员生活中苦难深重的挣扎，使我过分夸大的期望遭到了当头一棒，因而体验到了自己作为一个失败者的感受。只有在这种失败体验之后，我才能够重新头脑清醒地看待路易丝、蒂姆和整个小组所面临的处境。没有什么自学、督导或咨询能够替代这种对丧失和无能为力之感的鲜活体验所带来的启示价值。

一位12世纪的苏菲派诗人鲁米(Rumi)的一首诗开篇写道："今天，像每天一样，我们伴着空虚和恐惧醒来。"这使我想起，在人类经验的核心之处，是我们自己空虚和恐惧的一面，对此人们常常并不欣然接受。这个小组赠予我的礼物是他们让我认识到了，人际的诡辩、专业的地位以及临床的技能，仅仅是这种脆弱的自我核心的保护性外衣。感同身受地深入到团体治疗工作之中，需要抛掉家族英雄那层刀枪不入的盔甲。

与引导者相比，团体成员人数更多，成员的情感体验更丰富。在团体治疗过程的感染之下，我陷入了自己难以忍受无法调和的冲突之中。因而，不但没有扮演救星的角色，连我自己都需要救赎。而救赎是以失败的形式降临的。

心理治疗中"救赎"这一概念的用法是有争议的。教会和国家分离的原则，在我们的领域也和别处一样适用。然而，这里飘荡着诗篇第34：18段的回响："耶和华靠近伤心的人，拯救灵性痛悔的人。"或者考虑《道德经》(*The Tao te Ching*)中的：

曲则全，枉则直，洼则盈，
敝则新，少则得，多则惑。

我的那种掌控一切的错觉，在面对小组现实的过程中遭到了挫折。我作为一个英雄式的救助者当众失败的羞耻感，使我体验到自己的不完全、曲折，以及没有希望。看似不可或缺、宏伟壮丽的自我幻灭了，但是随着这种幻灭也降临了一种重生。新的自我重新获得了一种达观，能够经受住对治疗室里的种种情感、联想和事件感同身受的直接体验。我原本鼓励组员们走**出**自己的困境，而今我能够加**入**他们的行列，走入他们的困境之中。如果说这里的主或者道可以表述为对每位组员之实情的感同身受的理解，那么小组里的这种转变，尤其是小组引导者的转变，就是一种觉醒或者救赎。

除非通过灵巧地运用技术化的干预手段，否则这些事件不会转化成治疗过程中的有利条件。如果不是主要借助理论上的研究和同僚间咨商的手段，也不可能实现观念的转变。导致虚空看上去充盈的，是对虚空体验所进行的栩栩如生的反移情式的扮演。最后，使这种扮演变得真实而直接，并且使随后的启迪产生效果的，是对已经破碎的勇气和已经萎靡的精神的接近。自从这一事件以后，小组经历了很多类似的循环，每一个都产生了新的经验，每一次都使我再一次认识到，每当原有的被打破，就打开了一种可能性，使人变得更加完整。

参考文献

Beckett, S. (1980). *Company*. New York: Grove Press.

Havens, L. (1986). *Making contact: Uses of language in psychotherapy*. Cambridge: Harvard University Press.

Nathanson, D. L. (1986). The empathic wall and the ecology of affect. *Psychoanalytic Study of the Child*, *41*, 171 - 187.

Ogden, T. H. (1982). *Projective identification and psychoanalytic technique*. New York: Jason Aronson.

Rako, S., & Mazur, H. (1980). *Semrad: The heart of a therapist*. New York: Jason Aronson.

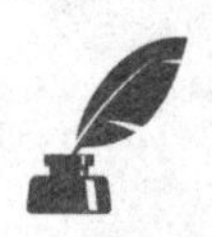

第十一章

未曾预料的邂逅：

曝光的仙境巫师

吉娜·艾伦斯，心理学博士

罗纳德·D.西格尔，心理学博士

那是七月份的一个星期五下午，天气炎热，令人汗流浃背。我很高兴摆脱衣服的束缚，脱到只剩下比基尼。我蹚进凉爽、清澈的池水中——感觉好极了。我的男朋友游过来，给了我一个深情的吻，并抱着我潜入水中。我们在水里嬉戏了很长一段时间。我放松了下来，几天来第一次真正地感到轻松平和。世界变成了令人惬意的模模糊糊的一团，就像我摘掉隐形眼镜以后常常感觉到的那样。

我走出了池塘。就在我东看西看找毛巾的时候，我的身体僵住了。我匆忙地裹住自己。我感到不舒服。我感觉无遮无挡。我吃了一惊。

我过去六个星期一直在治疗的一家人正坐在一起，看着我从水里出来。那位母亲喊道："嗨！"然后就开始将我介绍给她的朋友。"顺便说一下——下个星期二的预约我们需要改一下。"我勉强地挤出笑容并随声附和些什么。我希望离开那儿，越快越好。

当我们坐在咨询室里的时候，我们往往尽量向患者们呈现出一种精雕细琢的形象。我们在治疗当中的外表有很多部分组成，其中一些是有意识地设计出来用以支持治疗工作的，其他的则来自我们自己的经历和情感需求。有时候，我们很像仙境巫师，总是试图呈上令人印象深刻的表演，却总是希望我们借以藏身的幕布不会被拉开，以免展现出我们自己身上更加脆弱无助的部分。

当我们在临床治疗时间之外与患者们不期而遇的时候，我们就有机会对我们自己和治疗过程有一些了解。有些邂逅让人感觉心安理得、平淡无奇，而另一些则可能很难忍受。为什么会这样？这和我们的个人问题有什么关系？我们如何经由这些经历，在我们的治疗立场和职业外表方面有所收获？关于我们对自身工作的态度，它们说明了什么？

在这一章里，我们将探讨想象中以及真实生活中在治疗时段之外的邂逅，将其作为一种治疗师能够借以提高自身技艺的工具。我们对这一话题产生兴趣，是在受到与上文所述极为相似的邂逅的侵扰之后。它启发了一篇博士论文，专门研究经验丰富的心理学家和精神病专家对这类不期而遇的感受(Arons, 1985)，这篇论文又进一步催生了一系列专门针对治疗师的研讨会，帮助他们运用这种体验来更好地理解他们自身以及他们的工作。

在其发展的某些时刻，绝大多数心理治疗传统流派都将治疗师看作心理治疗的核心要素。治疗师的意愿、担忧、冲突和尚未解决的问题已被发现很容易对治疗造成干扰。这种困境在不同的理论体系中有不同的称呼。心理分析学者对这些现象作了深入的研究，特别注重对分析过程产生干扰的各种各样的“反移情”和“盲点”。家庭系统理论家的描述则是治疗师被“吸附”到家庭系统里并且失去了自己的变通性。按照行为治疗师的表述，“观察者偏差”破坏了他们的客观性。以来访者为中心的治疗师们则描绘了治疗师的“缺乏一致性”，认为这影响了患者的成长。人际关系治疗师则提出要当心对治疗师带来损害的“令人情绪失调的曲解”。

治疗师在有意识的状态下所产生的情绪反应，是重要的信息来源，因为它们有助于揭示患者内心和治疗关系中的一些微妙的变化过程。然而，当我们的情绪反应来自我们浑然不觉的个人问题以及悬而未决的冲突时，就出问题了。为了发挥切实有效的作用，我们需要认识和理解我们情绪反应的来源。只有带着这种认识，我们才能有效地运用我们的技艺。

不同的学派以各不相同的方式运用这种洞见来为治疗工作提供支持。个人的自我意识，使得在心理分析中能够运用投射性认同，使家庭治疗师能够融入家庭系统中，使得行为疗法中能够确立良好的观察者间信度(interobserver reliability)，使得以来访者为中心的咨询中治疗师能够设身处地地倾听，以及在人际关系学派中治疗师能够在没有曲解的情况下产生相互影响。

至于建设性地运用我们的情绪反应，而不是听任它们对治疗产生干扰，对我们自身的问题保持清醒乃是关键所在。有鉴于此，无怪乎各种治疗传统学派都开发了各种各样的技术手段来促进这种认识。对于治疗师来说，自身接受治疗和分析乃是家常便饭，而且督导过程也将关注的焦点放在探究反移情作用、不一致性或者令人情绪失调的曲解上，以便促使治疗师对于自己带到工作当中的个人问题产生更加清醒的认识。从不同的角度，系统治疗师对生养自己的家庭加以分析，以免被“吸附”到各种家庭系统中去，而行为治疗师则开发出结构化的测量工具，以便将观察者偏差减至最低。

有趣的是，治疗师们很少提及采用真实发生的或者虚拟想象中的治疗时段外的邂逅作为可能的工具，来促进我们认识自己对患者的情绪反应。当专业文献提及这种不期而遇的时候，强调的重点是它们如何对患者产生影响以及如何对治疗关系带来威胁，而不是它们如何对治疗师产生影响（例如，Flaherty, 1979; Searles, 1979）。我们在文献中发现的与我们的主旨最为接近的论述，涉及治疗师生活中的创伤事件和明显转变，比如怀孕（Rubin, 1980）、失去亲爱的人（Givelber & Simon, 1981）、患病（Chernin, 1976; Dewald, 1982; Halpert, 1981）或者受伤（Cottle, 1980）。在这些情况下，治疗师们描述了他们因为暴露在患者面前而产生的不安之感。

我们已经发现，研究治疗师对真实发生的以及虚拟想象中与患者的邂逅，打开了一个珍贵宝藏，富含着有关治疗师的治疗立场、专业外表以及对治疗工作的态度等方面的信息。它也有助于阐明与特定患者有关的个人意愿、冲突和顾虑。

为了帮助治疗师提高对自身问题的认识，我们设计了几种训练，其核心内容是真实发生的以及虚拟想象中在治疗时段以外的不期而遇。在最初的研究中（Arons, 1985），我们进行了一项结构化访谈，对象是 10 名经验丰富的临床专家，5 男 5 女，供职于哈佛大学医学院。该访谈展现了治疗时段外与患者不期而遇的导向性想象，有关治疗师们与患者真实发生的不期而遇的问题，以及治疗师们对自己在临床环境之内和之外情况的描绘。自从这项研究开展以后，其他治疗师也在工作坊和督导过程中尝试了这些训练，训练的形式也日趋精炼。

我们希望身为治疗师的读者先亲自尝试这些训练，而后再阅读其他人对它们的反应。训练内容附在本章末尾。

曝光的巫师

那伟大而且强有力的巫师躲在幕布后面，而他的臣民们对他所投射出来的形象满怀着敬畏和尊重。作为治疗师，我们运用各种不同的幕布。在办公室里，我们控制着时间、装饰、座位安排、收费、我们的衣着以及我们的举止，在这种安全状态下，我们往往显得如此清醒、如此平和、如此明智。当我们在治疗时段以外与患者相遇时，幕布开始揭开。很多治疗师都惊讶地发现治疗时段之外的不期而遇是多么地令人感到不安。

当小狗托托证实了他的人类身份时，仙境巫师自己显得非常不安。随着他帮助稻草人、木偶人蒂姆和胆怯的狮子认识到了他们的头脑、心灵和勇气，结果证明他仍然法力无边，但是显而易见他是凡人之躯了。巫师知道在托托到来之前他欺骗了大家。作为治疗师，我们并不总是拥有这样的自知之明。

两位治疗师，在训练项目的搅扰下，说道：

当患者看到我对自己不满意的那些部分时，我感到最不安。我也不知道我身上哪些部分需要延续完美的理想化治疗师的神话。

它激起了我内心的很多感受。我感到惊讶的是我对此从来没有想过。

另外两位治疗师对他们怀疑已经充分建立起来的防御手段感到大为震惊：

我认为我的反应表明我比自己感到的更加厌倦享乐。我的所作所为就像一个老迈的专家，其中一些是拒斥反应。

我一直以为 20 年的经验会有影响……我是假装的还是超越了这一点？

临床文献中对治疗时段外邂逅的有限记载所关注的焦点是它们对患者的移情作用和治疗关系的影响。然而，我们发现，在引导性想象和对真实邂逅的回忆中，绝大多数治疗师报告说更关心他们自己的感受和表现，而不是这种邂逅对患者或治疗过程的影响。

治疗师们常常惊讶地发现，他们感到自己是多么脆弱无助。例如，一位女性治疗师说道：

此时此刻，有些社交情境会让我感到坐立不安。当我感到最孤独的时候看到一位患者……会非常难以承受。我会感到我正在向患者展现自己最脆弱无助的一面……有些事情，只要有人在场旁观就会让我感到不安。我会感到……就好像我无法再用同样的方式假装我的专业姿态。

治疗师们通常报告说，在觉得最无遮无挡的时候感觉到最为不安。很多治疗师都描述说担心他们自己的怪癖会被揭穿，从而导致脆弱无助、无能为力、无地自容和丢人现眼的感觉。

因为治疗师——自从弗洛伊德时代开始——就已经被认为会开门见山地对待性感觉和性幻想，所以非常有趣的是，很多治疗师看上去最害怕自己的性感觉会被别人发现。例如，一位男性治疗师在描绘在他看来最糟糕的关于治疗时段外之邂逅的想象时，对自己的性生活和专业外表感到惴惴不安：

在一种性感情境中——躺在查尔斯河的岸边，而一位患者出现。我绝对不会感觉很棒。我对性与激情有负罪感。如果患者看到我在某种性感情境中，我知道我不会一笑了之而且还心安理得。我想在患者们看来，我有点莫名其妙地希望一切井然有序，而这并不适合。

另外一位男性治疗师，对在等待观看一场很多人视之为色情电影的影片的时候偶遇患者的引导性想象(参见本章末的训练内容)做出了回应。他报告说，从外表上看，患者“看不出什么，却有可能将我判断为冷酷、淡漠、不友好……”与此同时，在内心里，他的想法大不相同：

我会感到焦虑和尴尬。我会心慌意乱，不知道自己该不该做出解释。我会感到这件事会莫名其妙地向治疗过程开放我的个人生活中那些我不愿与人分享的事件和幻想。关于患者会怎么看待这种情境，我的想象是他们会认为我不幸福、感到孤独，而且我有不正当的幻想。他会认为我有神经质，而且我会感到自己以一种不情愿的方式暴露在光天化日之下。

治疗师们在探讨关于治疗时段外偶遇的想象时，还报告了对自己身体的不满意。一位女性治疗师想象道：

我正在更衣室里试穿一件很紧的比基尼。一位患者从后面走上前来说道，“哦，我喜欢这一件”。我感到如此暴露，想象着她会不会认为我没有吸引力。

其他治疗师报告了类似的局促不安的想象，例如性感地跳舞，在裸体沙滩游泳，在公开场合激情热吻，以及观看擦肩而过的性感女人或男人。

除了对两性问题直截了当、坦白直率的名声以外，治疗师广为人知的还有帮助患者更加泰然自若地对待愤怒情绪，尤其是对心爱的人。很多模仿秀都以治疗师“帮助”患者憎恨父母为题材。因此，颇具讽刺意味的是，治疗师们常常害怕被人看到自己在发怒。他们担心自己无法应对愤怒情绪的事会被曝光，而他们的患者会苛刻地评判他们。关于在和心爱的人当众争执不休的时候偶遇患者的情景（参见训练内容），在进行引导性想象的时候，一位女性治疗师报告说，从外表上看，她会仅仅“迅速说‘嗨’”然后继续走。但是：

> 在内心里我会感到非常尴尬，尤其是如果患者无意中听到了我们的谈话。如果患者看到我对自己的孩子发火或者恶语相向，我会感到尤其不安，如果是对我丈夫这么做，就感到更加不安了……如果是如此对待我的母亲，我会去死的，那样会让我看上去像个小孩子。那样我会表现得幼稚而且失去控制，而且我担心患者会想：“哦，她连自己的生活都处理不好，她怎么能够帮助我？”

除了对性生活和攻击性的顾虑，这些训练内容还带来了在很多其他活动中被人看到时的不适感，包括当众显得嬉皮笑脸、衣衫不整或蓬头垢面、喝酒、参加宗教活动或政治活动、亲自接受治疗、在“廉价”商店里购物、在“情趣”商店里购物，以及参加各种“老土”的娱乐活动。

在训练过程中，治疗师们常常惊讶地发现，他们是多么地担心自己在职业外表中试图维护的形象会被治疗时段外的邂逅所玷污。他们发现自己担心不再被视为一位“行为模范”。例如，一位男性治疗师说他害怕被看到：

> 在日常生活中，我以一种不希望外人知道的方式行事——比如我喝多了。我真的不希望那些仰仗我来维系自尊的人看到那个样子的我。

有些治疗师感到困惑的是，他们对于打破完美治疗师的神话感到如此忐忑不安。一位女性治疗师反思道：

> 我真的不明白。当患者看到我对自己不称心的一面时，我感到最不安。但是从情理上说那没什么大不了的。我当然会对患者说他们的感受没什么问题。我不加评判，所以为什么我会不敢让他们看到我？

在我们引导治疗师进行这些训练的经历中,我们一再地发现,治疗师对患者的品性的接纳程度远高于对自己的。他们的自我批评十分苛刻,在尽力帮助患者坦然接纳自己身上的那些人性弱点的同时,他们自己却对这些弱点感到无颜以对。

当然,治疗师们还担心意外的邂逅对他们的工作产生的影响。有些人报告说担心一旦患者看到他们真实的样子,就不再感到他们对自己有所助益了。一位男性治疗师谨慎地说起他希望在不期而遇的时候不会被暴露的事物:

> 成千上万件。这与个性问题有关。我不认为我希望患者们发现它们。细微的精神紧张——对治疗起反作用的事物——它会把患者吓跑——一些脆弱的患者也许一去不复返了。那些最珍贵的东西可能会失去。

患者在看到治疗师的真面目以后可能会退出治疗,这种观念一而再再而三地浮现出来。就像仙境巫师一样,我们这些治疗师们往往相信,我们需要一种令人难忘的外表,使我们的患者相信我们能够帮助他们。

对绝大多数治疗师来说,对于患者一旦看到治疗师缺点就会退出治疗的担心,盖过了对患者之幸福的关怀。这对本行业是不利的。一位女性治疗师评论道:

> 我的来访者们心胸不是很开放。我担心他们的拒斥。很多人如果真正了解我的话不会喜欢我的,而那对我的工作来说并不太好。

在治疗师感到心安理得却担心患者难以接受的那些领域,治疗师对患者的保守性顾虑就变得尤为剧烈。例如,很多同性恋治疗师特别关心患者对性取向的态度。尽管有些人在这方面对患者开诚布公,但是其他人则并非如此,反而担心被人发现。他们报告说,担心万一在同性恋酒吧或者同性恋权利游行等活动中被发现的话,患者们会排斥他们。

有些治疗师报告了类似的担忧,担心自己的社会观点和政治立场被人发现。一位在政治上很活跃的治疗师评论道:

> 我花了很长时间反复权衡要不要在我的汽车上贴上保险杠贴纸。尽管我希望支持我所信仰的运动,但是我敢确信,一旦我的患者们知道

了我的信仰，他们会把我看成“仇敌”。

考虑到在这些训练过程中所产生的种种感受，治疗师们通常不愿意在临床时段以外与患者不期而遇，也就不足为奇了。常常出现的羞耻、脆弱和无力感显然令人非常不快，而且绝大多数治疗师宁愿加以回避。对于“失去”患者的担忧也同样非常引人注目。然而，他们之所以不喜欢治疗时段外的邂逅，还有着另外的、不那么明显的理由。

治疗师们报告说，他们对于对私生活的侵扰感到深恶痛绝。这一点有许多种表现形式。治疗师们可能不喜欢暴露在大庭广众之下，并且让他们的家人和朋友在患者面前“展览”。他们也常常提到，与预约好的会谈相比，在治疗时段外的不期而遇会使人感到缺乏控制感。尽管很多治疗师在作为治疗过程的一部分而展示自身或家人的某些方面的时候，感到胸有成竹，但是在情非得已地曝光的时候，他们会感到遭到了侵扰。一位女性治疗师说道：“我确实在治疗环境中借助我的个人经历，”但是，“在选择表露什么东西和被曝光之间是不一样的。”另一位治疗师描绘了这样一个夜晚，她知道她和她的患者都将参加同一个音乐会。这位治疗师急切地想要抢在患者发现她之前，在拥挤的人群中找到她的患者，以便维持一种尽在掌握的感觉。

治疗时段外的邂逅之所以令人不安的另一个源泉，涉及对于不得不在“下班时间”工作的厌烦情绪。治疗师们感到，在临床时段以外与患者相处时，也要负起治疗的责任。治疗师们感到在工作之余与患者不期而遇的时候需要做出专业性的举止，这一点也许比其他职业更胜一筹。就像一位治疗师所说：“它们在工作之外仍然颇有影响——我们不能做我们自己，我们注定不能拥有一种正常的社会关系。”就是这位治疗师，还强调了另外一种普遍的顾虑，他补充道：“我不希望我的患者们看到我是多么地更加喜欢不工作。”

心理治疗工作要求治疗师对自己的行为施加谨慎小心、周密细致的控制。这在正式的会谈时间以外尤其艰难，因为这时候其他人可能会参与到邂逅之中，治疗师没有时间来构思治疗策略，也没有时间处理浮现出来的种种感受。在治疗时段外的邂逅中，有无数种可能会做错事情、会伤害患者的感受、会显得麻木迟钝、会变得过分友好或过分淡漠。

也许是因为我们在治疗时段外的不期而遇中感到不适，并且不愿意暴露我们的脆弱之处，治疗师们很少采取措施相互帮助，共同探讨如何更加有效地应对这些时刻。假如我们能够对它们进行更加自由的讨论的话，我们这些巫师们也许很可能在治疗之外的邂逅中不会遇到那么多的困难。

在察看治疗师们对治疗外邂逅之想象所做出的反应的过程中，当他们做描述性训练的时候(参见训练内容)，他们将自己看成在临床时段之内和之外全然不同的人，这一点并不令人惊讶。有意思的是，绝大多数治疗师将这种自身表现的不一致看作水平不够的标志。相反，他们将“理想化的治疗师”描绘成在治疗时段内外比他们自己一致得多。(不过，他们认为“理想化的治疗师”应该在临床时段以外比在此之内更富有表现力。)

治疗师们通常将他们在临床时段以内的行为看得比较积极，却用消极得多的形容词来描绘临床时段之外的自己。根据我们的经验，男性治疗师对于他们在临床环境之外的行为最为苛刻。绝大多数治疗师似乎都持有著名心理分析学家罗伊·沙佛尔(Roy Schafer, 1983)的观点，认为“在临床环境之中，我们表现得往往比在自己个人生活中更完美”(p. 291)。

与他们对于自身的看法相反，治疗师们往往觉得他们的患者在临床环境之外对他们有着很高的评价。他们想象患者们会将他们看得成熟、平衡、敏锐、人道、聪慧、幸福和安全。尽管绝大多数治疗师认为自己有时候确实体现了这些品质，他们却将自己(在不工作的时候)描述得为人处世常常不成熟、不平衡、自我中心、混乱和焦虑。我们想象患者会怎么看待我们，以及我们有时怎么看待我们自己，这两者之间的对照促使治疗师害怕身不由己地暴露在患者面前。

关于治疗师在临床时段之内应该怎样行事才能将他们的效用发挥到最大限度，已经写得连篇累牍了。我们探讨治疗时段外之邂逅的经验表明，尽管精心计划的治疗姿态常常对治疗有所助益，但是它们也可能代表了一种防御性的立场，用来保护治疗师免于遭受暴露和羞耻等令人焦虑的感受之侵扰。通过反思我们在临床时段内外之自身意象，以及我们对偶遇的感受，我们能够得到一种洞见，洞悉我们职业外表的哪些部分对我们的工作提供了支持，哪些部分来自我们的恐惧、自我批评，以及接纳自己未经考验的部分时所面临的困难。

最后，可能是在幕布拉开之后，仙境巫师对多萝茜和同伴们的帮助才最大。尽管治疗师的自我表露作为一种治疗工具，在运用的时候应当慎之又慎，但是自我欺骗却几乎一无是处。我们希望，其他的治疗师能够把对治疗时段外的邂逅的探讨，增添到他们增进自我意识的活动之中。我们也希望，阅读其他治疗师的想象和感受，能够帮助我们所有的人少一点羞耻感，并且相互帮助，共同探讨我们自己的心灵和头脑，以及我们的治疗关系。

训练内容

现在，请花点时间闭上眼睛，凝神关注你的呼吸，并放松身心。在你进行接下来的训练的时候，尽量敞开心扉并坦诚面对自己——没有人会看到你的反应。我们都知道如何集中精力关注患者的困境。这是一个难得的关注我们自身困境的机会。尽管你对某项训练的最初反应可能是“这对我来说不适用——我已经搞定这些事情了”，但是尽量对每种意象都坚持体验一段时间，以便审视任何可能出现的细微反应。

导向性想象

想象你自己在如下情境中与一个你特别不愿遇到的患者在一起：

你决定去看一场非常有争议的电影。有些评论家认为它是艺术，其他人则认为它纯粹是色情。当你在等待电影开场的时候，你的患者走了过来，打招呼，并在你旁边的位子上坐了下来。

（请你闭上眼睛并花点时间来体验这一场景。）

现在拿一张纸出来约略记下如下内容：

1. 患者的姓名。
2. 你在想象的邂逅中的内心感受。
3. 你在想象的邂逅中的外在行为。

你如何看待你的感受？与你的患者相比，关于你的自身问题，你对这种想象的反应说明了什么？请花点时间思考这些问题并约略记下你的回答。完成以后，请继续阅读。

* * *

现在想象你在下一个情境中和一个特别不想遇到的患者在一起：

你最近加入了一个健身俱乐部。在一次剧烈的锻炼以后，你脱下衣服走进浴室。刚一进去，你就注意到你的患者躺在附近的一张长凳上。

（请你再次闭上眼睛体验这一场景。）

现在，请再拿出一张纸并记下如下内容：

1. 患者的姓名。

2. 你在想象的邂逅中的内心感受。

3. 你在想象的邂逅中的外在行为。

你如何看待这些感受？与你的患者相比，关于你的自身问题，你对这种想象的反应说明了什么？

* * *

在接下来的情境中，请遵循同样的指导语，选择你在临床时段以外的时间宁愿不与之相遇的患者：

想象你的一位近亲去世了。你的患者在报纸上看到了讣告并决定参加葬礼。在你离开葬礼的时候，你的患者向你走来。

* * *

想象你在一个拥挤的公共场合和一个密友或家人走在一起。你们两人发生了不断升级的争执。当你稍事停顿整理思路的时候，你注意到你的一位患者一直走在你的背后。

* * *

想象你和你的孩子在一个商店里，他在大发脾气。随着你安抚孩子的努力不见奏效，你变得越来越焦躁。你发现自己在说一些治疗师建议患者不要说的话。你注意到你的一位患者一直站在旁边，显然在看着你们。

* * *

最后一个情境，回想你在临床时段以外的时间里与患者之间真实发生的最令你感到不安的一次邂逅。

还是拿出一张纸，约略写下如下内容：

1. 患者的姓名。

2. 你在想象的邂逅中的内心感受。

3. 你在想象的邂逅中的外在行为。

你如何看待这些感受？与你的患者相比，关于你的自身问题，你对这种想象的反应说明了什么？

* * *

现在考虑你所有的患者：

1. 你一般不喜欢在治疗时段以外遇到哪些患者？

2. 与这些患者的邂逅在哪些方面令你感到不安？

3. 有没有一些其他的患者，是你不介意在治疗时段以外邂逅的？

4. 与这些患者的邂逅在哪些方面令你感到更加气定神闲？

*　　　*　　　*

现在花点时间想象一下你特别不希望与患者相遇的一个或多个特定的场所或活动：

1. 在这些场所或活动中与患者的邂逅，在哪些方面令你感到不安？

2. 有没有一些其他的场所或活动，是你通常对于此类邂逅感到不介意的？

3. 这些场所或活动的哪些方面使你感到更加气定神闲？

治疗师的意象

在前面的训练中你可能已经注意到了，真实发生的或虚拟想象中治疗时段以外的不期而遇，阐明了我们对自己希望呈现给患者的形象的顾虑。下面的训练就是用来探讨这一范畴的。

请填写如下表格，每个单元格中填入几个描述性的形容词：

	临床时段以内	临床时段以外
理想化的治疗师		
你的患者对你的意象		
你对自己的意象		

1. 在临床时段以内，你对理想化的治疗师的意象、你的患者对你的意象以及你对自己的意象之间的相互关系如何？

2. 在临床时段以外，你对理想化的治疗师的意象、你的患者对你的意象以及你对自己的意象之间的相互关系如何？

3. 对你来说这些比较是否有助于阐明存在什么问题或顾虑？

参考文献

Arons, G. (1985). An examination of extra-therapeutic encounters: A route to increasing therapist awareness of blind spots (Doctoral dissertation, Rutgers University, 1985). *Dissertation Abstracts International*, *47*, 1709.

Chernin, P. (1976). Illness in a therapist — loss of omnipotence. *Archives of General Psychiatry*, *33*, 1327 - 1328.

Cottle, M. (1980). An accident and its aftermath: Implications for therapy. *Psychotherapy: Theory, Research and Practice*, 17 (2), 189-191.

Dewald, P. A. (1982). Serious illness in the analyst: Transference, countertransference, and reality responses. *Journal of the American Psychoanalytic Association*, *30*, 347-363.

Flaherty, J. A. (1979). Self-disclosure in therapy: Marriage of the therapist. *American Journal of Psychotherapy*, *33*(*3*), 442-451.

Givelber, R., & Simon, B. (1981). A death in the life of a therapist and its impact on the therapy. *Journal of Psychiatry*, *44*(*2*), 141-149.

Halpert, E. (1981). When the analyst is chronically ill or dying. *Psychoanalytic Quarterly*, *51*, 372-389.

Rubin, C. (1980). Notes from a pregnant therapist. *Social Work*, *62*, 210-214.

Searles, H. S. (1979). *Countertransferences.* New York: International Universities Press.

第十二章

AIDS：

治疗师的历程

迈克尔·谢诺夫，社会工作学硕士、ACSW

我是一名社会工作者，自从1982年以来一直与艾滋病(AIDS)朝夕相伴。尽管我自己并没有感染AIDS，但是这种疾病和与之有关的所有个人问题与职业问题，在十多年的时间里深深地影响了我。1984年，我的长兄死于AIDS，继之以我最好的朋友和工作伙伴，他死于1989年。在过去的12年里，六位住在我们公寓的男子死于AIDS，同样因此去世的还有无数的熟人、同事，以及几位密友。我有四位最好的朋友目前患有严重的AIDS并发症。我深深爱着并且与之共同生活的男子患了AIDS。当患者和治疗师共同应对几乎同样的生活危机的时候，出现治疗失误的可能性是很大的。治疗师必须有高度的技巧和自我意识，才能防止这种风险。

作为一名主要为男同性恋患者提供服务的治疗师，我每天的工作都围绕着患有AIDS的人或者受其密切影响的人而展开。在AIDS爆发以前，有可能使我的患者丧生的危及生命的疾病，只有酗酒、吸毒和乙型肝炎。我第一次与AIDS接触的职业经历是在1981年，当时一位接受心理治疗的来访者开始表现出相关症状，现在我们知道那就是HIV病症。当时AIDS还不为人知，但是此后不久，这种症候群就被命名为"男同性恋者免疫缺陷"(Gay Related Immune Deficiency, GRID)。我很快就认识到，患有这种新型疾病的人过去的生活，与我多年来的生活没什么两样。我认定，既然这些人会患病，那么同样的事情也很有可能降临到我的头上。1983年，我开始到男同性恋者健康危机救助中心(Gay Men's Health Crisis, GMHC)做志愿者，为患有AIDS的人提供服务，并为其他志愿者做督导。我至今仍然在GMHC做志愿者。在过去的12年里，在我的私人事务所中，超过100位患者死于AIDS。我之所以讲述先前的经历，目的是想描述我，以及许许多多其他的人，是如何在这种灾难之中经受住了磨炼，并且在情绪上、心理上和精神上仍然欣欣向荣，以及我是如何连续不断进行这项工作而没有变得心力交瘁。

同事和朋友们常常问我，我是如何能够如此长久地为 AIDS 患者提供服务，去应对这个患者群所特有的那些痛苦和遭遇。还有些人问我，密切地了解如此之多的已经死去或行将死去的人，并为之工作，是不是令人难以承受。

作为一个行动导向的人，我经过奋勇挣扎，已经了解到，仅仅通过与来访者坐在一起，关怀他们，并且鼓励他们与我分享他们对自身遭遇的一切感受，我确实是**在行动**。当然，我没有能力改变他们疾病的结果。接受这一现实，教会了我如何忍受那种不安，这一点比其他任何事情都重要。

我所体验到的不安与很多事情有关。这种不安常常来源于与来访者建立一种真正的感同身受的联系，而他们正经受着对于失去健康、职业、爱人，乃至自己迫在眉睫的死亡的种种感受。一旦我开始关心某一个人，伴之而来的就是对于失去这个人的不安。有时候，仅仅是与一个病入膏肓或者行将就木的人关系比较密切，就会让我感到不适，原因仅仅是这使我担忧起了我自己的健康状况是多么脆弱。

本章所述的案例阐明了生活和工作在 HIV/AIDS 的阴影之下，尽力提供适当的治疗所不可避免地面临的挑战。接下来的这个案例表明了治疗师本身的 HIV 状况是如何变成一个重要的临床问题。

透露治疗师的 HIV 状况

我的一只手受伤了，因而不得不取消几位患者的预约会谈。我的一位同伴给这些患者打电话告诉他们我要接受手术，并且以后会给他们打电话重新安排时间。我原定要见的一个男子是劳伦斯，当时 32 岁，是由他的嗜酒者互戒会发起人转介给我的。劳伦斯过去的两位治疗师都死于 AIDS，前后相隔不到两年。劳伦斯本人的血清检验呈阴性。除了希望解决他对于先前两位治疗师之死的感受，他还希望探讨自己对于亲密关系的恐惧感，这种感受使他很难与其他男子建立起浪漫关系。

那天晚上我打电话给劳伦斯，重新安排第二天的会面。知道他先前的两位治疗师都死于 AIDS，我认定他会对取消约见感到很焦虑。带着这种想法，我感到，对于劳伦斯来说，很重要的一点是与我亲自交谈或者通过电话听到我关于重新安排预约的话语。第二天当我看到他时，他开场就告诉我他以为我在手术室里，而且一想到我也患有 AIDS 并且也会离他而去，就感到非常惶恐。在他说这些的时候，我一直在想，我希望最近无论如何都不要生病，免得给他又一个不应该信任其他同性恋男子的理由。

劳伦斯继续说道，我的同事打来的电话重新唤起了他对于先前的治疗师和几位好朋友之死的所有感受。他告诉我，他意识到自己甚至不知道我的血清检验状况，而且他感到，由于担心我也可能会死，他也许会不愿意将一切告诉我。然后他说道，他此时此刻的感受是，万一我患上了不治之症，他会受到怎样的影响。随后他问我，如果他询问我的血清检验状况，我会作何反应。

我告诉他我是多么地高兴，因为他能够将这些感受与我分享。尔后我解释说目前我不知道我会怎么回应他关于我的 HIV 状况的询问。在回答之前，我希望我们花时间探讨他所有的感受——如果我的血清检验呈阳性意味着什么，如果呈阴性又意味着什么。我还说，在我决定是否回答这一问题之前，我要花点时间想一下我们在他的治疗过程中处于什么位置。我解释说，我希望我的反应能对他的治疗产生最好的影响。然后我问他，听到我对他的假设性的问题做出这样的回答，他有什么感受。

在想了一会儿以后，他告诉我他对我的回应感到很欣慰——这使他觉得自己受到了很好的关照。他曾经担心我出于保密的考虑而不告诉他我的 HIV 检验状况。然后他说他甚至不确定自己是不是真的希望知道我的 HIV 状况。

尽管我相信自己敏锐地处理了这个问题，但是它对我来说还是一次棘手的会谈，因为它引发了一些我未曾深入思考的忧虑和问题。假设劳伦斯坚持要知道我的 HIV 状况。他是否有权利知道这一信息？假如他拒绝继续治疗，除非我向他保证我的 HIV 检验结果呈阴性，该怎么办？从他的立场上看，这不属于偏执狂、对亲密关系的简单回避，或者对治疗的抗拒。我认为劳伦斯的顾虑是有根据的，而且是一种自我保护的恰当努力。他决定不询问我的 HIV 状况，而且后来持续接受了两年多的治疗。

一件反移情的案例

厄尼已经作为我的患者 5 年时间了，这时，他 25 年来最好的朋友，也是过去 8 年来的室友约翰的 AIDS 病情急剧恶化，并且决定搬回到中西部的家里去。厄尼因为没有尽力劝说约翰继续留在纽约住在他们那小小的工作室公寓里而感到深深自责。我完全支持约翰的判断，认为约翰继续和他生活在一起不可行，但是事后证明我犯了一个错误。约翰离开两个星期以后，厄尼来会面的时候对我大发雷霆。他有理有据地向我大吼大叫,因为我没有敦促他探讨让约翰留下来继续与他生活在一起的可能性。厄尼感到自己在约翰最需要帮助的时候抛弃了他,内心里充满了负罪感。

我倾听着厄尼的话,并鼓励他将所有的感受讲给我听,在这个过程中我知道自己“搞糟了”,需要对此详加审视。在接受督导的过程中,我揭示出了自己为什么没有尽力探究厄尼的矛盾情绪。

我之所以没有那么做,主要是受到了我与我的长兄亨利之间经历的影响。他也是一个同性恋者。长大成人后,我们之间的关系并不密切,事实上,在长达 3 年的沉默以后,我们之间的第一次对话是他告诉我他被诊断出患有 AIDS,并且准备搬到纽约来生活。我决定允许亨利搬进来与我同住,是一时冲动——我不喜欢他,而且并不乐意让他与我同住。我也不希望成为他的日常护理伙伴,但是身为 AIDS 积极分子,我看不出有什么理由拒绝为我那穷困潦倒无家可归的兄长提供一个栖身之处。亨利和我在一起住了 14 个月,最后安息在我的床上。

在我与厄尼共同面对他的这个问题的时候,我的兄长已经去世两年了。在探讨我对厄尼的反应的时候,我的督导师提醒我说,几年以前,我一直没有告诉她我哥哥将要搬进来,直到他抵达的前一天。我忽略了这一点,没有与她一起进行讨论,也没有探讨我自己在主动让亨利搬进来之前的矛盾感受和其他可能的选择。因为这件事是在厄尼成为我的患者几年之前发生的,我没有意识到它在影响着我。我无意识之中想要保护厄尼,不要遭受我眼睁睁地看着自己的兄长每况愈下所体验到的那种惨痛之感,出于这种目的,我在身为厄尼的治疗师的角色上没有做到中立。

对死亡的讨论

我已经能够越来越泰然自若地与身患绝症的人谈论行将到来的死亡,以及他们所体验到的与之有关的丧失和感受。最不同寻常的是,询问一些气若游丝的人为什么仍然不肯瞑目。我所引出的答案常常清晰得非同寻常,并且表明每一个人在撒手人寰之前,都需要了却某个重要的问题。

在我最好的朋友生命中的最后一个星期,他呆在家里,每一次呼吸都是一次挣扎。在那段时间里,他的爱人丹尼斯反复告诉刘易斯他可以放心地去了,他非常爱他,而且为他们共同生活的精彩年月而感谢他。丹尼斯很明智地要求我和其他人也告诉刘易斯他可以放心地去了。这是我第一次向别人说这样的话，那是非常令人痛苦的。然而，直到我们都许可刘易斯可以安息以后，他的呼吸才变得不那么努力了，第二天早上他安详地去世了。

当我坐在我的患者卡尔身边，听着他诉说他是多么地担心他的爱人斯坦，我想起了这件事。在生病以前，卡尔在两个人的关系中一直包揽着照料对方的角色，尽管如今他们之间的角色发生了逆转，他仍然担心斯坦会难以照看自己。

卡尔病得如此之重，以至斯坦不理解他为什么仍然活着。我督促他问这个问题，而卡尔告诉他自己之所以不肯瞑目，是因为他担心斯坦可能无法照顾自己。斯坦大笑起来，提醒他说，在他们相遇之前的三十多年里，他一直将自己照顾得很好，而且之后从卡尔呵护他的方方面面学到了更多。"每次我为自己做你曾经为我做过的事，我都会想起你，并感到你就在我心中，"他告诉卡尔，"我会非常非常想念你，但是你的身体对你来说再也没用了，而且已经有一段时间不堪重负了。你能为我和你自己做的最有爱心的事就是停止挣扎并安心离去。"那天晚上卡尔去世了，就在家里，他的床上，身边簇拥着那些最爱他的人们。

治疗师关于死亡和垂死的经历，会指引其为患有类似疾病的患者提供服务的方式。治疗师相信死亡是一切的终结，还是认为某种类型的生命会在死亡之后继续存在？如果治疗师没有审视过自己关于死亡的信仰和感受，没有面对过自己的恐惧，就没有能力与患者发起这种讨论。治疗师如果不能讨论这些话题，会让患者产生一种秘密感或羞耻感，因为他们可能再也没有别的人可以一起讨论这些话题。

与 AIDS 朝夕相伴，迫使我面对并考问生命中很多最为深沉的话题。例如，我已经学会了如何向来访者询问他们生活中一些最个人化的领域。这包括询问个人关于信仰的感受，以及他们如何将宗教崇拜融合到个人生活之中。尽管有些人发现宗教崇拜或者传统的宗教不符合他们的需要，但是一旦被问及这一点，很多人还是热切地谈论这一话题，这一点令我感到惊讶。很多患有 AIDS 的人在新纪元运动中找到了意义和安宁。我既不信仰新纪元运动教义，也不相信来世，所以为了鼓励患者们探讨这些信仰是多么有意义、多么令人欣慰，我不得不克制住自己的怀疑和不信任的立场。

尽管我承认，对于我们任何人，不论患者还是治疗师，面对我们自己的死亡这个现实是多么的难以承受，但是，在工作中和个人生活中不得不日复一日地直面这些现实，帮助我揭开了死亡和垂死的神秘面纱，并将这些话题从抽象领域转移到了具体领域。

个人和专业上的成长

对于表现出 HIV 症状的患者，我曾经更迅速地着手面对患者的防御，并更加有力地推动他们，而如果我感觉有更多的时间为这样的患者服务，我就不会这么着急。当我在接受督导的过程中对这个问题进行探讨的时候，我意识到这来自我的一种需求，在于我希望感受到在治疗过程中切实地发生了一些事情，而不是来自对每位患者最合理的临床决策。我清楚地认识到，如果我不因人而异地度身订制治疗过程以满足每位患者的需求、防御结构和心理动力情况，那既对我的患者不公平，也对治疗没好处。

我发现，在从事这项工作的过程中有很多的回报。每当我帮助来访者探讨一个痛苦和棘手的领域的时候，没有别的选择，只能在我自己的生活中探究相似的问题。为如此之多随后均已死去的人提供密切的服务，使我在自己的朋友和所爱的人重病或临终的时候更加全身心地投入自己的感情。我的工作提供了宝贵的训练，使我能够帮助我个人生活中的那些家人朋友探讨和应对诸如宗教体验、对死亡的信仰、对临终的感受等等令人为之动容的情境，和诸如医疗委托、生活意愿以及土葬还是火葬的计划等等现实的话题。类似地，通过在他人临终时用心参与，我面对自己的归宿时也变得更加泰然自若。

在我对这项工作还经验不足的时候，我发现当患者讨论一些深深地烦扰我的问题时，我会变得麻木、目光呆滞，用我认为显得感同身受的方式频频点头。我对于自己的反应方式并不感到自豪，但是有很多次，这对我来说是唯一的方式，用来承受与某人共处一室一同分享如此令人痛苦的感受。当我在会谈中对患者不予理睬时，我自己自我陶醉式的伤害就被激发起来，而且我会退回到一种更不成熟的状态。我无法将自己的反应放在一边，去全身心地感受患者的心情，鼓励他们分享他们的感受。我宁可不去倾听他们的感受，因为他们是如此类似于我奋力保护自己免受其害的那些感受。

最近，杰弗里成了我的心理治疗来访者，此前他共处 8 年的爱人刚刚去世。杰弗里常常适可而止地哀悼他和理查德共有的绝大多数朋友的死亡。当他开始讨论寡居、单身，以及一旦他感到为再次约会作好准备的时候，怎么才能遇到别的男子，我感到了对他的同情和一种深深的心意相通。我认识到，这种感受之所以出现，主要是因为我对他产生了感同身受，因此在我自己所接受的治疗中花了几个小时来讨论有关的话题。

在一次和杰弗里的会谈结束后，我反思了为什么我能够听懂他所说的话，保持感同身受，不需要让自己与他保持距离，并且不需要远离我在奋力挣扎的痛苦感受。在我的爱人最近患病的时候，我们两人早晨都会很早醒来。在那些时刻，我们谈论心里的所思所想，分享我们每夜的梦境，并相互紧紧拥抱。当我和他躺在一起的时候，尽量享受他的每一次抚摸、每一丝气息、每一种味道，我就忍不住在想那个日益临近的时刻，到时候，我将无法再拥有李，无法再与他相拥、与他交谈、与他共同迎接黎明的到来。我们变得更加亲密，尽管我们之间关系的尽头渐渐到来。

有时候，我认为让自己和李变得更加亲密，只会在他死后增加我的痛苦。我也时常感到一种强大的拉力，出于误入歧途的想要保护自己的努力，想要使我自己和他保持距离。当我疏远他的时候，我们中总有一人能够注意到，我们就会讨论那种时刻的情境。我在个人生活中不断增强的全身心投入的能力，使我能够对来访者更加全身心地投入，而不疏远我的来访者，帮助我与我的朋友和爱人保持更加密切的联系。

深深地卷入到如此之多患病或者已故者的生活之中，使我学会了不要想当然地对待生命中的任何部分。我不再认为我有足够的时间去做我想做的每一件事；如今，对我来说生命的宝贵和脆弱变得更加显而易见。我优先考虑的事情也发生了转换，我更加用心地享受与朋友和心爱的人共处的每一天。我不再羞于告诉朋友、家人和爱人我爱他们，或者我欣赏他们身上某个特定的方面。

支持

为 AIDS 患者提供服务的人有可能最终变得心力交瘁，这是一个严重的现实。我的经验是，倦怠主要产生于人们忽视他们自己的感受。因此，在这一章里我与大家分享我是怎样做这项工作的，希望从事类似工作的其他治疗师能够感到阅读我的奋斗历程会有所帮助。挑战是，我们如何支持自己并相互支持，来面对这样一个现实：在我们余下的职业生涯中，AIDS 将与我们形影不离。

要不是我自己积极地接受心理治疗和督导的话，我就不可能经受所有这一切而不失却我所拥有的从容豁达。为我提供治疗和督导的是一位不同凡响的女士，成为我职业上的导师已经有 15 年的时间了。除此之外，有 5 年的时间，从 20 世纪 80 年代早期至中期，我参加了一个专为工作在 AIDS 领域的健康护理专业人士而成立的互助团体。我们定期聚会，为我们自己提供一个“安全的空间”，来查明每个人为了继续从事这种劳心劳神却又令人振奋的工作都需要些什么。

通过为工作在 AIDS 领域的治疗师提供督导，以及推动为在 AIDS 领域服务的专业人员而设立的互助团体，我越来越清晰地认识到，对我们中的任何人来说，要想有能力继续拓展这项工作，需要大量的心力，获得这些心力的唯一的方式，就是满足和培育我们作为一个人的很多需求。当我询问与我共事的专业人员他们都做了些什么来呵护自己，他们常常看着我，就像我疯了似的。不止一次地有人告诉我："我没有时间做自己的事情、过自己的生活，以及满足我自身的需求。"这是一种令人痛苦的冲突。类似地，我为 AIDS 患者的护理伙伴提供服务的很大一部分内容，就是鼓励他们花点时间在自己身上，并从按部就班的生活中给自己安排一些非常需要的假期。令我感到的困惑的是，同事和来访者们对于在忧虑之中腾出时间休息娱乐这种说法是多么地难以接受。

* * *

我发现，我过去的 12 年里在 AIDS 领域的工作和被 AIDS 所围绕着的生活，增进了我对生活之充实意义的鉴赏力，以及享受这种充实生活的能力。当然我感到了巨大的悲伤，但是，我并没有发现自己心力交瘁，恰恰相反，通过为患有 HIV 和 AIDS 的人提供服务，我得到了越来越多的滋养和鼓舞，而不仅仅是沮丧。这种鼓舞来自他们的勇气。

作为一个生活在 AIDS 肆虐的社区中的男同性恋者，我所讨论的话题，不论是从个人角度还是职业角度，对我来说都是密切相关、紧要迫切的。尽管这次讨论的内容是关于在一个特定灾难面前的生活和心理治疗工作，但是这种动力过程却与所有的治疗师有着普遍的相关。我们中哪一个人不需要面对我们自身的恐惧和丧失，或者面对我们自身的必死宿命而苦苦挣扎？这是人类苦难和喜悦的核心所在。我们如何应对这些问题，界定了我们的为人之道。我们如何帮助我们的患者应对这些问题，界定了我们作为治疗师的内涵。

第十三章
生 命 线

格洛丽亚·伽冯克尔,哲学博士

古语道,谁拯救了一条性命,就要为之负责。

——莱恩汉(Linehan, 1993)

谁拯救了一条性命,就是拯救了这个世界。

——《犹太法典》(*The Talmud*)

我在会见新来的门诊患者丽莎,这是一位烦躁不安的年轻女士,眼神闪烁不定,不愿与我对视。她坐在椅子边沿上,看似随时准备一走了之,当她向我描述导致她最近一次入住精神病院的境况时,她的左腿一直在剧烈地颤抖。

"我坐在床上,用装了子弹的枪指着自己的头,完全麻木了,只剩扣动扳机的勇气。就在那时,不知从什么地方,我的猫跳到了我的腿上!我扔掉了枪,开始哭泣。然后我给我男朋友打了电话。我甚至都无法讲话,但是他就知道是我。他很快过来载我去了医院。"

当我说她的猫差点就将她吓得扣动扳机的时候,丽莎的腿停住不动了,她第一次迎面对视我的目光。

"那样的话也就好了。"

我的肾上腺剧烈地激荡起来,但是我的眼睛坚定地迎着她的目光。我们的工作已经切入正题了,不要让自身的反应影响到工作,我想。"那么,你觉得,如果要让你对此感觉不一样的话,你的生活中需要产生什么样的变化?"我大声说道,警惕地关注着每一个细微的变化,不管是言语的还是非言语的。她回应这个问题的是长久的、若有所思的停顿。

* * *

在丽莎揣度她的回应的时候,我感慨起了将我们两人推到一起的社会和历史的力量:她这个寻求救助的人,几乎是被捆缚在她的生命中,就好像它是一个半撕裂的躯壳，而我这个拿工资的治疗者，接受报酬，至少是在约定的时间之内，直到下一位患者取代她的位置，将注意的焦点转移到那个人的痛苦之上之前，来为她的生命负责。一座钟悄无声息地在我的办公桌上切割着时间，它那鲜红的数字，操控着我位于这所繁忙的健康维护组织(HMO)保健中心办公室里的患者的进进出出，在这里，大量躁动不安的生命与我的生命相交叉。我的时间对于为之买单的保险公司来说是一种比较珍贵的商品。我的患者的时间？显而易见，她根本没有为它赋予任何价值。

那么，这到底是怎么发生的，为什么我会处在这样一个职位，接受着报酬，比她本人都要深切地去关怀这个陌生人的死活？如果我的职业不存在，她就会死吗？她的问题会被界定为精神上的还是医学上的问题？一个需要与牧师、修女或拉比[1]讨论的信仰危机或意义危机？她会不会将自己的苦楚解释为一种活力缺失，抑或仅仅是孤独，一种需要与她的社会网络中某位关爱她的女人，一位富有智慧的当地女人，加以探讨的处境？

女性治疗者古已有之。仅仅是在工业革命和医疗行业力量兴起以后，治疗才变成了一种商品，基本上仅由男性掌管，在离散的时间段和步骤中加以度量和销售(Ehrenreich & English, 1978)。在此之前，绝大多数的治疗活动都是伴随着女性关爱他人需求的角色而连续进行的。治疗过程中精神、社会和身体等方面的内容，都被捆绑在家庭生活这种天衣无缝的结构中。

另一方面，我的生活是如此地刻板，日程排得满满当当，任务分成条条块块，以至于一旦一件事出现意外，整个的一天就会分崩离析，我的心情也会一团糟。当我关心着那些整天失魂落魄地游荡到我的办公室里的患者时，我的孩子正在日托幼儿园里。由于总是试图在家里和在工作中对每个人的需求给予足够的关注，我往往什么事都迟到。

但是我不能想象放弃任何一项。我所有的辛劳以及与他人的联系，不管是个人的还是工作中的，都充实和平衡了我的生活。尽管我不得不有节制地使用我的精力，并且发现自己在这些年里一直在接济一些困窘的朋友，但是我治愈了很多人，这一点满足了我内心深处的某些愿望——情感上的、精神上的，以及心智上的。

我的母亲，伊兰卡(Ilonka)和她的妹妹伊贝卡(Ibike)都是很有智慧的女人，其他人时常寻求她们的帮助。她们富有洞察力、同情心和意志力，是我的楷模。她们的母亲，也就是我的外祖母姬特尔(Gittel)，也关怀着她的

[1] 犹太教堂的主要神职人员。——译者注

家庭和社区中的其他人。她生活在匈牙利的一个小乡村里，1944 年的春天，就在逾越节过后，那绵延起伏的农田上一片生机盎然的时候，她和她的家人被纳粹恐怖的魔窟吞噬了，在一间充满毒气的密室里，她和她四个最小的孩子的生命被谋害了。她当时只有我现在的这个年纪。我的名字就是以 Gittel 命名的，意思是善(Good)。姬特尔精心呵护的绝大多数人也被纳粹杀害了。就连她的狗也郁郁而终，因为它一直守在台阶上哀婉地等待家人的归来，拒绝邻居送来的食物。但是，姬特尔的爱心，经由我母亲对我们的精心养育，传承了下来，仍然活在我和我的孩子们身上。

她的丈夫钱姆(Chaim)，我的外祖父，在大灾难中幸存了下来，在我童年时期和我们一起生活在一座农场里。“他挽救了很多人的生命，”我母亲常说，但是并不是用那种男性英雄主义的通常方式。他在解放后抚养了幼小而羸弱的集中营幸存者。他用香菜种子、大蒜以及一些油和面粉为他们做一种独特的汤，我们还是孩子的时候，每当饥肠辘辘，我母亲就会为我们做这种汤。很多集中营幸存者在再一次吃东西以后很快就死去了：他们饱受饥饿折磨的身体无法承受突如其来的食物。钱姆用他那独特的汤喂养的人一个也没有死。他的名字就意味着生命(Life)，而他对自己留下的一切都倍加珍惜。每当他看到我的时候，他那蔚蓝的眼睛就闪耀着笑意，尽管哀伤也早已经在他的眼睛周围永久地刻下了深深的皱纹，就像一副镜框环绕着他所看到的一切。

纳粹试图割裂钱姆和姬特尔的生命之线，而我却将它传承了下来，与之伴随的，还有我的外祖父母身体力行的助人为乐传统，我希望将这种传统传承给我的两个儿子，他们选择用什么样的方式去发扬这种传统都可以。我还在我的双眼周围佩戴着一副忧郁的镜框，它将我所看到的和所做的每一件事——不管是专业上的还是个人生活中的——放在大量过去的失丧和未来可能失丧的大背景下，只要我们这个物种仍未开始更加重视相互关爱。和我的外祖父一样，这种镜框(尽管令人痛苦)，就像一副眼镜，帮助我更好地观察。我就是用这种框架，来看待一代又一代生命和死亡的循环，以及过去、现在和未来存在于这个星球上的所有生命之珍贵、短暂和相互关联。

因此人类的历史，伴随着一些人对别人所施加的可怕的折磨，将我们家族留存下来的人卷过了大洋，此时此刻将我与这位饱受创伤、生存意志不堪一击的人放在了一起。我的工作是帮助她重新树立起她失去的意志，并用应对技巧对它进行支撑，使人类精神最崇高的一面能够战胜最不幸的灾难。在这么做的时候，我将会为 Tikkun Olam，即希伯来语的“补救世界”，尽我的绵薄之力。

* * *

我带入到救治自杀患者工作中的，是我的家族传统这个财富。早在年幼时期，我就知道，每个人都有可能遭遇能够想象到的最糟糕的境遇，但是，如果一个人足够幸运，那么内心的力量(应对技能)、乐观精神以及与他人或者上帝的关联，能够支持着这个人挺过可怕的灾难和压迫。

与我的父母相比，我自认作为一个孩子感到柔弱，不敢相信自己能够从一场灾难当中幸存下来。我的父母都从希特勒那最严酷的集中营当中幸存了下来，而我连夏令营中想家的哀愁都几乎无法忍受。他们相信仁慈的、宽厚的上帝，这种信仰使他们奇迹般地完好无缺地幸存下来。而我总是感觉受到一位严厉的、狂暴的上帝的评判，对比我更善良纯洁的幼小儿童都没有显现出丝毫的怜悯之心。在赎罪日，我似乎没有办法斋戒，以致我觉得会惹怒上帝为此而置我于死地。我总是惊讶地发现自己的名字仍然被写在生命之书里，尽管我年复一年秘而不宣地做这件错事。相反，我的母亲16岁的时候，在奥斯维辛和拉文斯布吕克忍饥挨饿整整一年。我母亲就像一个超人：尽管她从外表上看显得柔弱而入时，但是我知道，她那弱小的身躯和任何男子一样强壮，而且她内心的自我能够承受任何事情。在她身边，我就感到虚弱而萎靡了。我对我母亲的看法是：她与我周围美国文化中任何女性的形象都格格不入。我感到我们整个家族是这个陌生土地上的异乡人，这里没有人讨论大屠杀，而我们自己似乎陷入它的影响之中无法自拔。我相信，这种社会性的拒斥态度对我和我的姐妹们所造成的伤害，和我们所承载的宿怨至少是不相上下。

但是作为一个成人，我越来越尊重自己身上由于这种宿怨而产生出来的意志力，尊重我所能给予他人的帮助，其中很重要的是我能够看到人们充满绝望的故事当中的完整画卷。我能够很容易地发现希望的线索，并且能够感同身受而不至于沉溺于其中。由于很小的时候我就听母亲一点一滴地讲述什么东西、什么人，以怎么样的方式被摧毁了的故事，我逐渐产生了免疫力，我成了一个意志坚定但是绝不多嘴多舌的见证者，“间接创伤”这个概念对我并不适用。将听到的创伤故事与真实的创伤经历相比较，是对后一种经历的残暴的轻视。尽管大屠杀的故事令我感到极大地不安，但是我一直感到，在一个充斥着这种故事的世界里，耳闻目睹是我能做的最起码的事。我仍然感到，我们能够为这个世界上暴力行为的受害者做到的最起码的事就是要耳闻目睹，而不能因为我们想要相信一个公平又安全的世界而对此充耳不闻。我们能做的最多的是群策群力，防止将来这类破坏再次出现。听着我母亲的故事，我总是因为能够免于遭受真实的事件而感到不可思议的幸运,并且相信我的使命是为自己的好运而付出某种形式的回报。诚然,这些故事也使我产生了一种脆弱感,对于未来可能降临到我和我的孩子们头上的灾难,我有一种挥之不去的恐惧和警惕。但是我宁愿瞪大自己的双眼,以便我能够着手改变我所能改变的东西,而不是消极地等待那不可避免的命运。

在我母亲对我讲述的一个故事中,她在奥斯维辛想结束自己的生命。那是一个非常寒冷的雨天,杀人如麻的纳粹分子喜欢在这种天气里强迫囚徒们排成行列,穿着单薄的衣衫一站就是几个小时,而纳粹分子则一遍又一遍地清点人数,挑选那些太过羸弱而无法站立的人投入毒气室。焚烧室里涌出的浓烟和灰尘弥散到灰暗的雾气中,因而原本与死者共处一室的人们,实际上在吸入死者的气息。我的母亲,一个头晕目眩、筋疲力尽的少女,就在那一天,丧失了所有的希望。"我不知道我在想些什么。我只是在想整个世界都像这样,一个巨大的集中营。我想'我们永远都没法离开这儿'。我感到如此寒冷、如此疲惫。我开始走向电网并伸出手去,就在那时我听见伊贝卡喊道,'不要离开我,伊兰卡!不要抛下我一个人在这儿!'然后我意识到了自己在做什么,并走回到她身边。我们相互扶持地活着,假如我死了,她也会死的。"我的母亲当时 16 岁,而她的妹妹伊贝卡只有 15 岁。她们都幸存了下来,养育了子女和孙辈。我将自己的存在归功于母亲那顽强的生存意志和她与她的妹妹之间生死与共的联结。

因此,我带给我的自杀患者一种强烈的信念,使他们相信战胜创伤和悲苦是有可能的,相信人类是坚韧不拔的,相信真正的人与人之间的联结是促人恢复甚至是拯救生命的力量。与他人的联结是至关重要的,不管是与当今在世的人还是故去的那些仍然在给予我们力量的人们。对于我的祖父母的死,对于他们被杀害的孩子们的死,对于他们乡村犹太社区的毁灭,我的内心怀着一种强烈的感情。我的临床工作就在走近这种对社区的向往,我强调患者与社会网络之间的联结:他们自己的家人和朋友,宗教和自助组织,和/或我为面临类似问题的人们所成立的治疗团体。我不让自己成为患者生活的中心:这不论对他们还是对我来说都是不利于健康的。

我总是推崇在提供健康护理的圈子里面工作——医院、临床诊所和保健中心。个人疗法和单独的私人开业对我来说从来都没什么吸引力。对于脱胎于心理动力传统的女性主义"关系"理论家,我一直感到困惑不已,他们为女性患者提供服务的时候,继续强调个人的努力而不是团体和家庭的努力。我一直将女性主义看作一种齐心协力的奋斗过程,有着共同的"提升自我意识"的根源。在我当前的机构中,我们"关联性地"或者"系统性地"(取决于视角的不同)治疗所有患者,不论男女,都是通过家庭疗法和团体疗法加以治疗,而且作为一个由健康护理人员组成的相互支持的团队,我们既着眼于心理健康领域,又借重于各种医学学科。不同学科之间频繁的相互协商,既提高了治疗的质量,又增进了我们的能力,使我们能够保持很高的效率和创造性而不会变得倦怠。二分式的治疗是现代医患关系的一种发明,与生俱来地具有双方力量的不平衡性。很久以前,绝大多数的宗教治疗和巫术治疗都借重于团体仪式和家庭仪式的力量,在其他文化中至今如此(Frank, 1974)。

除了耳闻目睹以及强调与他人之间的联结以外,我还为自杀患者带来一种自信的乐观主义,相信生活是无法预测的,能够产生令人惊异的积极的转机,而不仅仅是越来越糟。只要生命不息,无论多么困苦,都会有希望。乐观主义,不论看上去多么不可信,对于存活在这样一个时代的物种来说都是不可或缺的,在这个时代,臭氧层正在破裂,大灭绝到处肆虐,战争一如往常那样频繁,毒素渗透到每一餐饭和每一口呼吸,核电站在人口稠密的地区运转,而那里的人们和其他地方一样也会出错。在确证苦痛的同时传达乐观主义态度,是一种复杂的辩证性和伦理性的立场。需要用充满希望的双眼穿过悲伤的镜框去寻寻觅觅。这种立场绝对不是中立的或者消极的,它要求治疗师能够积极地领会这些矛盾。如果一个绝望的治疗师和一个自杀患者走到一起,结局将是致命的。

最后,我教自杀患者掌握新的应对方式,拓展他们解决问题的本领,使之不至于转而选择自杀。我帮助他们认识到他们本已具备只是尚需拓展的很多长处,这种手段可以被称作"以解决问题为中心"或者"自我加固",取决于理论取向的不同。

不过,为了帮助别人看到他们自己的长处,我必须从自己俯拾皆是的弱点中找到自己的长处。我不得不搜寻我自己关于大屠杀幸存者及其后代的经历,这与早期的心理动力学著作背道而驰,按它们的观点,我们无异于绝望的神经官能症患者。我们被一种可怕的故事所沾染,没有人真正愿意听这些故事,没有人愿意想象在他们所生活的同一个世界上,这样的故事会发生在与他们并无二致的人身上。我开始认识到,很多幸存者的后代都是非常出色的临床专家,遍布各种救助行业。而且我也学会了越来越深入地体会大屠杀幸存者所面临的两难困境,即在用心养育子女的过程中,要不要将他们的故事告诉孩子们,该告诉多少。按照我母亲的观点,不告诉我她在大屠杀中的经历,就是不去提醒我留意这个世界上有可能对我造成伤害的危险,就是不让我去了解她,并且理解她在一年中的某些时候出现的深深的哀伤并不是因为我做错了什么。但是告诉我她的故事就是“让希特勒也对你造成伤害”。不论如何,她都感到困惑,因为两种选择都意味着传递痛苦,善良的母亲们是不愿意这么做的。万嘉腾(Weingarten, 1994)探讨了遭受性虐待的或者像她一样患上了诸如癌症等绝症的母亲所面临的两难处境。这个世界充斥着痛苦,这一点我们这些做父母和治疗者的人在真实世界中太了解了。不将创伤和令人痛苦的经历讲述给子女们,不将它们融合到我们的集体意识当中,就是将受伤害的人、患病的人、垂死的人从我们其余的人身边割裂开来。这会导致他们的经历变得没有价值、不为人知、没有意义,甚至被玷污,而且这会促使创伤性事件本身的再次发生,因为我们的文化没有充分认识到它们的危害。

我的母亲为了将我与家族的过去联系起来,告诉了我她的故事,其中既有欢乐又有痛苦。没有留下什么传家宝或者相片,只有她那鲜活的记忆,讲述着什么人死去了、什么东西失去了,以及那一切是怎么发生的。她讲述她的故事,是为了激励和保护我,她们所做的,给了我一笔强大有力、积极向上的财富,也提醒了我关注这个世界的阴暗面。我了解到了人类心灵的阴暗面——嫉妒、贪婪、种族主义、反犹主义、虐待成性、灭绝人性——是如何导致人类历史上黑暗的恐怖事件,从而将个人的心灵与集体经历联系在了一起。她向我,她的长女,传递了家族的生命之线。我常常惊异地意识到,我遗传了她的内在意志力,这让我在我自己身为人母的过程中既受到了挑战又得到了滋养。而通过我的职业,通过帮助他人重续更加充满希望的人生故事,去包容而不是否认困苦或沉溺于其中,我已经找到了兑现我的家族遗产的方式,这种方式既确认了他人的苦痛又减缓了它们。

* * *

为了维持我进行临床工作的能力,我需要划清我在家的时间和工作的时间之间的界限。当我在家的时候,我尽量不去想患者们的情况。不去想处于痛苦之中的患者这一点往往很难做到,不去想可能自杀的患者,这往往显得根本不可能。我常常吹毛求疵地猜想,再多关心一点也许就能拯救一个人的生命。而我随之而来的情绪反应多种多样,轻则产生一种保护性的焦虑感,重则对这种侵扰我生活中其他部分的现象感到恨之入骨。

自杀患者会勾起我关于灾难的想象,这是我的一项出色的能力,由于多年思索、聆听和阅读有关大屠杀的方方面面,我能够惟妙惟肖地想象最为糟糕的场景。自杀患者常常激起我最强烈的恐惧感,一方面是对他们,另一方面是担心一旦我被发现玩忽职守,我的职业就毁了。当某位患者有一次会面没有出现时,我的情绪就非常低落。我不知道她是否还活着,而且我必须决定要付出多大的努力去找到她,要花多长时间去等待。有时候这就像烫手山芋的游戏:如果我是最后看到患者的人,我就感到焦虑得多,如果最后看到患者的是与我协作的精神科医生,我就感觉轻松多了。没有人想成为患者自杀之前最后的联络者,自杀者的家人最有可能将憎恨、哀伤和投射出的负罪感发泄到这个人身上。

治疗自杀患者会变成一种情绪情感上的冒险行动:做错一件事,误判一个电话,患者就有可能一死了之。我会被起诉,我的职业会被剥夺,我的名字会出现在《波士顿环球报》(*Boston Globe*)上,配上我像个疯女人一样的照片。但是在绝大多数时间里,我尽力不去担忧。我知道我一直尽力而为,并且小心谨慎地做了记录。随着过去十五年里我逐渐成为一名成熟的临床专家,我已经认识到,如果我敏锐地接收患者给予的反馈信息的话,做错的事情通常会很快自动校正的。对患者的反馈要协调一致、反应迅速、不加拒斥、准确领会并且给予鼓励,这对于和所有患者维持互信关系都至关重要,但是对于那些试图自杀的患者来说,尤为重要。

一旦自杀患者跨越了我们设定的阈限,在某种无形而又合法的意义上,他们就被托付给我们了。他们就像是情绪的黑洞,常常吸噬掉大量的精力,令我们始料不及,不论是上班时间还是下班时间,从而使我们不得不打破界限并做出我们通常不愿做的例外之事。我自己往往会延长治疗时间,导致接待室里排起长队。这又使得其他患者对我产生不满,我又有可能将这种情绪转嫁到试图自杀的人身上,因为其需求与分配好的时间不相符。

一位特别造作、持久地试图自杀的女子,每当时间临近结束快要离开我的办公室的时候就出现即将自杀的幻想,总是以此来说服我延长时间。我记得有一天她严重地拖延了时间,我向同事说道:"我真希望她刚刚已经了断了,只剩下我。"事实上,假如她真的那么做了,我会感到非常可怕、非常愧疚。我只是感觉到,由于我缺乏技巧,她待我不公。我已经让事情失去控制了。于是接下来我们花了一整档会谈时间来设定我们本该一开始就设定的规则,明确划分好为了让她活下来,她该负什么责任,我该负什么责任。如果她有自杀意念,我们需要在会谈开始的时候就去探讨。否则,会给治疗进程带来损害。从那以后,她的举动更加负责了,而我也不再感到不满了。

玛莎霖翰(Marsha Linehan, 1993)作了一个很贴切的比喻,来形容治疗师在为持久性自杀患者服务的过程中必须保持的微妙的平衡:

> 关于治疗的另一个引申的比喻是在各种条件下学习游泳。患者是游泳者,治疗师是教练,坐在小艇上绕着患者打转,给予指导和鼓励。

其中的张力常常体现在游泳者希望登上小艇让教练载她上岸，而教练则希望游泳者待在水里。如果教练将游泳者载到岸上，她就永远也学不会游泳，但是如果游泳者淹没在狂暴的大海中，她也再没法学会游泳。黏着小艇不愿游泳，或者潜到水里吓得教练跳进水里救她，是患者干扰治疗的行为示例；当显而易见患者淹水的时候不伸出桨去搭救，或者每当乌云袭来的时候就将患者载到岸上，是治疗师干扰治疗的行为范例。(pp. 210 - 211)

由于医护服务机构缩短了住院治疗时间，像我这样的门诊治疗师必须更加娴熟地掌握这种平衡手法。对于需要特别加以关注的患者，再也不能轻易地在其住院治疗期间对其不闻不问而去休假了。有一次，我在整整三个星期的度假期间都在担心一位持久性自杀患者，她在我离开的时候显得特别痛苦，尽管承诺确保安全，并作了很多突发事件预案。假如她住在医院里的话，我会感觉好一些，但是这更多的是为了我内心的安宁而不是她的临床需求。当我返回的时候，看到她轻松愉快，我发现自己既感到如释重负，又感到有些恼火；她度过了愉快的三个星期。我想起了我的孩子在日托里面与我分别的时候放声大哭，而后一旦我消失在视线之外，就开心地玩起来，而我却在上班的路上哭泣。尽管分离是我的一个大屠杀情结，但是我通常能够处理得很好。而这一次，我感到对自己很生气，对患者很生气，对大屠杀很生气，是它使我感到自己必须将我生活中的欢乐捐出来弥补别人的痛苦，让我感觉到如果我放松警惕并且去做一些纯粹欢愉的事情，我回来的时候就会发生灾难。

* * *

我知道，有时候我付出额外的心力去为自杀患者担忧，对患者意义不大，反倒对我自己更要紧一些。当我忍不住担心某位自杀患者的时候，并不是在遵从所有职业上的规则，常常是由于我自己那带着无助感的不安心态：我觉得就算我付出最大的努力并且所做的一切都是对的，实际上那个人还是有可能结束她自己的生命。这重新激起了我内心的一些久远的负罪感，觉得做得再多都不够，这是我作为第二代幸存者的负罪感，觉得没有能力去拯救那些就在我出生之前十年都不到的时间里被纳粹杀害的亲属。毕竟，我永远都拯救不了六百万条性命，无论我是一名多么出色的治疗师。我也永远无法治疗那么多的患者，无论我的时间利用率有多高。我甚至永远都无法接触那么多的生命——尽管通过写作，这最后的一条我还是有可能实现的。所有这些局限都曾经让我难以接受，因为在长大成人的过程中，我感到自己的使命就是以某种方式去为大屠杀做些弥补,去纠正它,去退回从前,改变它的进程。

当然,因为没有神奇的、上帝般的力量,我没法做到这些。(就连上帝也没有拯救出我的外祖母和她的孩子们。)我是一介凡人而且并不完美,这一点我花了几十年的时间才开始接受。我能做的最好的事,就是学会如何在这个星球上伴着我所拥有的一切而茁壮成长,并将我领悟到的一切与那些感到绝望并且根本活不下去了的人们分享。而且我能够以某种方式为解决社会问题做出自己的贡献,这将会降低我的孩子们生活的时代出现生态灾难或者人类暴力灾难的可能性。这使我成为一个足够好的大屠杀幸存者的女儿,而不是一个十全十美的女儿。完美、逆转历史的能力将会把我抹去,因为我的存在本身就是我父母远离家园的结果。

纳粹分子信仰完美,但是假如他们种族灭绝的图谋做得完美的话,我就不会存在于此了。纳粹对完美的热爱使得我更容易放弃将完美作为一个人生目标,而我也强烈地敦促患者去做——对此许多自杀患者似乎非常难以接受。我想起了一位自杀患者,在转介给我之前,他打破了向治疗师做出的安全承诺并向自己的胸膛开了枪,只差几厘米,没有伤到心脏。他一直被完美主义所困扰,做的每一件事情都力求正确,当做不到的时候就觉得自己是一个失败者。但是他不完美的瞄准却救了他的命。他的死里逃生转变了他:现在他将自己的生命归功于一次失误。因此,失败的自杀企图、相差毫厘的射偏,对患者和治疗师来说都是难得的良机,可以对生命和治疗进行重新考量,并常常能够改变双方的取向。

这个故事使我产生了共鸣,因为我父亲就是因为一名纳粹卫兵不完美的瞄准而得救的。当我父亲在劳改营里面挖掘犹太墓碑用来铺路的时候,一名卫兵以为他想逃跑,就向他开了枪。

"我的瞄准是完美的,我从来没有射偏过,"当子弹穿过了我父亲的帽子而不是头颅的时候,这名目瞪口呆的卫兵说道,"我的失手是你命不该绝的征兆。"

"预言往往会变成现实。"我父亲想道。他从这件事中得到了勇气,此后不久真的逃出来了,接下来的两年在藏匿中度过了。

我的大屠杀遗产和我的患者们还使我学会了谨慎地对待美好时光,不要将它们看作理所当然。成功的自杀往往发生在患者做得较好的时候。某件事物,梦想破灭了——一件事、一场纪念会、一个记忆,或者人际关系危机——而痛苦变得无法忍受,于是原有的冲动涌上心头。对某些人来说,一种特定的无懈可击之感会成为一个影响因素:先前曾经这么多次试图自杀并得到援救之后，有些人却真的出于偶然而自杀身亡了。另有一些人，很不幸，第一次尝试就成功了，每个人都因为毫无预兆而感到震惊。在我们的医务所有一位患者，自从青少年时期以来一直很清醒冷静，在他妻子要挟说要离开他以后，接受了住院治疗。他被安排在日间住院项目中，衣着整洁，神色镇定，举止得体，这时他妻子声称她仍然不会接他回去。他跳出了窗外。

于是，我对先前的自杀患者喋喋不休地谈论自杀的问题；我永远不会变得沾沾自喜。我们反复推敲复发预防策略(Marlatt & Gordon, 1985)和忍受痛苦的技巧(Linehan, 1993)，不胜其烦，即使他们已经感觉好多了。这种推敲常常是在团体治疗中帮助他人的情况下进行的。我试图建立一种信任的联系，这样他们就会告诉我实情，而且当他们产生轻生的念头时就会求助。但是我没有办法拯救那些一点都不自救的人，他们没有向我、向朋友或向家人传达任何信号表明危险迫在眉睫，他们在最消沉的时候一时冲动地滥用药品，从而遮蔽了他们的判断力并且降低了自我保护的能力。我能够遵循特定的职业原则和我最敏锐的直觉，但是没有什么保票。我无法成为一个守护天使或者为他们选择生命。我只能够尽量发挥一种善意的影响力，指出他们无法看到的选项，并寻找轻生的征兆。

认识到我拯救患者的专业能力的局限，让我感到很难接受，但作为一名为如此多的人提供心理健康护理的人，我也感到欣慰：在我已经竭尽全力却仍然没能阻止那些成年男女做傻事的时候，我不再遭受负罪感的折磨。然而，在我的内心中，由于已经与那个人建立了联系，仍然留存着无法摆脱的挣扎，我会问自己“假如……”。

* * *

“你也许需要具备改变我的整个人生历程的能力，”丽莎最后说道，“而你办不到。你没办法改变所有的那些——我父亲骚扰我、叫我笨蛋、打我、要挟说要杀掉我。我仍然听到他的声音一直萦绕在我的脑袋里。你无法改变这些。”

“你的过去并不决定你的未来，丽莎，”我答道。“心理治疗是一种伙伴关系，而且如果你和我每个人都做好自己分内的事，我就能够帮助你改变你的人生。要不是我不断地看到有着可怕的过去的人们继续过着更加幸福的生活，我也不会做这项工作。而且，过上更加幸福的生活当然是最好的报复，比其他的方式都好得多。”

她又一次看着我，这一次带着一丝阴郁的笑意。“呃，好吧，我会尽最大的努力。”

当我对这双关之意大加赞赏的时候，我很高兴我的一只脚已经跨进了门槛,而且一项关于治疗的约定已经开始了。我知道,即使我付出最大的努力,丽莎还是有可能真的死在她自己手里,但是更有可能的是她不会这么做,而且假如她选择将我作为一个资源加以利用,我作为一条生命之线的经历,不论是个人生活上的还是职业上的,都会为她带来莫大的助益。反过来,在她求生意志的转变过程中发挥作用,会鼓励我更加相信人与人之间的联系所具有的治疗力量,也会使我对自己的孩子们在这个疯狂、暴虐而又美好的世界上的未来抱有更多的希望。

“你无法拯救这个世界。”在我少年时期充斥着热切的理想主义的岁月里,我母亲常常这样对我说。也许她是对的,但是正由于她的榜样作用,我从来都没有停止过努力,每次拯救一个人。

参考文献

Ehrenreich, B., & English, D. (1978). *For her own good: 150 years of experts' advice to women*. New York: Anchor/Doubleday.

Frank, J. (1974). *Persuasion and healing* (rev. ed.). New York: Schocken.

Linehan, M. (1993). *Cognitive-behavioral treatment of borderline personality disorder*. New York: Guilford Press.

Marlatt, G. A., & Gordon, J. (Eds.). (1985). *Relapse prevention: Maintenance strategies in the treatment of addictive behaviors*. New York: Guilford Press.

Weingarten, K. (1994). *The mother's voice: Strengthening intimacy in families*. New York: Harcourt Brace.

第四篇

临床上的两难困境

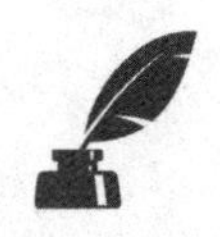

第十四章

镜子中的裂纹：

当精神科医生为医生及其家人提供治疗[1]

迈克尔·F.迈尔斯，医学博士

在过去21年的精神病学工作中，我成了医生的医生(Myers, 1992a, 1994)。然而，我对医生及其情绪困扰和精神困惑的兴趣，却开始得更早，而且是由悲剧事件所引发的。那是在1962年，我在医学院的室友自杀了。当时我并没有真正把他的死放在心上——我一直在解剖学实验室、生物化学实验和大学生联谊会活动之中忙忙碌碌。直到我在精神科住院实习期间(1969—1972年)开始照看接受住院治疗的医生们(以及他们的配偶和孩子)，我才开始审视照料这些患者对我个人产生了怎样的影响。我记得那是一种五味杂陈的情绪状态——但是主要是焦虑和自我意识的感受。由于接受训练期间产生的这种心神不定的感觉，我知道，在为与医学领域毫不相干的患者提供治疗时，我会对自己的专业素养更加自信。

当我在1972年完成住院实习以后，我走上了两条同样诱人的职业路径——学院精神科工作和私人开业治疗师。它们在很多方面互为补充。为医学学生和住院实习生讲授精神医学课程和进行家庭诊疗，使我能够与时俱进地接触医学院和研究生培训中介于专业发展和个人成长之间的很多问题。身为精神医学本科教育负责人，我不仅能够了解学生们对教学问题的想法，还可以了解他们对医学院和医院里的学习风气的关注。身为未来医生的教师兼管理者，我怎么可能不关心那些关于乏味的教学、虐待医学学生(Richman ta al., 1992)、性骚扰(Charney & Russell, 1994)以及我们医学中心如此之多的医生萎靡不振(Belkin, 1993; Wehbe, 1994)的情况的报告呢？

[1] 本章中的临床简述乃是由很多类似主题的案例混编而成。为了掩护患者的身份，它们经过了改编和修饰。

在我的私人医务所中，我既是个人治疗师又是专攻婚姻和离婚治疗的专家，有机会治疗大量遭受精神疾病折磨的医学学生、医生以及他们的家人。这成了一种特殊条件——因为当今的医生们所面临的那些生理上的和社会心理上的很多弱点，我也身在其中。能够帮助医学领域的人们重新感觉良好并再次发挥最大作用，这令我感到欣慰。但是这种工作也会深深地触到我的痛处，并激起大量烦扰不安的情绪反应。

在这种背景下，继之而来的是我作为医生们的精神科医生的工作所特有的那些感受、反思和洞见。在过去的岁月里，我已经为大约500名前来找我咨询的医学学生和医生们提供了服务。他们的问题形形色色，既有重大精神疾患(双相情感障碍、精神分裂症、复发性情感障碍、失智症)，也有比较轻微的顾虑，比如适应障碍、性功能失调和生活各阶段的问题，包括很多人对人际关系、婚姻和离婚的担忧。然而，潜藏在这些诊断类别之下的，或者说从中产生的，是医生们很多痛苦的情感冲突(例如，因病休假而产生的负疚感，依赖镇静剂而产生的羞耻感，对感染AIDS的焦虑感，婚姻走到尽头的失败感)。所有的治疗师都知道那些精神病学标签，而冷冰冰的诊断类别并不能够触及患者内心所遭受的困扰。下面是一些触动治疗师心灵的“素材”。

震惊

震惊是很多精神科医生不常感受到的一种情绪反应，尤其是随着他们年龄渐长并且经验日渐丰富。他们往往会感觉到“我早就见识过了”。但是我作为一名医生的精神科医生，确实不止一次地感受到了这种情绪，尽管我渐渐变得经验老到、身经百战。这里有一个例子：

> 当A医生打电话到我的办公室问我愿不愿接收他作为患者的时候，我起初很犹豫。为什么？有三个原因。首先，我们在同一所教学医院担任临床教学任务(尽管在不同的科室)，并且都在一个AIDS政策委员会任职。其次，我们的妻子是朋友，尽管我们两对夫妻从来没有一起参加过社交活动。再次，我们的孩子们通过各种体育运动队而相互认识。我本想对A医生敷衍了事，但是他打消了我的想法，他在电话里说道：“我下了很大的决心才打这个电话——承认我需要帮助很令人尴尬——我是经过深思熟虑才打给你的，因为我曾经见过你，对你了解一点点，而且很尊重你——胜过了这里的绝大多数精神科医生和我个

人所了解的其他人。”奉承归奉承，我还是决定那个星期稍后一些和A医生会面。

因为我通过妻子了解到A医生的父亲最近刚刚去世，而且这对他来说非常难以承受，所以我以为他打电话给我就是为了这个。错！他初次造访开场就说道：“谢谢你答应为我诊治。让我直说了吧。我不爱萨拉。我从来就没有真正爱过她。大约两年前我开始与我的秘书相爱并开始约会。现在她已经离开了她丈夫，而我也计划鼓起勇气告诉萨拉以后尽快与她离婚。莫尼卡和我打算一起生活。我知道你做了很多婚姻和离婚方面的工作。你能帮忙吗？”

出于我先前对他的婚姻的了解和错误假设，当A医生告诉我他来看我的原因时，我被惊呆了。假如他对我来说完全是个陌生人，我倒不会感到震惊。同情会有的，但是震惊不可能。A医生在第一次造访的时候是如此的紧张和专注自我，我认为我的震惊他没有看出来。就算他看出来了，他也什么都没说。假如他说起来的话，我会承认我的惊讶，给他做出简短的解释，然后继续进行评估。我发现，在初次会面以后，我作为他的治疗师不再那么窘迫了。我能够恢复往常的专业风范，并为他提供关怀、支持、建议和指导。当他向他妻子表露离婚的计划时，他告诉她自己咨询了一位精神科医生，但是没有告诉她自己去看的是谁。我继续单独约见他，并推荐了一位治疗师，是他们两人都不认识的一位社会工作者，以便让他们两人接受离婚治疗。

羞耻

作为一名医生兼精神病学家，我将自己看作具有共同目标和责任的人们所组成的团体中的一员。因此，当我的职业圈子——我的参照团体——中的一员处在良心的挣扎中时，我会有所感受，不论是好是坏。我的羞耻感是一种混合体。有一些来自我的医生患者们[1]，以及他们投射到我身上的感受。有一些是我自己的。这是最近发生的一件事例：

B医生是我们医学院一位德高望重、备受尊敬的精神科医生，他大约一年以前因为抑郁而来求助于我。因为我诊治了很多医学学生和精

[1] physician-patients，即这些人原本是医生，但是自身遇到问题前来寻求帮助，成为作者的患者。简称为医生患者，本章下文多次出现，均为此意。——译者注

神科住院实习生(他们都知道 B 医生),而且我也诊治了 B 医生的一些患者(他将其转介到我这里,与伴侣或配偶一起接受婚姻治疗),我开始为我的接待室的情况而感到紧张不安。我尤其担心 B 医生的隐私,怕他会在那儿遇见同事、学生或患者。当我在日程表上挖空心思地调整我与他的预约时间时,他问我怎么了。我解释了我的难处,他大笑起来。"有问题的是你,迈克——我不会因为到你那儿去而感到羞耻——我为什么要感到羞耻?——假如我们自己都遮遮掩掩的,我们永远也洗刷不掉对患有精神疾病的人的污蔑。"

医生们向精神科医生讲述的很多冲突、行为和事件中,羞耻感都是一种相伴而生的情绪体验(Myers, 1992b)。这些事例各种各样,有的是医生谈起少年时期对妹妹进行性骚扰;也有医学学生交代自己在病理学考试中作弊并为自己的行为深感痛悔;一位男性妇科医生描述说在为某些患者做骨盆检查的时候产生了性兴奋;一位女性精神科住院医生回忆说在一次派对上与一位大学生患者不期而遇之后带他回家过夜;一位实习生对他的主治督导撒谎说自己已经记下了一份手术报告,可字迹潦草得无以复加;一位焦虑不安的泌尿科住院医生不确定自己的性取向,因为当一位年轻的男性患者在睾丸检查的过程中勃起时,他感到兴奋激昂;一位麻醉科医生讲述了发生在手术室里的一次事故,他的患者"晕过去了",并险些丧命;一位医学学生回忆说他那离婚的母亲有一次喝醉了酒,赤身裸体地在他面前分开自己的阴唇要教给他"一些真正的人体结构"。

对家人的忧虑

作为心理健康专业人士,我们会尽最大努力去遵守行为规范,并且注重医患关系的界限。但是,当精神科医生诊治他们的生活圈子或者工作圈子里的医生(或他们心爱的人)的时候,其他因素往往会产生干扰。其中之一就是某些医学领域的封闭性和狭小性。有时候,职业和家庭之间的界限是非常松散的。

当我应邀为科琳治疗进食障碍的时候,我没有想到对她的治疗工作我会感到如此不安。她当时 21 岁,她的父母都是医生。我没有违反传统的规则(也就是说,我以前从来没有遇到过她,而且与她父母也只是在一次晚会上被人简短地引荐了一下)。我和他们没有先前存在的或者正在发生的关系。我所不知道的是科琳和我时年 21 岁的女儿有一个共同点——同一个男朋友加思。他是我女儿的第一个"真正的男朋友",是在我女儿从 17 岁到 18 岁那段时间。一年以后,他成了科琳的男朋友,他们之间的关系维持了大约一年半。大约在科琳成为我的患者之前的六个月,他们之间的关系破裂了。

在将科琳送入医院治疗并且帮助她度过了严重的体重下降和抑郁危机以后,我开始对她进行心理治疗,探讨一些导致她患病的动因。在一次会谈的时候,她谈起了她和加思的关系以及她对他的愤怒。她不停地描述他是多么地暴虐——言词方面、情绪方面、肢体方面以及性的方面。他常常羞辱她,当他生气的时候就叫她"笨蛋",咒骂她,并且指责她对他"不忠"。他常常与她约会却不露面。他会答应打电话给她却又"忘记"。有两次,他打了她——一次是他不喜欢她的穿着而她拒绝更换——还有一次是他觉得她在一次晚会上与他最好的朋友聊得时间太长了。他还强奸了她一次,当时她来月经了,不想做爱。她没有告诉任何人这一切——包括下周要为她治疗盆腔炎的家庭医生。

对于一名治疗师,听患者讲述虐待经历从来都不是一件轻松的事情。但是这一次与众不同,对我来说艰难得多。科琳所描述的,是那个我原以为我很了解并且真心喜欢的年轻人吗?那个彬彬有礼,尊重我的女儿(我以为)、我妻子和我的人?这就是那个我原本以为,假如我女儿和他晚几年相遇的话,会成为非常棒的女婿的人?我女儿与男性相处的时候,真的像表面看上去那么自信那么安全吗?突然之间我感到疑虑重重,心中充满了身为父亲的担忧。

这个小插曲表明了从事心理治疗的一种令人痛苦的现实——医患承诺的伦理约束力。我不能够探寻我女儿和加思之间的关系。我不能向她透露我在心理治疗过程中听到的一切。我不能够告诉她科琳是我的患者。我所能做的就是用自己的方式去处理这些信息,并且希望我女儿和加思之间发生的事不像可怜的科琳所经历的那样。

承载医生患者们的秘密

只要有可能,我力求永远不要卷入到与我的医生患者们之间的利益冲突中去。例如,我不接收那些正处在我的督导之下的医学学生或住院医生作为患者。当我供职于住院医生选拔委员会时,对任何曾经是我的患者的申请人，我都会借故回避(尽可能巧妙地)对他们的评估和决断。

但是尽管有这些预防措施，我还是不止一次地陷入打乱我内心平衡的情境中。有一个例子是这样的：我在指导一个医学学生关于儿童期性虐待的讨论会。发起讨论会的那位学生提到了乱伦及其后果。另外五名医学学生中有一位女生，在考入医学院之前曾经有两年时间是我的患者。她是父女乱伦的受害者。我感到非常紧张。我能清晰地回想起她在我办公室里讲述的痛苦回忆，好像那就是前一天发生的事。我不敢看她，不敢重新体会多年以前做她的治疗师的时候，我作为一名男性所感受到的那种羞耻感。

这里还有另外一个例子：我的一位同事打电话把我叫到他的办公室里对我说道："嗨，你听说了吗？A医生(我们医学院一位很出色的临床专家)刚刚被解雇了——他与一个患者有染！"我义愤填膺地回应道："那是彻头彻尾的谣言，我不相信。那是不怀好意。你不要到处散布。"我的同事所不知道的是，A医生和他的妻子是我的患者。对于他们——以及他们经受的痛苦——我有着极端的防御性和保护性。A医生在抑郁和婚姻不幸福的一段时间里，确实和一位患者有一段短暂的关系。现在这已经结束了。我让他接受抗抑郁药物治疗，而且他和他妻子在接受我的婚姻治疗。A医生抑郁得想要自杀，而且为自己带给他的患者、妻子和孩子的痛苦和羞辱而深感羞耻。这个人并不是一个沉迷于性或四处猎艳的人。他是一个精神上受到损伤的医生，他正常的判断力受到了心理疾病的影响。他的医学同事们对他的流言蜚语使我感到厌恶——而且使我对于我们相互之间的残酷冷漠感到非常沮丧。

身为医生们的精神科医生，意味着我还能了解到那些本身不是我的患者，却与我的医生患者们关系密切的人的信息。在治疗过程中，我的患者们会谈论关于那些与我一起工作或者教学，或者同在一个委员会任职者的是是非非。我已经习惯了拥有一个"充斥着秘密的脑袋"，并且对这些人的评判无所谓。但是我还是感到局促，因为我在这些医生不知情或不许可的情况下知道了关于他们的事情。很多例子涌上心头：B医生有生殖器疱疹，C医生前一年与我的患者有风流韵事，D医生阳痿，E医生因为滥用药物而接受治疗，F医生已婚，有四个孩子，却与我的一位男同性恋医生患者频频约会，G医生是HIV阳性，H医生有不育症，I医生和她丈夫快要离婚了，如此等等。

一位医生患者的自杀

当我的患者S医生5年前自杀的时候，他的死出人意料并且震惊了他的医学同事和朋友们。他刚离婚不久——他的妻子和孩子离他而去——这种痛苦，再加上他的双相障碍和酗酒，他已经无法承受了。作为他的精神科医生，我知道他的预后情况不乐观。在我成为他的医生之前，他已经接受了两次住院治疗，并有两次严重的自杀企图。实际上，有几个月我一直没有看到他。他取消了通常每三个月一次的预约，并且告诉我的秘书他度假回来以后会打电话来重新预约。我能得知他的离婚，纯粹是出于机缘巧合。我是从另一位与他共事的患者那里听说这件事的，那是一个星期五的下午，当时已经很晚了。实际上，正是由于对方提到了S医生的名字，我才慢慢记起来他有一段时间没有来看我了。我写了一张便条，提醒自己星期一给S医生打电话。太晚了。人们发现他星期天死于一氧化碳中毒。

我有什么感受？悲伤——还有内疚？遗憾？是的。我真希望我在星期五离开去度周末之前给他打电话。在那个时候我也许会防止他自杀而死，但是考虑到他日益恶化的健康状况，以及他的个人处境和职业处境的每况愈下，他最终还是很有可能会自杀。为他的妻子和孩子提供援助和参加他的葬礼，这样做对我自己起到了一定的治疗作用。

我发现自己难以承受的是他的朋友和同事们的批评。他们不知道我是他的精神科医生，也不知道他的情绪障碍和药物依赖。他将所有的一切掩盖起来，不让他们知道。尽管我知道，当某个人自杀的时候，人们会抨击和指责别人，我仍然感到自己因为没能阻止他的死而在某种程度上辜负了他的朋友们。我感到我辜负了他们——而不是S医生！我感到也许我应该能够预见到这件事的到来，并尽快进行干预。

具有讽刺意味的是，在S医生去世6个月以后，他的一位住院实习生来我这里求助，他也是在差不多3年时间里断断续续地向我求诊的患者。在这次会谈中，他刚刚向我倾诉完他是多么地想念作为导师和教师的S医生，这时他说道："我不知道谁是S医生的精神科医生，但是我很幸运让你来关照我。我感到自己得到了很好的照顾。外面有很多卑劣的精神科庸医呢。"

我被他的话触动了，但是感觉只有部分称得上他的善意。我记得自己在向他微笑，但是那是硬挤出来的，而且非常勉强。我还感到脸红（我感到羞耻的表现），而且我知道自己没有正视他的眼睛。尔后，我反思，假如我能够说出实情的话会感到多么轻松："我就是S医生的精神科医生！是的，他对很多年轻的医生来说是一位出色的医生、教师和导师！可是他是一个病得很重而且麻烦缠身的男子！他在和很多困难作斗争！我已经尽了最大努力。你失去了一位对你如此特殊的人，我感到很遗憾。"

为面临纪律指控或诉讼的医生提供治疗

当我应邀为因违背伦理或治疗失当而受到指控的医生提供治疗的时候,我的内心会产生很多情绪和问题。当我聆听医生的陈述、审视律师和监管机构所提供的证据时,我质疑自己是否故意否认、文饰并减小我的医生患者给受害患者(们)带来的所谓创伤。他或她真的做了这样的举动?它真的那么糟糕吗?患者真的受到了伤害?这是不是女权主义者针对这位可怜的医生的对抗性反应?当我们关照医生的时候,我们不仅希望成为他们的医生,还希望成为他们的拥护者——但是我们在寻求公平正义并纠正可能的不公对待时,必须小心谨慎。

我发现自己必须抗拒内心的一种倾向:试图与医生患者串通一致共同对付受害患者。我很容易与患者建立一致性,因为我们都是医生,甚至可能都是精神科医生。他或她也许真的没有任何恶意。为什么这位患者控诉这位医生?报复吗?她是被遗弃的情人吗?那是在打击医生吗?为了经济补偿?是她的新治疗师让她这么做的?这是行业间的对抗吗——一位心理学家对抗精神科医生,抑或一位按摩疗法医生对抗内科医生?

也有时候,我发现自己站在受害患者的立场上:"我真的为她感到遗憾——她所希望的是得到帮助,而不是被利用——我知道被人利用是一种什么滋味——我自己也曾经是一个患者,我知道你会变得多么脆弱无助,知道你会多么惧怕权威人士——我不认为我的治疗师尊重了我的界限——那是一种多么恶劣的对权力的滥用!"

对于照看遭到指控的医生的精神科医生来说,另一个挑战是处理有可能出现的强烈情绪(例如,愤怒、厌恶、放任)。"怎么会有如此残酷,如此自私、病态、邪恶、讨厌的医生?我该怎样隐藏我对这个医生的愤怒和鄙视,并运用专业的评判?我对医生患者们没有了通常所怀有的友善和同情,我感到冷淡、拘谨,非常程式化。这使我想要独善其身,并因为抱有这种态度而感到愧疚。我真希望我能够摆脱这个患者。"

最后,为那些身负指控的医生提供治疗可能会引发对自己先前不道德的(或者有可能不道德的)失误和违规行为的回忆和感受(焦虑、羞耻、悲伤、愧疚)。会产生一种类似这样的内心对话:这位患者让我感到非常焦虑。他在谈论一些恰好触及我痛处的事情。我怎么能够忘记我在见习期、住院实习期和正式开业早期是怎么对待某些患者的?那时候,这个话题没有被提起过,即使被提起过,也仅仅是浅尝辄止。20 年前,界限是不一样的,不是吗？他越是谈论他和患者之间发生的事，我就越感到羞耻和愧疚。但愿上帝仁慈地宽恕我。我做见习生的时候，当我看护的那位年仅 25 岁患脑膜炎的男子死去的时候，为什么我没有被起诉？是不是我玩忽职守并侥幸逃脱？还有 23 年前，当我还是住院医生的时候，我拥抱过的那位心烦意乱的女性患者。那位患者再也没有回来。她为什么没有对我提出伦理控诉？我从此以后心头一直萦绕着那一天的事，一直在想究竟是谁需要那个拥抱——我还是她？而且我是多么严重地破坏了契约，破坏了她对我的信任，并破坏了她作为医生的威信。

对自己婚姻破裂的担心

因为我为大量有人际关系问题或者婚姻问题的医学学生和医生提供过治疗，我常常从前来找我寻求帮助的夫妻们的情况出发，来看待我自己的婚姻关系的发展态势。当我自己的婚姻出现紧张局面时，我发现很难将我自己从患者的婚姻问题中摆脱出来。而且，我开始担心是不是我妻子和我正处在婚姻破裂的早期阶段而浑然不觉。这种情况下我怎么保持洞察力？

这里有一个例子，这对夫妻的离婚代表了在 20 世纪 90 年代绝非罕见的一种婚姻破裂的类型。作为一名既有事业又有婚姻的职业男人，作为一名每周五天在办公室里目睹悲伤和忧虑的中年精神科医生，我忍不住产生认同感：

> W 医生是一位心脏病专家，W 夫人是一位女实业家。他们都是 50 岁，在他们结婚 25 周年纪念日的那一天来找我寻求帮助。他们的两个孩子都离家在外上大学。两周之前，W 夫人告诉她的丈夫她想分居。他感到非常震惊，并恳求她在离开之前至少要尝试一下婚姻治疗。她同意了，但是并不感到很乐观。这就是我们第一次会面的背景。
>
> 我所了解到的是，W 夫人郁郁寡欢已经至少 5 年了。她曾经试图告诉 W 医生她和他在一起所感到的孤独和厌倦，以及她相信他的全部生活就是他的工作。他辩解说，他可以减少工作时间，而且他们可以开始共同做更多的事情。这在几个月里使情况有所改观，但是他们很快又回到原来的习惯中去了。他们的性生活也变得更少了，但是谁也没有真的抱怨。当 W 夫人建议参加一个婚姻促进团体的时候，W 医生对此嗤之以鼻。两年以后，当她想去参加婚姻治疗的时候，他觉得那既愚蠢，又没有必要。相反，他预订了一次旅游，尽管很有趣，但是 W 夫人

仍旧感到和丈夫在一起索然乏味。几年过去了，最后她终于断定自己想要独自生活。

对于分居，W夫人唯一感到犹豫不决的是可能会遭到她的朋友和家人的非议。他们都喜爱W医生，并且认为他是一个理想的丈夫——工作勤奋、事业有成、尽职尽责，在医学圈子里德高望重，而且身体健康。他从来没有暴力倾向。他不酗酒。他是一位好父亲。他和善而且信任他人——她来管钱。从表面上看，他是非常出色的。然而，他是个完美主义者，从来没有放松过身心。他总有紧迫感，以自我为中心，稍微有点颐指气使。而且如她所说，单调沉闷。

W医生大为惊愕，惊慌失措。他非常后悔自己的生活方式以及将医学和自己的事业看得太重。他责备自己多么严重地轻视了他妻子的不幸福和孤独。他希望自己几年前就去寻求帮助。

W医生和W夫人对婚姻治疗的努力是真诚的，但是毫无起色。在四次造访以后，W医生明白，他的妻子已经毅然决然，而且在心理上已经形同陌路了。现在才试图弥补已经太晚了。我开始对他们进行分居治疗，两个月以后，W医生选了一套公寓并从家里搬出来住了进去。他对自己婚姻的结束仍然感到悲伤，但是已经更能够接受了。

我对W医生和W夫人的治疗是如何影响了我呢？在很多方面。我记得自己当天晚上带花回家了！我记得自己更加仔细地聆听我妻子讲述白天工作当中的经历了。我记得自己建议晚饭后去散步。我记得自己更加清醒地认识我妻子和我在一起幸福和不幸福的程度了。而且我还记得当我妻子批评我工作太投入的时候，自己尽力克制我“膝跳反射”式的下意识自我保护倾向了。

做一名治疗师，既令人感到羞辱，又让人感到充实。之所以令人感到羞辱，是因为社会的种种活剧每天都在我的办公室里上演，而我们都是社会的一部分（尽管我们很多医学界的人试图与之作斗争，并否认我们也是一介凡人）；之所以令人感到充实，是因为我从患者以及他们的挑战和奋斗中学到了很多。W医生（以及我的职业生涯中如此众多的人）教我学会了不要将我的婚姻和孩子们视作理所当然的，不要将我的患者、学生和研究工作放到他们的前面。W夫人教我学会了追求兴趣爱好和其他形式的休闲娱乐。他们合起来教我学会了共处、幽默、顺畅沟通、富有创造性的重要意义。

结论

在这一章里，我描述了精神科医生照料医生及其家人的时候所面临的一些常见问题。我的很多评论都是就事论事的，而且是一家之言；并不是所有的精神科医生在为医生患者们进行治疗的过程中都会产生同样的内在情绪和冲突。然而我的中心思想是普遍适用的：医生们及其家人是为他们提供治疗的精神科医生的一面镜子。我们有义务去探访那面镜子。

参考文献

Belkin, L. (1993). Sensing a loss of control, more doctors call it quits. *New York Times*, March 9, A1, C2.

Charney, D. A. & Russell, R. C. (1994). An overview of sexual harassment. *American Journal of Psychiatry*, *151*, 10 - 17.

Myers, M. F. (1992a). Treating physicians with psychotherapy. *Directions in Psychiatry*, *12*, 1 - 7.

Myers, M. F. (1992b). Fighting stigma: How to help the doctor's family. In P. J. Fink and A. Tasman (Eds.), *Stigma and mental illness* (pp. 139 - 150). Washington, DC: American Psychiatric Press.

Myers, M. F. (1994). *Doctors' marriages: A look at the problems and their solutions, Second edition*. New York: Plenum.

Richman, J. A., Flaherty, J. A., Rospenda, K. M., & Christensen, M. L. (1992). Mental health consequences and correlates of reported medical student abuse. *Journal of the American Medical Association*, *267*, 692 - 694.

Wehbe, M. A. (1994). A father's advice: Don't become a physician, my son. *American Medical News*, April 25, 22.

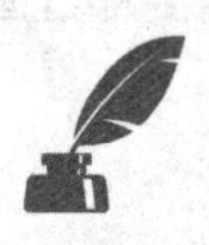

第十五章

对治疗师的心理治疗：

反移情的两难困境[1]

南希·A. 布里奇斯，LICSW、BCD

历来，在心理动力学各派系里，治疗师个人的治疗被认为是成为一名合格的临床工作者的前提条件(Baum, 1973; Buckley, Karasu, & Charles, 1981; Burton, 1973; Strupp, 1955)。然而，尽管心理动力学派的心理治疗师们在培训阶段和从业之后频繁地接受治疗，却几乎没有文献论述这种治疗的特殊性质和承担治疗任务的治疗师们[2]的经历。对于承担治疗任务的治疗师们来说，对治疗师进行心理治疗，会引发强烈而复杂的反移情感受，并在辨别和处理认同问题方面，产生了独特的难题。强烈的，而且往往是无意识的嫉妒感、竞争性、暴露感以及脆弱感，还有一种特别紧密的自我认同感，以及一种强烈的想要有所帮助的愿望，都很有可能对治疗过程带来侵害。对批评的担忧、治疗中的自我中心倾向以及对个人职业自尊的保护倾向，都有可能伴随着对身为治疗师的患者的治疗过程。

对身为治疗师的患者进行的心理治疗，为承担治疗任务的治疗师提供了独一无二的良机，去与自己作斗争，与治疗过程中所产生的种种强烈感受作斗争。危险和困难存在于承担治疗任务的治疗师回避、否认和拒绝坦诚面对自己的过程中。在那种情况下，心理治疗的确有可能产生危害。

继之而来的是普遍的反移情困境，据从业的治疗师们描述，这是对身为治疗师的患者进行治疗所特有的现象。帮助承担治疗任务的治疗师们进一

---

[1] 本章是一份修订版，原文发表于 *the American Journal of Orthopsychiatry*, 63(1), January 1993 (pp. 34 - 44)，重印得到了许可。

[2] treating psychotherapists，本章论述的是治疗师作为患者接受心理治疗的情境下，医患双方所面临的一些独特的问题和困境。因此这个术语多次出现，为表述清晰起见，一概译为“承担治疗任务的治疗师”，另一个相对的术语是 therapist-patients，指的是本身是治疗师，但是亲自接受心理治疗的人，也在文中多次出现，为清晰起见，一概译为“身为治疗师的患者”。——译者注

步认识和理解他们有可能产生的反移情感受，能够帮助他们在治疗过程中更有效地对它们加以运用。这种探讨能够增强承担治疗任务的治疗师们在治疗过程中对自身进行观察的能力。巧妙地运用内容丰富、形式多样的反移情反应，对承担治疗任务的治疗师和身为治疗师的患者均有益处。

个案处理问题

自尊与职业发展

为治疗师们提供治疗的心理治疗师，常常会面临大量自尊问题，这些问题有可能对治疗关系产生侵害。正如一位心理治疗师所说，"万事开头难"，意思是说治疗师不断增加的脆弱感、尴尬的自我意识、对暴露的担忧，以及特殊感，随着一次又一次的经历，它们会被克服和减弱。然而，如果承担治疗任务的治疗师刚刚出师，或者对自己的胜任力和职业自我价值没有充分的信心，这些感受就不会消失。

治疗师的一个主要任务就是学会充分地认识治疗关系的力量及其对治疗的价值，充分地认识治疗师的自我在治疗过程中的效用(Rubin, 1989)。对于治疗师来说，这种发展性的任务往往是一种开放式的、持续不断的奋斗过程，因为感到自己对一位患者来说意义重大，这并不容易承受。既要保持治疗的平衡，又要承受令人痛苦的种种感受，并包容强烈的诉求，这是一种至关重要的治疗技能，治疗师只有通过经验、督导以及亲自接受治疗才能获得。没有经验的治疗师在对待这种责任感和特殊感的时候，往往会质疑自己的作用和知识，贬损自己的治疗活动，总觉得一位经验更加丰富的治疗师会做得更好(Sank & Prout, 1978)。接下来的案例阐明了对这些问题的处理：

> 一位精神科医生，最近刚刚出师并开始私人营业，收治了一名刚刚接受完培训的住院心理学家，此人受聘于这位精神科医生先前接受培训的那个机构。在治疗的过程中，这位心理学家由于受到了自尊问题的困扰，他对于选择一位精神科医生作为治疗师感到懊悔，并对他所接受的治疗和他的治疗师不以为然。在工作中，他毫无顾忌地向别人讲述了他对于自己的治疗的愤怒和失望，他从专业上的同事们那里得到了非正式的、互相矛盾的、片面的咨询。
>
> 这位治疗师逐渐意识到自己对这个案例越来越焦虑，感觉到暴露在先前指导教师们的审查之下，并且担心自己在圈子里面的职业声誉。

他对自己的临床判断产生了自我质疑，并且开始将患者与其同事的非正式咨询看作罪魁祸首。患者的负移情(negative transference)，再加上治疗师的感受，很有可能会使治疗过程戛然而止，并使他们无法去探究和理解外人的咨询所具有的动力意义，这可是至关重要的治疗工作。

通过自己的咨询，这位治疗师艰难地控制了围绕着他关于暴露和自我价值的感受而出现的个人问题、发展问题和职业自尊问题，这些感受与患者的自尊问题和移情问题相互交叉，并受到了后者的强化。在辅助之下，治疗师重新审视了这些行为的象征意义，并探讨了患者对依赖性、剧烈情感和治疗退步的恐惧感。

为其他治疗师提供治疗的治疗师们，在这些经历当中，自然而然地获得了一种特殊地位，其中包括了与特殊性相伴而来所有种种两难困境(Greenberg & Kaslow, 1984)。这种地位的诱惑力也许令人感到既欢喜，又惊慌，而且麻烦。成为这样一位治疗师也许是业界人士渴望的角色，但是如果过早承担这种角色的话，自我期望值会被定得太高，而临床体验和愉悦感远远没那么多。这种荣誉会出人意料地伴随着相当强烈的反移情困境而产生。

在为身为治疗师的患者提供治疗的时候，治疗师们通常会艰难地承受暴露感，并担忧来自同事们的批评。在所有的治疗中，治疗师们都认为反移情现象提供了关于治疗双方之关系和治疗过程的至关重要的信息(Lang, 1978)。他们借助于这种现象来深化对这一工作的理解。然而，当临床专家为身为治疗师的患者提供治疗时，这种可预测的反移情现象就会与治疗师自身的自尊问题相互交叉，并被后者所放大，治疗过程会因此而受到影响。如果不详加注意，治疗师所关注的焦点会转移到他们自己的发展问题上去，并且对眼下的临床问题不再清楚明了地加以关注。所有的治疗都毫无例外地包含着不同程度、不同性质的治疗失误，它们充斥在治疗的过程之中(Lang, 1978)。治疗师们必须在其他地方处理他们自身的职业自尊问题，并敞开心胸，作好准备，对疏漏、反移情谬误和治疗失误进行细致的处理。与患者一起探讨治疗失误的动力意义需要足够的注意力，不亚于审视治疗师的盲点和鉴别这些失误。

为一个与自己一样有能力的专业人士提供治疗所产生的特殊感和荣誉感，有可能会在权力问题和界限的保持方面产生问题，即使是对经验丰富的治疗师也是如此：

一位魅力非凡、聪明伶俐、在人际关系和心智能力上都引人注目的治疗师，由于为身为治疗师和在训治疗师的患者们提供治疗而引以为豪。他对于行使权力怡然自得，在专业圈子里备受尊敬，因此而树立了他自己的处事方式和治疗规则。他将他那些身为治疗师的患者们看作被保护人，邀请他们参加他的公开讲座，阅读他的论文，并到他的家里观光，去瞻仰他那些珍惜的家具和私家花园。一位身为治疗师的患者苦恼地回忆道，假如在会谈时间中有那么一段时间她成为关注的焦点的话，那一个小时的治疗就算是一大成功了。

如果身为治疗师的患者将造诣高深的、承担治疗任务的治疗师视为偶像，并渴望变成对方那样，那么他们就不会反对这种剥削性的治疗方式。治疗师自己的弱点，比如浮夸虚荣，会与对身为治疗师的患者进行治疗过程中所产生的反移情感受相契合或交汇，加剧这些问题，并且违背普遍接受的治疗惯例(Epstein & Simon, 1990)。

即使治疗师经验丰富并以专家自居，也有很多因素会造成专业上的失衡，并且对治疗带来侵害：

一位造诣高深的治疗师接收了一名身为治疗师的患者，是他的系主任转介过来的。他发现治疗过程非常困难，每当他想到一旦治疗不成功上司会不满意、自己会失去职业自尊，就感到担惊受怕，心理上很有负担。

经过与对方的讨论，这位治疗师发现他的胁迫感和对失败的恐惧，也反映了他那身为治疗师的患者的体验，后者对治疗的力量和他们之间关系的潜力怀有高得不切实际的希望和担忧。当了解到这些感受对他的患者可能具有的意义，这位治疗师将这种信息融合到了治疗过程中，他向患者询问了他对于刚刚开始的治疗关系的希望和担忧。

责任感的限度

随着经验的增加，治疗师能够越来越容易地在维持伦理标准的情况下认识到临床上的局限和职业上的局限。然而，对身为治疗师的患者提供治疗的过程与生俱来地存在着角色混淆的可能性，以及它所必然产生的紧张情绪。一位承担治疗任务的治疗师说道："谁是治疗师谁是患者都模糊不清了，也许我对这项工作太过投入了。"承担治疗任务的治疗师常常会听到关于他们那些身为治疗师的患者们的引人注目的临床轶事。他们也许拥有更多的经验,并且希望提供帮助,为那些身为治疗师的患者们提供临床技巧或者督导式的评论。在学术会议上,或者经由共同的同事,双方在专业上可能会狭路相逢,这时就必须为相互交流选择适当的风格与程度。在下面的案例中,一些此类问题就涌现出来了:

一位刚刚得到执照的社会工作者开始为一位病得很严重的医学学生提供治疗,她患有严重的抑郁并有持久性的自杀意念,有严重的自尊问题和自我困惑,而且在社交方面与世隔绝。经过几年的治疗和进一步的培训以后,这位学生申请加入一项精神科住院医生培训计划并被录取了。这位治疗师将她的患者的选择看作她对治疗师的认同感在行为上的一种表现,并因此而感到担心、冲突、无助。

当这位患者开始从事心理治疗并且运用治疗过程来分担她严重的困境时,这位治疗师对她的患者的临床工作变得越来越焦虑不安,并为忠诚问题、伦理问题以及其责任心的不足而深感踌躇。她感到自己帮着塑造了一个不称职的、有可能是破坏性的治疗师,在这种想法的折磨下,她发现设身处地地理解她的患者变得极为困难,而她却又感到越来越同情和认同她的患者的患者们。这位治疗师沉溺于这些顾虑之中无法让自己释怀,她总是在想是不是只有她自己看到了她的患者临床工作中存在的问题,而没有任何其他人接触过这些。

身为治疗师的患者们会在相近的社交圈子和职业圈子里游历,并有可能耳闻目睹很多关于承担治疗任务的治疗师的情况(Ordway, 1976; Kaslow, 1984)。他们可能都很受人欢迎,而且在其他情况下,可能会成为同事或朋友。反过来,作为治疗师的患者也有可能不称职,导致为他们承担治疗任务的治疗师在专业上非常担忧。

学科差异与竞争感

对于承担治疗任务的治疗师们来说,竞争问题、嫉妒问题以及对批评的担忧,是反移情问题中常见的部分。一位经验丰富的治疗师谈起她刻意地想“用她在临床方面的才华让身为治疗师的患者们相形见绌”,另一位治疗师谈到了自己在被身为治疗师的患者们批评的时候努力克服防御性倾向。有些情境可能很难被接受和同化;例如,相对于承担治疗任务的治疗师,身为治疗师的患者们为心理治疗收取更高的费用,获得更高的薪水,拥有令人艳羡的职位,或者得到承担治疗任务的治疗师所热爱的导师们的督导和褒奖。

公开讲演和授课提供了一个独特的舞台，会涌现出与身为治疗师的患者有关的竞争问题。当治疗师突出地意识到在听众之中有患者们现身，他们会感到暴露在众目睽睽之下并担心遭到批评。治疗师们会担心，当自己在讲台上露出本来面目的时候是不是显得“足够聪明”，会感到自己因为处在身为治疗师的患者的目光之下而无法“经得住审视”，或者小心谨慎地选择自己的言辞，担心自己的授课会对身为治疗师的患者以及他们的治疗过程造成影响。对于面对患者而产生的暴露感和竞争性，不同治疗师们有自己独特的方式来处理由此产生的焦虑感。一位治疗师力求“永远不在公开场合(在讲座中)谈及我不愿与患者们分享的事情”，而另一位治疗师应对自己的焦虑感的方式是对那些身为治疗师的患者说：“你们不要来听我的课。我相信那会对你们的治疗造成危害。”表面上看是为了保护患者和治疗过程，实际上这些治疗师们是想要对产生焦虑感和脆弱感的情境重新获得控制力。

治疗师在处理他们自己和患者的悲伤、愤怒、失望、挫折和矛盾变得驾轻就熟。然而，对患者的嫉妒感和竞争感会让治疗师迷失方向，并被否认或者以反向形成的方式表现出来。对于来自其他学科领域的身为治疗师的患者进行治疗的治疗师，在用一种异常的方式处理临床事件之后，会在自己身上发现这种感受：

> 一位心理学工作者在撰写博士论文的过程中接受了一位护士的治疗。治疗师很喜爱这位患者，觉得他聪明、自信、敏锐、情绪稳定。随着患者临近毕业并且即将进入职场，他开始纳闷自己为什么选择一位护士作为治疗师。这种讨论让治疗师感到遭到了贬低，变得无足轻重。当患者撰写博士毕业论文的过程中需要被试的时候，治疗师用一种非同寻常的干预方式为他提供了帮助，在她工作的地方张贴了告示并从同事中征集被试。这些干预活动使治疗师觉察到自己内心中存在着对患者和自己的异样感受，先前未曾觉察。通过自省，治疗师认识到，患者激起了她自己对于专业选择的矛盾心态和没有成为一名医生的遗憾，她将医生视为一种拥有权威、尊重和权力的职业。对于治疗师来说，在关于她的职业认同感和自我认同感方面，这位患者有着特殊的移情意蕴，她没有意识到这一点，而且这种移情转换成了治疗约定之外的帮助行为。这些无意识的感受给治疗工作蒙上了阴影，而且在治疗师识别出来之前就已经产生影响了。

异常的治疗方式和异常的行为表现,对治疗师来说是一种信号,表明自己需要进一步的自我审视和反思。在这种情况下,很有可能治疗师正在先前未曾意识到的,甚至可能是个人无法接受的情绪状态中苦苦挣扎。

对身为治疗师的患者所产生的竞争性感受,其强度可能会令治疗师感到震惊,并且不知道怎样才能将这些感受很好地运用到治疗过程中去。如果不加审视,这些感受可能会通过苛刻的、控制性的甚至虐待性的治疗方式表现出来:

> 一位治疗师正在为一位颇有天分的年轻心理学家提供治疗,当患者谈论她对自己所崇拜的导师们的钦佩和尊敬时,治疗师感到受到了威胁,并对患者吹毛求疵。随着她不断地对她的导师们大加赞扬,治疗师迫切地想要纠正她对他的同事们的误解。他背弃了临床戒律,透露了于这些同事不利的关于他们个人生活和职业表现的信息。患者感到既烦恼,又愤怒,认为治疗师主动表达他对自己所崇拜的导师们的个人观点,是恶意的、自私的。
>
> 在这种情况下,治疗师那苛刻的于事无补的干预措施,使他将自己的临床探究集中在了他对患者和同事们的强烈竞争感上。通过向一位同事咨询,他了解到,患者之所以进行理想化的描述,实际上是在以一种委婉的方式对治疗师提出批评。得知这一信息之后,治疗师将注意的焦点重新转移到患者未曾觉察、未曾明说的对治疗过程和双方治疗关系的失望和批评上面来。在督导的帮助下,治疗师面对这由于他对同事们的竞争感所引发的自尊问题作好了心理准备,从个人角度加以容忍,从治疗的角度加以解决。

对身为治疗师的患者们的认同感

在为身为治疗师的患者们提供治疗的时候,治疗师会倾注一些特殊的期望和意蕴,这种过程非常迅速,却常常是无意识的。这些期望和意蕴往往非常强烈且隐秘,而且它们会以治疗师注意不到或者预料不到的方式弥散在治疗过程之中。强烈的认同感往往会导致独创的、新颖的治疗互动。但是它也有可能会引发一些干预措施,带来无法预料的后果,有可能偏离治疗的方向或者带来损害。

当身为治疗师的患者患病、受伤或者需要保护性照料的时候,就有可能产生一些最危险的反移情谬误。在这种时候,承担治疗任务的治疗师对患者的认同感可能会变成一种伤害:

一位治疗师正在对一位感到抑郁和试图自杀的身为治疗师的患者进行治疗，他对于是否需要强迫性住院治疗的问题感到犹豫不决，因为这位身为治疗师的患者拒绝接受住院护理。这位身为治疗师的患者尽管患了病而且感到绝望，却坚决反对住院治疗，认为那会毁掉他的声誉并剥夺他作为一名从业人员的生计。这位治疗师对患者的立场有所动摇，而且敏感地体会到心理健康专业人员的精神疾患所带来的耻辱，因而决定不进行住院治疗。在接受门诊治疗期间，患者自杀了。在进行反思的时候，这位承担治疗任务的治疗师感到，他对患者作为一名治疗师的认同感扰乱了他对于住院治疗的决断。

对这位治疗师进行的咨询表明，他对患者有着非常个人化的认同感，其含义不仅限于职业上的惺惺相惜，这种现象在很多情况下都会出现。这位治疗师的弟弟患有严重的心理疾病，多次被强迫送入医院接受治疗。这位治疗师有一次参与了将他弟弟送入医院的决策，他弟弟为此永远都没有原谅他。他对于他弟弟以及这段往事所怀有的矛盾且没有得到解决的感受，与患者对住院治疗的态度以及他对患者的职业认同感产生了相互影响，并导致了错误的决策。

对强迫性住院治疗的需要是一种极端的事例。然而，关于身为治疗师的患者的疾病，有很多不那么戏剧性的事例，常常令承担治疗任务的治疗师面临挑战：

一位治疗师正在对一位患有临床抑郁症状的精神科医生提供治疗，他咨询了一位精神药理学家，后者与治疗师的建议一致，认为患者应当接受精神药理咨询，以便服药缓解抑郁症状。这位患者对于服用精神药物感到非常震惊，对治疗师的建议感到愤怒，而且一想到同事们会怎么看待这件事就感到非常惊恐。这位承担治疗任务的治疗师仓促地放弃了，不再与之探讨接受用药咨询的可能性，因为他私下里也认为服药可能会减损这位患者在圈子里面的信誉和专业地位。

治疗师的任务是确认治疗过程中这些时刻所涉及的种种复杂的、由多种因素决定的感受和意蕴，并监控他们的无意识和治疗过程中的表现。尽管这些认同感可能代表了治疗过程中的挑战，并为治疗师提供了增进自我意识和了解的机会，它们的强度和丰富性也会对治疗产生促进作用，并且其价值是无可估量的：

一位心理学家开始为一位年轻的心理学家提供治疗，收费标准低得有些不合情理，因为这位患者最近刚刚出师，正在找工作，声称无法负担治疗费用。这是一个具有挑战性的治疗个案，有着许多问题，包括自我同一性、权力、理想化以及贬低性的人际关系、穷困，以及愤怒。这位患者每次会谈的时候都花一些时间批评治疗师处理问题的技术和个人行事风格。这个艰难的、贬低性的、自我怀疑的、令人恼怒的治疗过程持续了三年，在此期间治疗师常常感到自己没有得到足够的报偿，后悔自己接受了如此低廉的收费标准，而在此之后，这位患者偶然无意中透露说，很多年以前他从一位远亲那里继承了一所很大的房产并变得相当富裕。这位治疗师勃然大怒，感到上当受骗了，要求患者开始全额付费。患者觉得他们已经达成了协议，应当继续维持原状。治疗师无法忍受自己的愤怒，无法处理自己治疗过程之外的反移情，无法在协商更加公平的收费标准的时候与患者探讨这项交易的象征意义。治疗师因为这种临床困扰而责备自己，他相信，这位患者是一名心理学家这样一个事实，以及随之而来的认同感，在治疗过程的开始阶段遮蔽了他的临床判断力，导致他没有深究他的患者是不是有其他的经济来源，就贸然同意了低得非同寻常的收费标准。

此外，随着这位治疗师进一步反思他对这位患者的认同感所具有的含义，他联想起了自己的治疗经历，并回想起了他的治疗师出于职业礼仪而向他收取了较低的费用。开始对一位身为治疗师的患者进行治疗激起了他无意识当中的愿望，想要模仿自己所尊敬的治疗师，并且展现其他场合所无法施展的职业礼仪。

破裂的治疗

在心理治疗行业当中，治疗师的业务以及其生计的兴衰成败取决于在同僚当中的声誉，在这种情况下，一个感到不满意的顾客，同时又是同事中的一员，会激发起治疗师的焦虑感。当前有很多针对不称职的以及虐待性的治疗师的公开法律诉讼，在这种氛围下，这一点就尤为真实。在当今的职业圈子中，由于患者不满意和指责而引发的焦虑感和越来越严重的脆弱无助感，可谓无处不在。当对身为治疗师的患者所进行的治疗进展有限的时候，长久以来的羞辱感和职业上的过度暴露感会持续不断地威胁到治疗师的自尊，使之非常难以重新实现治疗过程中的平衡。

职业圈子是很小的，即便是在城市里，而且在讲座和专业会议上或者通过共同的同事和朋友，双方很有可能在职业圈子里狭路相逢。那些曾经对身为治疗师的患者提供治疗却无果而终或者半途而废的治疗师都谈到了，一旦在措手不及的情况下遇到身为治疗师的患者，会产生强烈的羞耻感、暴露感和恐惧感。治疗师们持续不断地审视和回顾治疗过程，试图进一步理解产生困境的原因，试图接受他们该担负的责任，试图原谅自己。为了促进和加速治疗师从创伤中恢复的过程，往往必须向德高望重的资深临床专家进行咨询。如果不进行这种咨询，治疗师为了应对难以承受羞耻感，就会增加新的、先前未曾考虑过的诊断标签，从而重现历史悠久的传统，将患者病理化。

伦理困境

治疗师们会对身为治疗师的患者产生深深的、特殊的并且复杂的依恋感，这并不令人感到惊讶。有很多机缘，会造成复杂的认同感和弦外之音。往往出人意料的是，承担治疗任务的治疗师对这些过程是多么不知不觉：

> 一位治疗师成功地对一位年轻的心理治疗师进行了治疗，他们两人都认为，对于患者来说那是一次有重要意义的、带来了转变的心理治疗，而对于治疗师来说也是一段令人满意的经历。就在患者即将结束治疗并且继续开始自己的生活的时候，她陷入了危机，她需要提供证明材料，证明她符合特定的要求，而且在不得不等待着达到这些要求的时候，她感到惶恐不安。治疗师非常赞赏并深深地关照着患者，主动签署了必需的表格。患者对治疗师不合常规甚至可能违背伦理规范的行为，既感动，又吃惊，努力想要理解是什么驱使她所钟爱的治疗师主动违背职业准则。在患者结束治疗以后，治疗师才渐渐认识到自己之所以主动这么做，是由于她对患者的问题产生了认同感，由于她对治疗的终止感到难过，由于她潜意识中想要给予对方一个永远的礼物。

对于想要帮助一位自己所喜爱的患者的强烈愿望，治疗师们一般都见怪不怪，即使是提供证明材料的过程。先前的事例阐明了，想要维持界限并且控制对身为治疗师的患者所产生的强大的无意识认同感，是多么的困难。向同事和导师们进行咨询，可能会帮助承担治疗任务的治疗师控制自己的活动，辨别出反移情问题。

运用自己在接受治疗时所得到的收获

治疗师们通常报告说他们自己接受治疗的经历在塑造他们的观点、价值观、导向等方面起到了特殊的作用，而且对于自己作为从业的治疗师如何行为处事提供了关键的模范和信息。绝大多数从业人员都认为，患者的经历拓展并深化了他们对自我、患者以及治疗过程的设身处地的理解(Ford, 1963)。治疗师们通过对自己治疗经历的认同感和内化作用，学会了如何进行治疗，这一点的重要性远远超过了通常公开承认的那种程度(Buckley et al., 1981)。治疗中的姿态、方法、对权威问题的敏感性、相互之间的关系、尊重、对个人表露的开放性，以及从技术角度如何处理特定的困境，这些都要通过治疗师自己的治疗经历来学习和塑造。关于如何实施心理治疗的种种规章政策，描述了重要的师徒关系，虽然重要，却平淡无奇，与之相比，更为复杂的是在治疗过程为了应对特定的困境而学到的微妙而又至关重要的东西。成长为一名心理治疗师是一个艰辛的奋斗过程，类似于掌握一门技艺或者成为一位杰出的艺术家。治疗师的教师/导师是谁，结果大为不同。对患者设身处地的认同，对于所有成功的治疗来说都是至关重要的。然而，当患者是一名治疗师的时候，复杂、强烈、无意识的认同感是最重要的。

治疗师们对他们自己的治疗师的认同感，自己所接受的治疗，以及对这些治疗关系的重要方面不可避免的重复，既能够充实治疗关系，也有可能带来医源性损害。如果这种重复连治疗师都没有意识到，如果这一事件对特定患者的重要性没有得到充分的认识，或者它的重要性在治疗师自身的治疗中没有得到充分的融合，那么出现困境的可能性就大大增加了。

将个人接受的治疗中有价值的方面融合到治疗师的实践当中，看起来是不可避免的。治疗师们通常承认，他们有意识地回忆起来，身为治疗师的患者是一位同事，在治疗过程中体会到的技术被这些患者运用到了他们自己的实践当中。为治疗师提供的治疗有一种神圣的信任感，它使治疗师更加认真负责地对待身为治疗师的患者们，更加努力地确保他们的治疗取得成功。为治疗师们提供治疗的治疗师，特别愿意起到帮助作用，因为治疗过程可能会对这些接受治疗的治疗师们的事业产生影响。治疗师从他们自己所接受的治疗当中清楚地记得、认识到什么特别有帮助，什么没有帮助，因此他们常常有意识地吸收借鉴他们在自己所接受的治疗当中的经验，既要整合那些积极的维度，又要避免那些有害或消极的方面。

治疗师们相信，一种可靠的、设身处地的治疗关系是非常重要的。有害的治疗经历有很多，其中就有竞争性或者控制性的治疗关系，这种关系中缺乏热情与同感，让人产生一种防御性的感觉。接受那些理论上正确但是情感淡漠的治疗师们的治疗，就会让身为治疗师的患者们误以为情感是危险的，或者脆弱性和真挚的感受会伴随着羞耻和丢脸的感受而生，因此应当尽力避免。可以认为，所有的患者都觉得具有这种特点的治疗师没有助益(Grunebaum, 1986)。然而，身为治疗师的患者们，却认为真实的关系是重要的，并认识到在治疗过程之中模仿式的教育发生了。

在维持界限方面，各种各样的困难也是有益的。当治疗师打破治疗契约而碰触患者，或者利用身为治疗师的患者来满足自私自利的需求，不论是为了奉承、介绍患者、散布业内流言蜚语，还是作为批评的对象，都会带来损害。治疗师们会尽量不去滥用权威，或者用他们自己所体验到的那种方式去"责备患者"。

结论

为治疗师提供治疗的治疗师们，会面对大量的挑战和有时令人痛苦的临床困境，这些可能会让他们为之惊诧。承担治疗任务的治疗师所面临的棘手的反移情问题包括对自尊的调节、对身为治疗师的患者的认同感，以及伦理困境。因为在对身为治疗师的患者们提供治疗的时候，通常会产生感受深刻并且往往无意识的反移情现象，我们强烈建议治疗师们向同事或导师寻求咨询，以便调节他们在对其他治疗师提供治疗的过程中所产生的体验，并且对于如何将这些现象运用到治疗当中做出有见地的决策。如果没有充分的自省和必要的外部咨询，承担治疗任务的治疗师就会不知不觉地受制于在对这些患者进行治疗的过程中所激起的非常强烈、变化多端的反移情感受。反移情和认同谬误很容易产生，当它们出现的时候，至关重要的治疗任务就是关注这一事件的含义和治疗过程的动态变化。承担治疗任务的治疗师有意识地运用随时出现的既丰富又强大的认同感问题，会使治疗过程变得有声有色、稳步前进。

参考文献

Baum, O. E. (1973). Further thoughts on countertransference. *Psychoanalytic Review*, *60*, 127 - 140.

Buckley, P., Karasu, T. B., & Charles, E. (1981). Psychotherapists view their personal therapy. *Psychotherapy: Theory, Research, and Practice*, *18*, 299 - 305.

Burton, A. (1973). The psychotherapist as client. *American Journal of Psychoanalysis*, *33*, 94 - 103.

Epstein, R., & Simon, R. I. (1990). The exploitation index: An early warning indicator of boundary violations in psychotherapy. *Bulletin of Menninger Clinic*, *54*, 450 - 465.

Ford, E. (1963). Being and becoming a psychotherapist: The search for identity. *American Journal of Psychotherapy*, *17*, 472 - 482.

Greenberg, S., & Kaslow, F. W. (1984). Psychoanalytic treatment for therapists, residents, and other trainees. In F. W. Kaslow (Ed.), *Psychotherapy with psychotherapists* (pp. 19 - 30). New York: Haworth Press.

Grunebaum, H. (1986). Harmful psychotherapy experiences. *American Journal of Psychotherapy*, *XL*(2), 165 - 176.

Kaslow, F. W. (Ed.). (1984). *Psychotherapy with Psychotherapists*. New York: Haworth Press.

Lang, R. (1978). *The technique of psychoanalytic psychotherapy*. Vol. Ⅱ. New York: Jason Aronson.

Ordway, J. (1976). Transference in a fishbowl: A survey of rural psychoanalysis. *Comprehensive Psychiatry*, *17*(1), 209 - 216.

Rubin, S. (1989). At the border of supervision: Critical moments in psychotherapists' development. *American Journal of Psychotherapy*, *XLIII*(2), 387 - 397.

Sank, L. I., & Prout, M. F. (1978). Critical issues for the fledgling therapist. *Professional Psychology*, *9*, 638 - 645.

Strupp, H. H. (1955). The effects of the psychotherapist's personal analysis on his techniques. *Journal of Consulting Psychology*, *19*, 197 - 204.

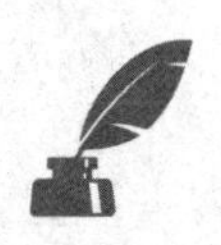

第十六章

治疗师如何面对患者无穷无尽的诉求

玛莎·斯达克,医学博士

我诊治过很多这样的患者,他们从来没有体验过拥有一个"好妈妈"是一种什么样的感觉。这些患者发现自己总是孜孜不倦地希望自己当前所喜爱的对象能够提供他们小时候从来没有享受过的"慈祥的母爱"。他们从来没有真正地因为母亲辜负了他们而感到哀伤;相反,他们毕其一生保护自己免遭伤心往事的折磨。他们坚持不懈地希望,只要自己足够善良、足够努力,有朝一日,无论出于什么原因,无论以什么样的方式,他们总能够从当前的一个对象(母亲这一角色的替代者)身上获取他们从来没有得到过的关爱。

这些患者永无休止地纠缠他们所喜爱的对象,不甘心接受否定的回应。通过无休止的诉求,他们将自己防护起来,不去面对自己的伤心往事。他们的说辞是,他们自己"无法"提供自己渴求的慈祥母爱(曲解),而自己喜爱的对象就"有能力"这么做(幻想),而且也"应该"这么做(诉求)。

患者希望某个对象承担另外的角色,这种需求就是我所说的"无尽诉求式防御"(the defense of relentless entitlement)。我在为女性提供帮助的时候常常观察到这种防御手段。男性也会运用这种手段,但是这种现象似乎在女性身上比在男性身上显著得多,所以我讨论的焦点是女性——以及如何为这些女性提供帮助。

如果治疗师成了患者无尽之诉求的承受者,那么他们所面临的挑战是巨大的。当患者坚持让你去做好妈妈,去做她从来未曾拥有过的完美母亲的时候,作为这种诉求的接收终端是很艰难的。假如你经常抱有和患者同样的幻想,认为你能够而且应当为她带来变化,那么情况就更加棘手了。你可能会认为,既然问题来自其母亲的不尽责,那么现在你就必须尽量迎合患者的需求——与患者建立相互关系,这是对患者早年与母亲之间关系的补偿。你可能会觉得,你应当有能力去满足患者想要让你充当其完美母亲的那种幼稚的需求。

面对患者坚持让你成为那种完美母亲的要求,你可能想要应承下来,但是最终你必须说不。不管你是多么强烈地想要满足对方,你永远都无法彻底地补偿患者早年所受到的伤害。如果你相信自己有这个能力,而且也应当这么做,那么你就是与患者的防御性需求沆瀣一气,结果是否认关于她母亲的现实,强化她对哀伤的拒斥,并且使患者没有机会坦然面对她对于自己真正的母亲的伤心感受。

但是,如果你能够容忍自己处在一个相反的立场上,哪怕让患者伤心失望也在所不惜,那么她如今就有机会去做自己儿时不可能做的事情。在她与你之间的关系所提供的一种安全氛围中,她最终将能够感受到那种痛苦,原本她是毕其一生将自己防御起来,不愿面对这种痛苦的。最终,她将能够坦然面对令人心碎的现实,认识到自己的母亲实际上有多少的缺点,是多么不完美,认识到她为此付出了多么巨大的代价。最终,她将能够认识到她的母亲确实不够好而且她因此受到了伤害,将能够为这个现实感到悲伤,并且体会到自己的愤怒和挫折。

随着患者逐渐认识到,通过固执地采用无尽诉求的防御手段,自己是多么严重地将自己保护起来而不敢面对自己的哀伤,她将越来越难以固执地坚持防御手段,越来越难以否认有关幼稚目标的实情。最终,她会感到悲伤,认识到自己曾经是一个脆弱无助的小女孩,一个被自己母亲伤了心的小女孩。

还有一部分内容是她也必须为之感到哀伤的,她必须承认,自己从根本上讲没有办法让她的对象们产生改变,不论是过去的,还是现在的。她必须在心灵的最深处感受到自己的痛苦和愤怒,认识到她的母亲该是什么样子就是什么样子,治疗师如是,她所喜爱的其他对象亦如是。这就是应该做的工作,就是要这样宣泄哀伤情绪,就是要这样坦诚地面对失望情绪并继续新生活,尽管这样做更伤感,但是更明智。

无尽诉求式防御

现在让我阐述一下导致无尽诉求式防御的情境。

每一个小女孩都需要被珍爱的经历,需要饱含深情而且心意相通的母亲,用一种无条件的、充满深情的、任劳任怨的方式去关爱。至少要有一段时间,女孩儿必须要体验到自己是另一人的世界之核心,自己的每一种需求、每一个举止，都能被体认出来，并得到回应。

如果一位女孩没有得到这种体验，对好妈妈的需求就会随着时间的推移而被强化和加剧。由于无法面对现实，不敢承认自己的母亲实际上是多么遥不可及，这位小女孩就会将自己母亲的不足之处担负在自己身上，从而将自己防御起来，不去面对自己的失望之情。通过这样做，她会产生一种扭曲的自我意识，认为是自己不好(即不可爱)，但是这样她就能够维系自己的幻想，相信她的母亲是好的(即慈祥的)——而且根本上是和蔼可亲的，只要她这个做女儿的安守本分。

小女孩将自己防御起来，不敢面对自己的伤痛；承认自己母亲的局限这一事实对她来说打击太大了。她为了保护自己不去承受这种看法所带来的痛苦，就断定不好的人肯定是自己，妈妈才是好的。为了继续活着，她必须否认现实，尽管她在某种程度上确实知道真相是什么。

与此同时，对好妈妈的需求从未间断。即使成为一名成年人，她也会将一种小女孩的近乎绝望的需求带入到与他人的关系之中，希望别人就像一个完美的母亲疼爱自己那年幼的女儿一样去了解她、理解她、关爱她。她孜孜以求地希望新认识的每一个自己所喜爱的人给予她心意相通的理解，对她倾注无尽的情感，给予她无条件的关爱，这些都是她的母亲本来应该给予却没有做到的。从本质上讲，对于此后与他人之间相互关爱的关系，她带入了关于“能够怎么怎么样”的幻想，以及“应该怎么怎么样”的诉求。她把自己的需求施加到她的对象身上，希望对方扮演另外的角色；她不接受他们保持原来的样子，而是要求他们充当另外一个人，也就是完美的母亲。

除非她那幼稚的需求转变成为一种成熟的容忍力，接受她的诉求对象们本来的模样，否则她将注定永远感到挫折和无助。只要她把改变的责任放到别人身上，只要她感到控制点存在于自身之外[1]，她对于自己所喜爱的人的感受就将是一种凄楚的失望之情、愤怒的不满之情，以及痛苦的失败感。只要她拒绝表达哀伤之情，拒绝面对早年的现实，不愿承认她的母亲其实做得多么不足，她就会继续期望当前喜爱的人去扮演另外的角色。

这样的患者深信，她所喜爱的对象能够成为她的好妈妈，只要她们愿意。她确信她们能够给予但是选择了不给，她们有能力实现但是拒绝这么做。她觉得这对于她的生存至关重要，因此自己必须拥有它。

当这种需求被带入到治疗情境中，就会出现一种理想化的移情作用，患

[1] 意思是感到自己不能控制自己的生活和命运，或者说感到自己的生活受外部因素的控制——三种说法都可以，第二种似乎更直白。——译者注

者会期待着你成为她儿时从来未曾拥有过的完美母亲。在某种程度上，患者有可能发现自己希望你敏锐、善解人意、感同身受、容易共鸣，这并非不合情理。实际上，这和你自己孜孜以求的目标并没有太大的差别。所以，患者也会发现自己想要无条件的关爱和接纳，发现自己想要变得与众不同，想要得到破格对待，想要让你于无声处了解她的心事，想要奇迹、答案以及保票，这些也都并非不合情理。患者对这些事情提出要求是很容易理解的。

然而，这种情况是很复杂的，因为当她沉溺在无休无止的诉求中，坚持让你做她的好妈妈，所牵涉的总是一些表面上看并非完全不合情理，但是你却恰好并不太愿意给予的东西。假如在另一种场合，假如你接受的是不同的训练，假如你采取的是另一种理论取向，假如那是你的专长领域，假如你拥有不同的技能，或者说假如你是另一个人，通常，患者所要求的东西，你很可能就能够给予。

不可避免的是，患者会发现自己想要的东西你不愿意给。例如，患者要求你抱紧她，要求你给她提建议，要求你告诉她你爱她，要求你向她保证她会好起来，要求你把你家的电话号码给她。也许患者有个朋友被治疗师抱过。也许患者从前一个治疗师那里得到过答案。从理论上讲，你也能够做这些事。但是，这些事情恰好让你感到不安——而且患者逐渐认识到这一点，却仍然坚持。

患者可能会要求你支持她与福利部门的抗争，要求你为她写推荐信，要求你在法庭上为她作证，要求你让她丈夫认识到错怪了她，要求你支持她向前一位治疗师讨说法。这些事情又是你本来很可能会去做，却出于某种原因而不愿去做的——而且，同样，患者也知道这一点，但是不接受你的回绝。

患者在遭到拒绝时的坚持，表明了她的要求中的防御性。推而广之，患者提出要求的无休无止，以及要求遭到拒绝时的勃然大怒，恰恰表明了她需要将自己防御起来，不敢面对自己的失望情绪。当对方不能令她称心如意的时候，她无法忍受自己所体验到的那种失望之情。由于无法承受心痛的感觉，她极力地恳求对方满足她的愿望，完全不愿意接受否定的回答。

通常，遭到拒绝的患者必须面对她的失望情绪所带来的痛苦，并且坦然地接受这种现实。换句话说，她必须宣泄出哀伤。

但是，一个抱有无休止的希望的患者就不这么做。她拒绝面对自己的失望情绪所带来的痛苦；她拒绝宣泄哀伤。她感到自己有权利得到肯定的回答。

如果一位患者永无休止地提出要求，毫不妥协地坚持，认为自己志在必得，永远不愿意接受现实让一切该怎样就怎样，总是要求自己的对象变成另外的样子，总是要求你变成另外的样子，为这样的患者提供服务会是什么样子？如果一位患者感到让你满足她的愿望做一个完美的母亲是名正言顺的，当她看到你不情愿的时候，就对你的拒绝感到勃然大怒，为这样的患者提供服务会是什么样子？

在面临这些的时候，你很容易变得具有防御性，很容易陷入到对立面，试图证明患者想要的都是不切实际的或者不合时宜的。你会发现，当你在回应患者指责你不称职、不道德、缺乏同情心的时候，你自己声称问题不在于你而在于你的患者。无论你的声明是含蓄的还是直白的，在患者看来你的意思很可能就是：她提出这么多要求是不对的，而你拒绝满足她那些幼稚的需求是天经地义的。

反过来说，在面对患者的坚持不懈时，你也很有可能陷入另一种境地，感觉到你是错的，患者是对的。如果你没有安全感并且总是担心被揭发，担心被揭露成骗子、庸医，那么，当患者坚持让你满足她的要求时，你会发现自己很难再用良好的心态来看待你自己，以及你作为一名治疗师的能力。或者，如果你有尚未得到解决的问题，或者想要成为患者的完美母亲，你会发现非常难以进入那个糟糕的、令人压抑的、冷漠无情的母亲的角色。概而言之，如果你缺乏自信或者很容易产生负疚感，你实在是难以对这样的患者说不。

实际上，你和你的患者都没有错。因为你不可能成为患者希望你扮演的那个完美母亲，然而不这样做你就会让患者失望。如果想让患者能够经受这种失望情绪，你就必须要有能力忍受你的处境，你是患者的失望之源，是你辜负了患者的期望，拒绝按患者的期望行事，甚至可能一次又一次地让她伤心。你并不坏；你也并不像你（以及患者）曾经希望的那么好——而且你要能够接受这种现实。

换言之，如果连你自己都怀抱着幻想，认为你能够而且应当为患者弥补过去的缺憾，那么你必须认识到这样一个现实，承认自己实际上是多么的局限。你会竭尽所能，但是你永远都无法成为完美的母亲，不论你抱着多大的希望都不可能。如果你需要将自己看作患者从来未曾拥有过的那种母亲，那么你就更加难以帮助患者克服梦想的破灭，而你想要帮助她欣然摆脱幻想，那更是难上加难。最终，你和患者都必须面对现实，认识到你将永远无法彻底地弥补患者早年所遭受的伤害。

我们当中有很多人之所以进入心理健康行业，是因为我们想要为患者提供我们自己从来没有从母亲那里得到的东西。我们有一种需求，想要付出我们从未得到的。但是我们最终必须要有能力放弃那种梦想，最终必须能够欣然接受我们真实的局限性，这也是患者必须做到的工作。患者和治疗师将一起面对现实，认识到很多事情并不总是你想让它怎样，它就会怎样的——而且双方都必须宣泄出哀伤情绪。

临床案例简述

为了表明勇于坦然面对治疗师的局限性是多么的重要，我将描述如下临床案例。有几年的时间，我用分析法诊治一位女性，每周五次。她的母亲是一个情感淡漠的女人，从来没有投入地照顾过女儿，而且在儿子降生以后对她完全不闻不问了。父亲是一位将大部分时间花在路上的男人；当他在家的时候，通常是在睡觉。在孩提时代，我的患者在学校表现很好，也有几个朋友，但是她绝大多数时候感到闷闷不乐，寂寞孤独。

长大成人以后，我的患者努力构建起了一个还算过得去的生活（婚姻、孩子，兼职工作），但是她总是生活在痛苦之中，感到孤独，内心的渴望得不到满足。

在我们治疗过程的第一个年头里，我的患者逐渐开始信任我了。最初她很犹豫，但是最终我开始在她的世界里举足轻重了。当她躺在长榻上的时候，她会觉得自己就像一个幼小的婴儿，我的宝贝。我是她的好妈妈，她深深地爱着我。当她和我在一起的时候，内心的那种持久的痛苦就有所缓解。她常常谈起自己是多么热切地盼望着到我这里来，谈起和我共处一室的时候她感到多么地心情舒畅。

有时候，她会告诉我她在生活中都做了些什么，或者她对各种各样的事情有什么感受，但是她常常整段会面时间都沉默不语，躺在长榻上，神态安详地裹着我给她盖上的柔软的毯子。当她谈话的时候，她的想法常常零零星星，句子往往不完整。有趣的是，我发现自己常常能够完成她的语句，当我觉得适当的时候我就会接上话茬。我们相互之间非常默契——而且我们两人都感觉很好。

但是，在我们相处的第四个年头，有一次我不得不告诉她我在感恩节期间要离开一个星期。前几年，我离开她去休假个把星期，这对我的患者来说是很困难应对的，但是并非不可能。但是，这一次情况有所不同。当我告诉她我要离开一个星期的计划以后，她彻底垮了。如果我忍心丢下她一整个星期，我怎么可能是真正关心她呢？什么样的好妈妈会离开宝宝那么长时间？她从来没有央求我不要走，但是，这一次，她告诉我她需要我留下来，不要离开她，不要抛下她。她叫嚷着倾诉自己的痛苦，告诉我假如我离开她的话，她会受不了的。

我因为让她感到如此痛苦而觉得非常烦恼。我很不忍心让她伤心。

我知道她把我看成了她那糟糕的、冷漠的母亲，但是在我的内心深处，我觉得（我得说，多少有点防御性）我当时的所作所为并不一定真的就是个坏母亲。我知道我爱她，我知道我会想念她，我知道我回来以后再次看到她会非常开心。但是我不想把自己看作一个背弃责任、冷漠无情的母亲。我告诉自己我需要度假；我太疲惫了，太需要休息了。

于是我有些难堪地听着患者指责我是个坏妈妈；我也不喜欢她指责我并不真的善解人意；而且当她要求我不要走的时候我感到很不安。

是的，我的患者强烈地需要我做她的好妈妈，而我也同样强烈地想要做那个好妈妈。

发生了什么？在某种程度上，我确实无法忍受伤了她的心，让她感到失望，辜负了她。我不愿承认她的话语里的事实。我被**看作**她的坏妈妈，这是无话可说的，但是我不愿意认为我实际上**就是**她的坏妈妈。

在这种情况下，我为患者的坚持不懈而感到自豪，因为我最终终于能够放开自己的防御性需求，不再将自己看作她的好妈妈了。我承认这一点花了很长时间，后来想想，我真希望能更快一些——但是我终于能够看到，我居然离开自己的宝宝一个星期，确实不是个好妈妈。她说的是对的——当宝宝还小需要妈妈的时候，好妈妈不会离开自己的宝宝。

我做了什么？我去度假了，但是现在我明白了过去未曾意识到的事，那就是我一走就是一个星期，这样做确实不好。我不得不打消想要做个好妈妈的念头，并坦然接受自己真实的局限性。当我开始了解并接受这种事实的时候，我对患者的作用更大了，她也更容易处理她对我的失望之情，并且为我的不足而感到伤心。

此后的几个星期（在我度假之前以及归来之后）并不轻松，但是我的患者勇敢地面对了她的心痛、挫折和愤怒。而且我也能够与她一起面对这些了。我们原来都以为我会是一个好妈妈，但是我们一起面对了我作为一个好妈妈的实实在在的局限性，并宣泄了哀伤的情绪。

通过坦然接受她对我的失望情绪，她最终能够用一种现实来代替幻想了，也就是说，她原以为，对她来说我会成为她从来未曾拥有过的好妈妈，而如今她认识到自己应当变成那样一个好妈妈。她对幻想的需求和她的诉求，被一种体认现实和接受现实的能力所替代了。

在这种情况下，一旦我有能力摒弃自己的需求，不再试图变成她从来未曾拥有过的好妈妈，我的患者就能够摆脱无尽诉求式的防御，并感受到自己的悲伤。

另一个临床案例

这里我再讲述另一个情景，这一次我不得不小心翼翼地为我的患者提供帮助，从而使她能够最终摒弃她那不屈不挠的愿望。我接诊了一位患有抑郁的年轻女子，她在经过几年艰难的治疗以后，坚持要我在她感到孤独的时候搂着她。她是一位独生女，她的母亲深度抑郁、自恋、酗酒，她母亲非常爱她，但是深陷在酗酒和自身痛苦中不能自拔，无法为女儿提供养育和支持。在孩提时代，我的患者(为了安慰自己)往往会躲到自己的房间里和她的毛绒玩具一起玩，她给每一个玩具都取了名字并精心构思了它们的故事。

在我们最开始的几个年头里，这位患者起初退缩、难以接近，后来逐渐开始信任我们之间的关系。通过我们之间的关系，她逐渐变得生机勃勃，看着她越来越恢复常态，我感触很深，很有成就感。

但是有一次，她居然感到她想要被我抱着。她说她在生活中非常需要身体接触(她独自一人生活，有些朋友但是没有恋爱关系)，以至于她觉得自己没有它就活不成。她一次又一次地告诉我她感到与我非常亲近，希望我做她从来未曾拥有过的那种令她感到安慰的母亲。当她祈求我搂抱她的时候，我的心都快碎了，暗中向自己保证，好好地拥抱一次就能够让她满足很长一段时间。

对我来说，那非常令人痛苦，令人心碎。

一方面，我希望能够拥抱她。我很清楚，正是通过与我之间的关系，她才变得生机活泼；我也很容易理解她为什么也向我寻求真正的身体接触。我感到对她很亲近；我确实爱她。我知道我的拥抱对她来说有多么重大的意义。我知道她整个一生都渴望着那种接触。

另一方面，我内心里对于她要求拥抱的直接反应是一种不适感；一想到居然要拥抱她我就感到非常紧张。在我的心理动力学训练中，我被教导在任何情况下都要避免与患者进行身体接触。我非常清楚，对于患者提出身体接触的要求，恰当的回应是去探讨她的意愿，而不是满足着这种要求。我被警告要当心潜在的危险，不要和患者进行密切的身体接触，不要用不适当的刺激性或者诱惑性的方式挑逗患者。

我对于患者的要求确实感到很矛盾。但是，至少在最开始，我知道自己最明显的感受是焦虑和困惑——我不愿意拥抱她。

随着时间的流逝以及我的患者持续不断地祈求我拥抱她，我也曾说服自己相信，对她来说能够得到那种拥抱会有很大的治疗作用，我发现自己内心里产生了一些变化。我开始让自己更加充分地深入体会她的经历，并且作为她的意愿的主体(而不是客体)对她产生了同情。现在我在倾听的时候能够更加感同身受了——而且防御性更少了。

尽管随着时间的流逝，她越来越坚持要我拥抱她，但至少她之所以要求拥抱，最初是来自接触的需求。她并不是想惹是生非或者让我难堪；她只是感觉到需要被一个她逐渐喜爱的人触摸和拥抱。因此，尽管我最初的反应是断然拒绝，我后来的反应就变成了犹豫。

现在我能够认识到，我内心里肯定有一个部分，非常希望拥抱她，将她紧紧搂住，用我的身体来抚慰她。我开始深入考虑拥抱她的可能性，想象着把她揽在怀里，搂着她，安慰她，抚慰她，甚至轻柔地拍打她，又或许摇动她，会是一种什么感觉——感觉很好。

但是我也意识到，那仍然让我觉得焦虑。对我来说拥抱她真的会造成界限的模糊。那看上去确实太有诱惑性。也许那是由于我的训练，但是尽管我的内心愿意考虑同意，我的本能却告诉我：注意底线，给她一个拥抱不太好。

我开始意识到，尽管我的一部分希望拥抱她，但是我并不是真的对于和她发生身体接触感到泰然自若。看上去那确实太有诱惑力，而且最终会对我的患者不公平。我必须承认，我之所以不愿意，部分原因在于我很反感她不顾我的不安而苦苦强求。

但是对我来说还有一点，假如我满足了她的需求，我们就会错失良机，无法弄清楚究竟是什么动力使得她的需求如此强烈，使得她对我的诉求如此固执。尽管这会令人非常痛苦，但是这对她来说也是一个机会，让她能够认识到，她身边的那些人并不都会像她所期望的那样。

我从她的经历中得知，在与每个人的关系中，她最终总是会在别人身上遇到令她深感失望的地方，她希望这些方面以一种不同的方式而存在。不可避免的是，她到头来会感到不满意、受挫折、闷闷不乐。最终，她交往的所有对象都没有让她如愿以偿。

通过拒绝这个拥抱，我现在就和所有其他那些人一样了，她想要什么东西，却不愿意给她。但是，通过拒绝这个拥抱，现在我也能够帮助她接受她所交往的那些对象(过去的和现在的)一直是多么令她失望。她过去从来没有真正为无法接近她的母亲而感到悲伤，但是现在有机会在与我(她母亲的替代者)的交往中宣泄悲伤情绪了。尽管我为她提供了很多东西，但是我无法给予她如此渴求的拥抱。通过接受这种令人痛苦的现实，她会产生一些迟来的哀伤。

我怎么做的？我最终决定与她分享我的困境。我告诉她，一方面，我非常想拥抱她、安慰他，但是，另一方面，我对于真切的身体接触并不完全感到泰然自若，因为那在我看来太有诱惑性了——而且我也不愿意在我们的治疗过程中冒那种风险。

我知道，无论我怎么解释，否定就是否定。但是，我想让她知道，我既希望对她的需求做出回应，又担心这种满足会带来多大的困惑，我希望通过这样做，让她体谅我拒绝她的苦衷。

真正说出拒绝的言辞是很艰难的，但是，随着我对这种立场变得更加心安理得，我开始越来越清楚地看到我的拒绝是一种必需的催化剂，只有这样我的患者才会宣泄悲伤情绪，而只有宣泄了悲伤以后，才能够摒弃原来的需求，不再强求别人承担另外的角色。随着我更加明确地看到这样做所带来的机会，我对于阻挠她的意愿稍微感到了一些宽慰。我认识到，她需要去做的是当我拒绝迁就她的需求的时候，去处理她所感受到的那种失望、受伤害和愤怒的感受。

我仍然因为让她失望而感到难过，但是我也发现自己感到一丁点的希望，但愿我能够给她创造一次机会，使她认识到她能够经受住失望的磨砺。

这项工作并不容易，花了几年的时间才完成，但是自从我明确表示我不愿意满足患者要拥抱的需求，她就开始倾诉悲伤情绪了。她哭诉着自己过去是一个怎样充满渴望的小女孩，后来又怎样变成了一个充满渴求的女人。但是后来她确实开始心平气和地接受现实了，我们两人现在都能够描述这种现实了，它就是我的局限性——我是一个很好的母亲，但是尽管如此，也有一些真切的局限性。

我没有满足患者对于完美母亲的需求，这使她重新回忆起了她母亲辜负她的一切。所有那些旧有的创伤、痛苦都再次上演。她勃然大怒，愤怒席卷一切。但是，正是由于她面对了现实，认识到了我是多么有局限，她的母亲一直是多么有局限，她才能够摒弃她那种否认现实的防御性需求，才能够认识到自己实际上是多么的失望。

正是在宣泄悲伤的过程中——伴随着幻想破灭而持续不断、一再爆发的愤怒和哭泣——患者才能最终摒弃他们的幻想和诉求。当患者悲伤的时候，他们对幻想和诉求的需求会被一种体验现实和接受现实的能力所取代。她原本有一种幼稚的需求，需要从外界获得慈祥的母爱，如今这种需求将转变成一种成熟的能力，能够为自己提供这种慈祥的母爱。

这是我们所做的一段非常有效的工作。假如她从来没有做这件事，她很有可能会继续向她所结交的每一个人提出一些她永远也得不到满足的需求，从而使她自己的一生之中充满着持久的挫折感，以及对此后所结交的每一个人带着怒气的不满。

结论

尽管那种采用无尽诉求式防御的患者可能会认为，除非她的需求得到满足，否则她的痛苦不会消失，但是我相信，除非在事实表明她的需求并不总能得到满足的时候，她设法解除自己的失望情绪，否则患者的痛苦不会解脱。患者必须要完成最彻底的幻想破灭过程；在她开始面对和正视诉求对象局限性的时候（无论这对象是儿时的、现在的，还是移情的对象），她必须能够忍受她所感受到的挫折和愤怒。她必须面对这种局限性，宣泄对它们的悲伤情绪，并战胜它们。最终，她必须做出超越，不能再强求现实必须符合某种方式，而是要将这种需求转变成一种了解和接受现实的能力，这才是心理健康的标志。随着患者最终认识到了自己的母亲有多大的局限性并且对此感到了悲伤，她就能够摒弃她无穷无尽的期望，转而深入、充实地享受自己的人生和与他人的交往。

对于那些接受患者们无穷无尽的诉求的治疗师来说，这意味着没有能力面对现实，不敢承认我们永远都不会成为我们和患者都曾向往过的那种完美的母亲。我们必须承认自己真切的局限性。然后我们就能够容忍自己采用拒绝的立场了。但是只要我们能够在患者坚持不懈地要我们同意的情况下表示拒绝，我们就给他们提供了机会，使他们能够接受现实，认识到事情并不总是像她所希望的那样。

参考文献

Fairbairn, W. R. D. (1954). *An object-relations theory of the personality*. New York: Basic Books.

Stark, M. (1994a). *Working with resistance*. Northvale, NJ: Jason Aronson.

——. (1994b). *A Primer on working with resistance*. Northvale, NJ: Jason Aronson.

Winnicott, D. W. (1958). *Collected papers: Through paediatrics to*

psychoanalysis. London: Tavistock.
——. (1965). *The Maturational processes and the facilitating environment*. New York: International Universities Press.

第十七章
诊治自杀患者的风险

戴维·A.乔布斯,哲学博士
约翰·T.马尔茨伯格,医学博士

个案研究

一位拥有15年私人开业经历的心理学家,在凌晨两点半被一位患者的室友打来的电话吵醒了。这位室友参加晚会很晚才回家,发现患者死了,是在客厅的壁橱里上吊死的。在书桌上发现了患者手写的两页纸的自杀遗言。上面写道,他再也无法忍受"无穷无尽的抑郁"了。他写道,家人和朋友的努力、药物治疗,(尤其是)"徒劳无功的心理治疗",都没什么用。

这个令人心烦意乱的电话只是整个过程的开始,对于这位临床专家来说那是一个经久不息的、真实发生的噩梦,他不得不经年累月地承受职业上和内心中的极大痛苦。患者的父母把自杀遗言中对"徒劳无功的心理治疗"的评价抓住不放,认为就是它导致了他们儿子的死。他们以玩忽职守的罪名起诉了这位治疗师,控告他由于没有做出诊断和采取措施而构成过失杀人罪。这位治疗师因为患者的死亡而一蹶不振,感到羞耻和愧疚。尽管治疗师做了大量的努力来帮助他那患有严重抑郁并且长期想要自杀的患者(包括在家接听无数次危机处理电话,多次住院治疗,专业咨询,还尝试了三种不同的药物治疗),这位治疗师陷入了抑郁之中,把责任归咎于自己。

在自杀事件发生后的两年里,这位临床专家忍受着诉讼的折磨,并且越来越明显地感觉到同事和朋友们似乎因为自杀事件而谴责他。随着他的心境越来越阴暗,他反复产生了自杀的念头。

在本书所探讨的关于心理治疗的各种各样的风险中,患者的自杀死亡几乎是治疗师所面临的最大的危险。如果患者在治疗过程尚在持续的时候自杀身亡,那么这种事件通常会被看作不言自明的证据,表明治疗师无论如何肯定对案例处理不当。无论这种观念来自广为流传的职业偏见、公众的压力,还是法律的苛责,它并不总是压倒一切的,尽管从古至今社会总是寻找某些人来为自杀事件承担责任。

李特曼(Litman, 1988)探讨了历史悠久的对于目的性死亡(purposeful death)的社会态度,那就是事发之后确定一个替罪羊。长久以来,自然死亡和意外亡故被看作是"上帝意旨"的体现;相反,杀人和自杀被看作不可饶恕的罪恶,因为在这种事件中一个邪恶的人侵扰了上帝的杰作。在18世纪的英格兰,对于自杀身亡者,要在验尸官法庭上进行死后审判,确定自杀者患有精神病因而无辜[1],还是蓄意谋害自己的罪犯[2],如果是后者,自杀者就有罪,其财产要没收充公交给国王,而且其尸体要遭到玷辱(Colt, 1987)。如果有人要承担责任,那么此人就要受到惩罚。由于对自杀承担责任的那个人已死,法律对其鞭长莫及,那就必须选择一个替罪者。因此自杀者的尸体要受到当众凌辱,以作为惩罚,而后不能接受宗教葬礼,而是弃置荒野。幸存的家人也常常遭到惩罚,被剥夺财产,并为社会所排斥。尽管随着时间的流逝,自杀逐渐被看作精神疾患的结果,整个社会,特别是法律体系,仍然寻找某人为此承担责任,而且所选的替罪羊常常是临床专家,他试图治疗病患防止自杀,却失败了。当代社会的态度越来越反映出对生者的关怀,以及对他们的损失给予某种形式的补偿。最近几年,现行的报偿(以及补偿)法案已经用治疗失当罪诉讼的形式,将心理健康从业人员变成了鱼肉,即便有明确的证据表明没有过失,他们也必须经受这种诉讼的过程(Maltsberger, 1993)。陪审团反复无常,往往很容易站在自杀者幸存的家人们的立场上,有的时候即使证据表明自杀事件无法避免,也会判定临床专家有罪。

无论是历史的传统,还是要为另一个人的生命"彰显神迹"的道义[3],在为自杀患者提供治疗的时候,与之俱来的危险无论是在个人生活中还是在职业生涯中都是经常存在的,而且非常棘手。本章首先阐述各种风险因素,探讨那些令治疗自杀患者在专业上如此具有挑战性的临床因素。然后,焦点转向那些使得这项工作在个人生活上如此具有挑战性的反移情问题。最

[1] non compos mentis,拉丁文,精神失常免予追究。

[2] felo de se,拉丁文,自杀者。

[3] 此处的意思是,作为临床专家要像全知全能的上帝那样为患者的生命负无限责任,无论如何,只要患者死了你就有错。——译者注

后，探究并讨论应对这些危险的方法。

临床上的挑战

外科医生或急诊室医生的患者，在各种情况、各种原因下都有可能死亡，与他们不同，心理治疗师的患者通常只有自杀才会死亡。尽管这种死亡与某些类型的医生所面对的死亡人数相比少得多，但是调查数据表明，在每五名心理学家中有超过一人，在所有精神科医生中有半数的人，在他们的职业生涯中至少会遇到一位患者自杀身亡（Chemtob, Hamada, Bauer, Kinney, & Torigoe, 1988）。

对自杀患者的治疗，无情地将心理治疗师们卷入到无法回避的生死问题之中。感同身受地对待一位只求速死的患者是一个难题，是对他们进行有效治疗的最大障碍。除了个人问题和生存问题之外，还有一些障碍是对自杀患者的临床工作所特有的，它们使治疗工作变得尤为艰难。

评估问题

从法律的观点上看，人们应该以一种合理的“医护标准”开展工作，就评估来说，需要具有临床上的“可预见性”（也就是说，对自杀风险进行充分的评估）。自杀学家们都知道，风险评估并不等同于预测。没有哪位临床专家能够有效而且可信地对自杀进行**预测**。目前从统计学的角度来讲，对自杀（一种基准概率极低的现象）的预测是不可能的，因为我们缺乏足够特异性[1]的预测性相关指标。我们当前试图进行的任何预测都会导致鉴别出太多的假阳性患者，反而于事无补（Berman & Jobes, 1991; Pokorny, 1983）。

尽管自杀无法预测，但是临床专家在法律上还是被要求确定一位患者是不是“明确且紧迫地对自身产生危险”。尽管法律责任毫不含糊，但是临床专家对自杀风险的评估总是一成不变的不确定。自杀意念本身就是时涨时落的。惊恐的自杀患者在自身公民自由受到威胁的时候，会突然改编自己的故事。更进一步的是，即使是一项精心实施的评估，也会产生与患者内心的现实状况不相符合的结果（Eddins & Jobes, 1994）。本章不打算讨论自杀风险评估的细节，但是临床专家必须牢记，对这种风险进行充分评估，是一项有重大意义的任务，尽管常常很困难而且令人感到很紧张。它需要关于自杀的专门知识，以及很多工作所不需要的专门的临床技能（Jobes, in

[1] specific，即专门与自杀现象存在高度关联，而与其他现象无甚关联。——译者注

press; Maltsberger, 1986; Maris, Berman, Maltsberger, Yufit, 1992; Shneidman, 1985)。

干预问题

在艰难地完成自杀风险评估之后,胜任的治疗师必须努力采取临床干预措施,既不能做得太少,又不能做得太多。最糟糕的情况是,如果采取的措施太少(例如,一位患者需要住院治疗却没有被送进医院),患者有可能会死亡。反过来,如果做得太多(例如,将患者强制性地送入医院,加以隔离和限制,或者施以电休克治疗),基本的公民自由会遭到侵犯,患者也许再也不会主动寻求有可能挽救生命的治疗。

伦理和道德问题

多年以来,关于临床专家保护患者不受自杀冲动伤害所涉及的种种伦理和道德问题,存在着大量的争议和冲突(Maltsberger, 1993)。站在要求临床专家保护患者的法律立场上,人们可以提出非常有说服力的观点。绝大多数自杀的人其实并不想死。自杀患者常常告诉别人他们那种极度痛苦的感受,而且往往患有能够被诊断出来的心理问题,这些问题也是可以治疗的。这样的观察结论导致了几个关于自杀的箴言:自杀是对暂时问题的永久解决手段;谁也不能在感到想自杀的时候杀死自己(Scheidman, 1993)。干涉主义观点的本质不外乎长久以来的观念,认为自杀从本质上讲是愚蠢的,生命是神圣的,而且当患者有心理疾病的时候,医生们知道什么对他们最合适。

另一方面,也有人认为,保护患者免受自己的伤害,妨害了他们为自己的生活负责的能力。将自杀患者强制性地送入医院,这种行为本身就剥夺了患者的个人自由和公民自由。尤为特殊的是,在治疗关系中治疗师要为患者特别保密,在这种条件下患者得到鼓舞,敢于公开而坦诚地谈论自己的想法和感受。反过来,治疗师也要值得患者信任,只要不是迫在眉睫的生死问题,也要能够让患者确信他们内心最深处的秘密不会被泄漏。治疗师和患者之间建立在保密基础上的信任关系,就变成了一种神圣而又不可缺少的条件。但是,就保密原则的伦理规范和法律条文要求而言,在患者的自杀倾向清楚明了而且情况危急的时候,治疗师要打破保密原则的束缚。这就意味着,患者的信任感有时候必然遭到亵渎。在为自杀患者提供治疗的时候,在信任、责任和控制力等方面,治疗师会面临很多相互冲突甚至相互矛盾的要求。

关于上述话题的争论由来已久。韦斯特(West, 1993)记录了自杀学的开拓者艾德温·施奈德曼(Edwin Shneidman)和颠覆传统的精神病学家托马斯·沙茨(Thomas Szasz)于1972年在旧金山关于自杀预防伦理问题的论战。在这场论战中,施奈德曼雄辩地声称医生**应当**对自杀患者有一种责任感,因为那些谈及自杀的人本身就充满着矛盾情绪,而且自杀倾向往往是一种症状,表现了一种能够加以治疗的心理结构。沙茨则针锋相对,声称自杀是一种公民权利;医患关系应当是一种平等关系,因而治疗师剥夺患者的个人自由是一种不恰当的干涉。

提供治疗救人一命是不是一种美德,这决定于他人对生命的取舍是不是不合时宜,两者之间的伦理问题和哲学问题仍然在争论之中,但是相关的法律是清楚明确的。在这个国家的每一个州,治疗师都负有法律义务,如果一位患者显然有自杀风险而且迫在眉睫,就应当使之自愿接受住院治疗,如有必要,也可强制实施(Nolan, 1988)。

治疗失当的责任

除了评估、干预、伦理和道德等问题之外,为自杀患者提供治疗的临床专家还经常面对因为治疗失当而承担责任的危险。乔布斯和伯尔曼(Jobes & Berman, 1993)已经指出,尽管在心理学家所遭受的索赔中,对自杀患者的治疗失当在数量上只排在第六位,但是它所涉及的金额名列第二。尽管绝大多数与自杀治疗失当有关的索赔案没有进入法庭审判(绝大多数要么是被调停,要么在此之前撤诉),但是最近几年针对门诊临床专家提出的治疗失当索赔案的数量在以指数级剧增。

不变的是,治疗失当诉讼代价高昂,不论是在经济上还是在职业上和个人生活上。治疗失当诉讼的现实,甚至是尚未变成现实的威胁,会对临床工作造成极大的个人压力,并有可能最终影响治疗师敏锐的临床判断力。对于治疗失当责任的过多担忧会导致一些治疗师在工作中但求自保;敏锐的临床判断力和人的正常需求都会受制于压倒一切的法律上的顾虑。

反移情问题

面对决心求死的患者可能的自杀行为,心理治疗师会产生很多对治疗不利的反应。有时候这些反应非常基本,触及了治疗师内心最深处自我陶醉式的需求或者最潜藏的冲突(例如,治疗师—救星,还是治疗师—杀手)。正如邦戈尔(Bongar, 1991)所说,如果不明确地解决治疗师对自杀患者的种种反应,为自杀患者提供治疗的任何设想都是不周全的。

如上文所述,涉及自杀的临床对垒充满了与自由、责任、选择和控制有关的错综复杂的、医患双方的问题和冲突。自杀问题生死攸关,既可能引发治疗师的最优反应,也同样可能引发最坏的状况。在最好的情况下,为徘徊在生死边缘的人提供服务的重要性能够促使一些临床专家完成坚决果断、富有创造力,甚至受神灵启示的拯救工作。然而,在最坏的情况下,自杀患者那彻底的绝望、卑微和了无希望的感觉,会激起反移情失误,这最终有可能会导致致命的后果。

一旦治疗开始进行,对自杀患者的反移情反应总是一个难题。但是,由于反移情而导致的失误,在第一次临床会见的时候就有可能出现(Maltsberger, 1986)。自杀患者会让那些负责照料他们的人产生反移情式的憎恨情绪,临床决断常常会被这种憎恨情绪所扰乱(Maltsberger & Buie, 1974)。反感和憎恶是这种反移情憎恨的两种成分,它们会以一种复杂而且破坏性的方式产生相互作用,除非心理治疗师认识到这些感受并将它们控制住。自杀患者还会激发一种强烈的反移情式的愿望,想要做一些积极主动、强大有力、有治疗作用的事情,这样治疗师就不必因为体会到患者的绝望而遭受感同身受的痛苦;为了帮助我们自己,我们希望患者尽快康复(Maltsberger, 1989)。治疗师对患者的绝望情绪的反感可以被看作"对倾注感情的惧怕"。

个人所面临的挑战

正如本章通篇所说的,心理治疗师在从事他们职业的过程中面临着大量的个人挑战。为自杀患者所做的临床工作中包含的个人挑战可能是最令人望而却步的,这一点绝非无稽之谈。

对死亡的焦虑

在哲学和心理学中,与死亡有关的话题长久以来一直是学术研究的焦点之一(Becker, 1974)。确实,与实体、存在、非存在、生命、死亡和自杀有关的问题,是存在主义哲学和心理学所思考的核心内容(Binswanger, 1963; Boss, 1963; Camus, 1955; Sartre, 1956)。宽泛地讲,在存在主义心理学的传统中,一个人当下的存在状态,只能与此人的必死之宿命结合起来才能得到理解。面对死亡,人们会无一例外地感到焦虑、恐惧和回避。最终,哲学家们断定,如果我们不能面对死亡,我们就无法拥抱生命;死亡焦虑侵扰了我们充分感悟生命的能力。

在临床情境下，自杀患者对死亡的专注会引起治疗师自己（反移情式地）对死亡感到焦虑。当治疗师的死亡焦虑进入到了临床情境中，恐惧和回避会导致临床专家犹豫退缩而无法全身心地投入到对自杀的干预之中。

反过来，认识到自己的死亡焦虑所产生的影响，也能使治疗师挺身而出，全力以赴（这可能会要求临床专家冒着自身受到影响的风险）。能够全心投入的治疗师会变成患者关乎生死存亡的抗争过程中的一个积极的参与者，一个伙伴。既然会不可避免地出现一种移情式的关系，如果治疗师意识到了自己的死亡焦虑（也就是说，成为"治疗师—参与者"），就能够成为患者的一个**真正的**客体（Guntrip, 1968）——在自杀患者的现象学世界中起到治疗作用的一个存在物。

控制问题

很多控制问题，有害的权力斗争根源，是对自杀患者的临床治疗工作中所独有的。从患者的视角来看，自杀可能代表了终极的、最后的"治疗"选项。相反，治疗师必须劝阻患者实施这一选项。在这种相互矛盾的立场中，患者和治疗师不得不相互对抗，潜藏于心理治疗的本质之下的残酷事实就浮出了水面。

不言而喻，寻求心理治疗的患者有着难以解决的思想、感受和行为，正是由于这些，他们才会（通常以相当可观的费用）聘请临床专家来帮助他们解决自己的问题。相应地，为了解决患者的问题，这些专家们运用他们根本上所拥有的唯一治疗工具：影响和劝说，这超越了所有的理论、研究和实践（Frank, 1980）。

当一个患者拒绝或者干脆反抗治疗师的影响和劝说，患者就有可能在治疗关系之中通过移情作用不知不觉地表现出困扰其一生的问题。随后双方共同努力度过这些时刻，往往会带来治疗过程的洞见和患者情感的改善。然而，在处境危急的自杀患者身上，风险是很高的。一旦患者自杀，解决问题就无从谈起了。在危急关头，治疗师会感觉到影响和劝说不足以确保患者继续活着。某种阈限被突破，治疗互信关系被摒弃，影响和劝说让位于治疗师的强制、胁迫和支配。沙茨（Szasz, 1986）将治疗师为了拯救患者免于自杀而做出的反常的"英勇"举动称为"强制性干预"。

当双方意志的斗争恶化到这种程度，患者可能会坚持他们决定自身命运的权利。反过来，毅然决然的治疗师通常必须运用法律手段来阻止这样的患者，不管他们乐意不乐意。深深地包含在这种医患对立中的，是两个基本事实：首先，绝大多数治疗师，如果他们是诚实的，都害怕和憎恨那种由于没有能力影响和劝说患者而产生的无助感。其次,没有谁能够最终控制其他人的生活并决定他们的生死(Berman, Jacobs, & Jobes, 1993)。

渡过劫难的问题

在对自杀患者进行治疗的过程中,与生俱来的最后一个个人挑战就是有可能经受患者自杀身亡的磨难。对自杀学家来说,"渡过劫难"这个术语被用于描述在另一个关系密切的人自杀身亡以后的悲伤和孤寂的体验。如同伯尔曼和乔布斯(1991 年)所说,一个患者在治疗过程中自杀,这是治疗师所遭受的最难以经受的个人经历和职业经历;个人问题和职业问题之间的分野会变得非常模糊。事实上,调查数据表明,经受一位患者自杀的痛苦类似于经历家人的亡故(Chemtob, Hamada, Bauer, Torigoe, & Kinney, 1988; Litman, 1965)。

一个患者因为自杀而亡故会给治疗师带来创伤,这并不令人为之惊异。熟练的治疗师往往会与患者建立一种强烈的、密切的关系,并且非常关注他们的进展和生存。如果自我期望值变得无所不包或者过分夸大,治疗师会将自己当作某个特定患者的救星。如果沉溺于治疗师—拯救者这种颇有诱惑的角色,一旦患者选择死亡而不是生命,治疗师就会遭受一种毁灭性的痛苦。对于治疗师来说,渡过劫难的问题常常和拯救者问题紧密地纠缠在一起。因此,几乎没有什么经历能够像患者自杀身亡那样令人严肃谨慎、灰心丧气;在患者寻死之前和死亡之后,那种凶兆都会萦绕在原本期望妙手回春的治疗师的心头(Maltsberger, 1992)。

应对风险

到目前为止,我们已经描绘了形形色色的不可忽视的临床问题和反移情问题,正是它们,使得救治自杀患者的临床工作在职业上和个人生活中具有如此之大的挑战性,甚至危险性。我们深信,治疗自杀患者所面临的种种危险会导致一些治疗师以危险的方式行事。在本章余下的篇幅中,我们希望提供一些指导建议,帮助临床专家应对并克服这些职业上、个人生活中的风险。

倾注感情的勇气

如前所述,治疗师可能不愿意为自杀患者那深深的绝望之情而承受感同身受的痛苦,这就出现了对于倾注感情的畏惧。对于这一点,绝大多数选择为企图自杀的人服务的治疗师都时常能够意识到,但是有时候它在潜意识之中，在认识范围之外发挥作用，逐渐地将治疗师变得情感淡漠，从而与患者的相互关系变得僵化而且了无生气。最糟糕的是，对倾注感情的畏惧会不知不觉地将心理治疗师转变成一个事不关已的“治疗师—窥探者”，只会站在职业角色中相对遥远而安全的立场上看着患者遭受痛苦。自杀患者需要治疗师以一种不同的方式参与其间（Ferdern, 1952; Shneidman, 1993）。对自杀患者的治疗工作需要**倾注感情的勇气**。当患者处于索命的“塞壬之歌”[1]（Clark & Fawcett, 1992）和残存的支离破碎的求生希望之间，为生死存亡而苦苦挣扎的时候，临床专家仅仅做一个治疗师—参与者是不够的。必须坚持不懈地倾注感情。

打个比方，设想患者生活在一个内心的自杀囚笼之中。这个囚笼可能是一个冰冷、黑暗、孤独的空间，埋藏在患者的内心深处。它可能是一个地狱，存在患者的本质核心之内，患者在里面备受折磨。有些患者只是有时候被困在这个囚笼里，其余的则是长期得不到解脱的囚徒。这取决于其所受困扰的性质和严重程度。

在面对深切的试图自杀的绝望和危机的时候，患者偶尔容许治疗师进入到这个痛苦的自杀囚笼之中。在这种情况下，治疗师—参与者在倾注感情的勇气的指引下，小心谨慎地踏入到患者的内心体验中，要求患者描述自杀囚笼的氛围、墙壁、地板和顶篷，这种问询会建立一种诚挚的联系，并缓解患者的孤独感（Adler & buie, 1979）。

对自杀患者的成功治疗，要求治疗师作好准备进入到患者所在的囚笼之中。如果我们想要有所助益，我们必须为患者提供一种真正的关系，而不仅仅是一种移情式的关系。我们要维持职业上的平衡，要小心谨慎以免越过界限，我们要慷慨地倾注感情，为苦苦挣扎的患者竭尽所能地提供全部的活力和承诺。他们不需要说教，也不需要鼓励的话语。从根本上讲，解释和说明是不够的。自杀患者们沉溺在自我当中耗尽了一切，需要治疗师真挚的温暖、关心和尊重。要想真正设身处地地理解他们，就必须认识到，这些患者**并不希望**和治疗师卷入有害的情感纠葛当中。我们所提到的治疗中的关爱和尊重是一种**慈悲为怀的爱**：那种无私的、与情爱无关的关怀，不是为了利用别人，而是忠实地接受别人并为他们的利益着想。

那种坦诚、仁慈、富有同情心并尊重对方的治疗师，往往能够成功地赢得自杀患者的信任，并得以探访患者内心世界或囚笼中恐怖的事物。真正

---

[1] 塞壬是希腊神话中的海妖，常用歌声诱惑过路的航海者而使航船触礁沉没，此处为暗喻手法，意思是说对于自杀患者来说死亡是一种很有诱惑力的解脱之道。——译者注

的心理治疗过程就是从这里开始的。只有到了这里，治疗师才有望开始更加深入的协商，从而使患者暂缓自杀，试着活下去。

这些协商的核心是这种问询：是什么样的幻想、冲动、缺失、伤害和失望，导致患者放弃了当下的希望、爱和投入？伯奇奈尔(Birtchnell, 1983)这样问道，如果患者从来没有为自己索取过这些东西，那是什么阻止了他们？

倾注感情的勇气是我们想要实现的理想。即使对经验老到的临床专家来说，面对强烈的困苦和绝望也是一种令人痛苦而且难以承受的任务。我们自己治疗我们患者的历程，以及关于自杀学的研究，使我们深切地体会到，倾注感情的奉献和坚持对在治疗过程中取得进展而言至关重要。我们的患者生活在生与死的边缘，如果我们想要取得进展，就必须彻底地和他们一起站在那里，而不能超然物外。

据说波士顿杰出的心理分析师约翰·默里(John Murray)晚年的治疗风格是这样的，别人可能会站在河岸边向溺水的人大声地提出建议，而"Jock"——大家都这么称呼他——会脱掉衣服，游过去，并扔出救命索。默里非常睿智，不会卷入到不明智的困境中，自以为无所不能地帮助患者，但是他也绝不胆小怕事，以至于不敢对沉溺于绝望之中的患者给予发自内心的帮助。

临床自杀学

从专业的视角来看，不容忽视的是(各个专业领域里的)绝大多数治疗师在临床自杀学方面几乎没有接受什么正规训练，即使有，也是微不足道的(Bongar, 1991)。一般来说，绝大多数临床专家之所以学会了救治自杀患者，是发现自己要为这样一个人负责，并且不得不决定该怎么做。自杀预防训练的缺失也许反映了心理健康从业人员对自杀所持有的一种无意识的、根深蒂固的不安情绪。考虑到自杀现象在临床实践当中此起彼伏，而且在评估、干预、伦理以及治疗失当等方面给治疗师提出了极大的挑战，专业领域内对自杀干预训练的回避态度是颇具讽刺意味的。

为了弥补培训工作的不足，并且充分实现临床上和法律上的良好的医护标准，绝大多数从业人员必须增加他们在临床自杀学和相关法律问题方面的知识。为了达成这一目标，在临床自杀学领域已经涌现出了一大批出色的研究工作，深入地探讨了对自杀患者的评估、治疗与应对，以及合法的医护标准等主题(Berman & Jobes, 1991; Bongar, 1991, 1992; Maltsberger, 1986; Maris, Berman, Maltsberger, & Yufit, 1992; Shneidman, 1993)。在临床自杀学方面孜孜不倦的研究和不断丰富的知识，能够显著地缓解心理治疗师对自杀问题的焦虑。

咨询与督导

令人遗憾的是,阅读还不足以让治疗师作好准备,去迎接这里所列出的种种挑战。咨询的重要性再怎么强调都不算过分;不管是出于临床技能的培养,还是出于法律原因,它都至关重要。

即使是经验老到的自杀问题临床专家,在对自杀患者提供治疗的过程中也经常会借助于咨询。有关的压力对一个人来说太大了,无法独自承担。在强烈的非生即死的压力下,判断力很容易出现偏颇,洞察力很难维持。在治疗陷入棘手的僵局或者面临很高的自杀风险时,即使是经验最丰富的治疗师也会每周向同事进行咨询。当缺乏经验的从业人员承担自杀患者的治疗工作的时候,我们建议其接受持续数月的定期咨询(督导),这一点再怎么强调都不过分。向一位具有丰富自杀救治经验的同事进行密切的咨询,再加上在自杀学方面进行精挑细选的阅读,能够大大地提高技能。

在患者自杀身亡的情况下,万一出现治疗失当诉讼,反映每次定期咨询细节的完整案例记录能够极大地降低失职指控的可能性。

应对自身问题

为试图自杀的人提供服务总是很困难,而且对于缺乏经验的人来说,它常常令人恐惧。治疗师面对着各种有可能对自杀患者的有效治疗产生妨碍的潜在问题,反移情式的憎恶、对倾注感情的恐惧,以及有关情感疏离、死亡焦虑、控制力、经受患者自杀等个人冲突,只是这些问题当中的一小部分。如果治疗师没有审视这些(以及其他)问题,那么他们的实践工作很可能充满担忧。最终,担惊受怕地对自杀患者提供治疗会导致临床上的无能为力、治疗中的束手束脚、补偿性的浮夸、否认,以及回避,这些可能会被事实证明是致命的,这是非常悲剧性的(Hendin, 1981)。

简而言之,对待反移情感受和个人问题的最佳方式是承认它们、审视它们并解决它们。向一位值得信任的同事寻求良好的督导和咨询,在这一过程中至关重要。我们都有盲点。

经验已经告诉我们,在承担这项工作的时候,个人的心理治疗或心理分析具有极大的帮助,我们强力推荐。如果没有它,治疗师就极难实现自我期望值的调整,而这对于取得成功而言不可或缺。心理动力学取向的治疗能够提供进一步的好处,可以破除防御倾向,正是它使得治疗师难以充分意识到反移情的一些细微之处。

结论

我们探讨了对自杀患者提供治疗的一些风险——自杀风险评估的峭壁很难越过,法律上的分歧构成了威胁。自杀患者对我们的要求超出了我们起初愿意给予的;对他们的治疗预示着移情式的痛苦和自恋式的打击;它需要勇气和毅力。这种治疗活动可能会使我们失去平衡,要求内心的探究、咨询,有时候还需要亲自接受心理分析。简而言之,这种治疗是令人畏惧的事业。它们与登山颇为相似。

"所有卓越的事物,"斯宾诺莎说道,"既稀有,又困难。"那些力求以最佳方式战胜治疗自杀患者之挑战的人们,有望帮助很多人,并拯救一些人的生命。他们不可能拯救所有的患者;有一些终将逝去。但是随着治疗师不断前行,在治疗技能和经验方面日渐充实,他们在工作中的智慧和洞察力,以及他们的个人态度会进一步成长。为了站在峰顶充分、彻底地领略生命,首先必须经历囚笼里的蒙昧。

参考文献

Adler, G., & Buie, D. H. (1979). Aloneness and borderline psychopathology: The possible relevance of child development issues. *International Journal of Psycho-analysis 60*, 83 - 96.

Becker, E. (1973). *The denial of death*. New York: Free Press.

Berman, A. L. (Ed.), Jacobs, D. G., & Jobes, D. A. (1993). Case consultation: Tillie. *Suicide and Life-Threatening Behavior*, *23*, 268 - 272.

Berman, A. L., & Jobes, D. A. (1991). *Adolescent suicide: Assessment and intervention*. Washington, DC: American Psychological Association.

Binswanger, L. (1963). *Being - in - the - world: Selected papers of Ludwig Binswanger*. New York: Basic Books.

Birtchnell, J. (1983). Psychotherapeutic considerations in the management of the suicidal patient. *American Journal of Psychotherapy*, *37*, 24 - 36.

Bongar, B. (1991). *The suicidal patient: Clinical and legal standards of care*. Washington, DC: American Psychological Association.

Bongar, B. (Ed.). (1992). *Suicide: Guidelines for assessment*, *management*, *and treatment*. New York: Oxford University Press.

Boss, M. (1963). *Psychoanalysis and daseinanalysis*. New York: Basic Books.

Camus, A. (1955). *The myth of sisyphus and other essays*. New York: Vintage Books.

Chemtob, C. M., Hamada, R. S., Bauer, G. B., Kinney, B., & Torigoe, R. Y. (1988). Patient suicide: Frequency and impact of psychiatrists. *American Journal of Psychiatry*, *145*, 224 - 228.

Chemtob, C. M., Hamada, R. S., Bauer, G. B., Torigoe, R. Y., & Kinney, B. (1988). Patient suicide: Frequency and impact of psychologists. *Professional Psychology: Research and Practice*, *19*, 421 - 425.

Clark, D. C, & Fawcett, J. (1992). Review of empirical risk factors for evaluation of the suicidal patient. In B. Bongar (Ed.), *Suicide: Guidelines for assessment*, *management*, *and treatment* (pp. 16 - 48). New York: Oxford University Press.

Colt, G. W. (1987). The history of the suicide survivor: The mark of Cain. In E. J. Dunne, J. L. McIntosh, & K. Dunne-Maxim (Eds.), *Suicide and its aftermath*. New York: W. W. Norton.

Eddins, C. L., & Jobes, D. A. (1994). Do you see what I see? Patient and clinician perceptions of underlying dimensions of suicidality. *Suicide and Life-Threatening Behavior*, *24*, 170 - 173.

Federn, P. (1952). Psychoanalysis of psychoses. In E. Weiss (Ed.), *Ego psychology and the psychoses* (pp. 117 - 165). New York: Basic Books.

Frank, J. D. (1974). *Persuasion and healing: A comparative study of psychotherapy*. New York: Schocken Books.

Guntrip, H. (1968). *Schizoid phenomena*, *object relations and the self*. Madison, CT: International Universities Press.

Hendin, H. (1981). Psychotherapy and suicide. *American Journal of Psychotherapy*, *2*, 238 - 294.

Jobes, D. A. (in press). Psychodynamic treatment of adolescent suicide attempters. In J. Zimmerman & G. M. Asnis (Eds.), *Treatment approaches with suicidal adolescents*. New York: John Wiley.

Jobes, D. A., & Berman, A. L. (1993). Suicide and malpractice liability: Assessing and revising policies, procedures, and practice in outpatient settings. *Professional Psychology: Research and Practice*, *24*, 91-99.

Litman, R. (1965). When patients commit suicide. *American Journal of Psychotherapy*, *19*, 570-576.

Litman, R. E. (1988). Psychological autopsies, mental illness, and intention in suicide. In J. L. Nolan (Ed.), *The suicide case: Investigation and trial of insurance claims* (pp. 69-82). Washington, DC: American Bar Association

Maltsberger, J. T. (1986). *Suicide risk: The formulation of clinical judgment*. New York: New York University Press.

Maltsberger, J. T. (1989). Discussion of Leston Havens' interview. In D. G. Jacobs & H. N. Brown (Eds.), *Suicide: Understanding and responding: Harvard Medical School perspectives on suicide* (pp. 357-360). Madison, CT: International Universities Press.

Maltsberger, J. T. (1992). Implications of patient suicide for the surviving psychotherapist. In D. G. Jacobs (Ed.), *Suicide in clinical practice* (pp. 169-182). Washington, DC: American Psychiatric Press.

Maltsberger, J. T. (1993). A career plundered. *Suicide and Life-Threatening Behavior*, *23*, 285-291.

Maltsberger, J. T., & Buie, D. H. (1974). Countertransferential hate in the treatment of suicidal patients. *Archives of General Psychiatry*, *30*, 625-633.

Maris, R. W., Berman, A. L., Maltsberger, J. T., & Yufit, R. I. (Eds.). (1992). *Assessment and prediction of suicide*. New York: Guilford Press.

Nolan, J. L. (Ed.). (1988). *The suicide case: Investigation and trial of insurance claims*. Washington, DC: American Bar Association.

Pokorny, A. D. (1983). Prediction of suicide in psychiatric patients. *Archives of General Psychiatry*, *40*, 249-257.

Sartre, J. P. (1956). *Being and nothingness*. New York: Pocket Books.

Shneidman, E. S. (1985). *Definition of suicide*. New York: Wiley.

Shneidman, E. S. (1993). *Suicide as psychache: A clinical approach to self-destructive behavior*. Northvale, NJ: Jason Aronson.

Szasz, T. (1986). The case against suicide prevention. *The American Psychologist*, *41*, 806 - 812.

West, L. J. (1993). Reflections on the right to die. In A. Leenaars (Ed.), *Suicidology: Essays in honor of Edwin Shneidman* (pp. 359 - 376). Northvale, NJ: Jason Aronson.

第五篇

5

职业、伦理和法律问题

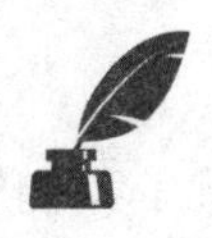

第十八章

“我不认为我在说汉语”

唐纳德·L.纳萨逊，医学博士

一位临床督导师这样对我的一位同事说道。这位同事现年45岁，是一名大师级的心理学家，拥有15年的工作经历，在诊治暴躁的青少年方面拥有卓著的声誉。他信仰我们这个领域的传统。他将心理治疗看作患者和治疗师之间一种不断演变的对话过程，它反映了刻画我们这一领域的治疗师们之间不断演进的对话。他是年轻治疗师们的导师，也很愿意付钱寻求教导。

他在一位资深同事的建议下接受了一位督导师，那位同事当时是他的治疗师。这两个人，我的朋友的督导师和治疗师，都在一个机构中承担教学工作，该机构致力于心理动力学疗法的一个特定分支。他们都是非常令人愉快的人，才华出众，热爱自己的工作。但是，我所遇到的所有与他们的机构有关联的人看上去都在社交方面局促不安，除了他们的治疗体系，对别的东西一概三缄其口，举止和态度也有些鬼鬼祟祟。

在上文提到的那次督导会谈中，我的同事对于这位督导师曾经说过的某事提出了一个问题。那是一个合情合理的问题，因为这位治疗师需要知道怎样将这位督导师所提出的想法融合到他对某个特定患者的治疗工作中去。督导师的回答(“我不认为我在说汉语”)使他愣住了，他在一段时间里无法清楚地思考问题。突然，他感到尴尬、无能、愚蠢、笨拙、不够格，而且，最糟糕的是，不配消受他付钱购买的这些服务。他一时语塞，支支吾吾、结结巴巴地解释他原来的问题。她对这种不知所措报以仁慈的微笑，这使他更加觉得自己在专业上是个废物，然后她给出了一个答案，乍一看显得过分简单而且与他的问题稍微有一点沾边。

当我开始思索这个故事的时候，有些东西进入到了我的脑海里。它让我想起了那位管道工，他帮我们家解决了漏水和奇怪的噪音问题，自从我们搬到这个家里以来,这些问题困扰了我们整整一代人。弗雷德自从孩提时代就展现出了作为一名管道工的罕见天赋和才能。在16岁那年,他刚刚拿到使他能够合法驾车的见习许可证,就迫不及待地开始了自己的生意,拥有了自己的管道工卡车。在他20多岁的时候,他监管着几名助手的工作并拥有四辆卡车。现在,快50岁了,他对两点颇为自得。一个新顾客没有资格打电话叫他上门处理紧急情况,而且他只有在有人卖了房子并搬出我们这一地区以后才会接手新的生意。通常别人介绍的生意在他的日程表上要排到3至6个月之后。

关于弗雷德的故事数不胜数,比如,当他走进那位建议我向他求助的资深同事家的地下室,一边用手势指着房子的各个部分一边看着那些错综复杂的管道,说道:"我敢确定你的问题是房子的那个部分太热而这个部分从来都不够热。"我的同事说他立刻就感到受到了关爱,感到了安全。他没有向这位刚来的年轻管道工提到这个问题,因为整整一个时代的专家都没能够优化他的供热系统,而且,无论如何,他之所以被叫来是因为别的事。"是的,"弗雷德说道,"某个白痴大约在25年前修改了你的供热系统,把它接错了。你只要……"得到同意后,他着手处理了一下,而我的邻居从此以后就享受上了可靠、均匀的暖气。弗雷德就是轻而易举地处理着类似的问题。他的话总是那样睿智,他的幽默感也在他的朋友们之间传为美谈。毫不令人惊讶的是,弗雷德的哥哥是一位成功的心脏病医生,当然他处理的是另一套淤塞、渗漏并导致送热不均的管道系统。我们总是怀疑,假如弗雷德没有阅读困难症的话,他可能已经进入到某个需要读书做研究的领域,而不是这种如此令人满足和获利丰厚的工匠生活。

但是,先前提到的心理治疗督导的轶事让我想起的却是弗雷德对他的雇员们的所作所为。无论他们做什么,他的这些下属们对问题的把握既不像老板那么迅速,也没有那么轻而易举。而且就是无法像他那样快速轻巧地工作。弗雷德注视着他们,与他们一起工作,用一种声调很高的嘎嘎作响的声音描述他们在接合与焊接的时候那令人同情的努力,那种声音与梅尔·布兰克(Mel Blanc)为二代卡通片配音的特点很相像。在我家里,我怀着敬意对待弗雷德,把他当作一个与我对等的人,而他却仅仅用嘲弄来对待那些为他工作的人。最终他们都离他而去,经营自己的生意去了,所有的人都自豪地宣称自己曾受到弗雷德的培训,而所有的人又很高兴摆脱了他的控制。

加思·奇姆基[1]，我在医学院的一位同班同学，在我们这个群体里是如此的出类拔萃，以至于他代表我们致告别演说时，谁都没有疑问。作为全班年龄最小的一个，他热心于研究放在他面前的任何事物，对于任何愿意讲授或者展现我们置身其中的这个神奇医学世界的人，都充满了敬意，他得到了一致的关爱，而没有成为嫉妒的对象。（有些像奇姆基这样的人是如此远胜于你，以至于没有什么竞争感，从而没有任何必要将你自己的成就与其相比；他处在一个不同的圈子里。只有不公平的比较才会导致嫉妒、羡慕和贪婪。）他先后成为了一所知名大学的医学教授、另一所大学的系主任，以及若干全国协会备受尊敬的领导者，负责引导整个医学领域进入下一个时代。

但是当时，在 1959 年，我们是医学院四年级学生，正在学着帮助外科医生做擦洗工作，满心欢喜地承担仆从的任务，拉住牵引器以便让大人物们做重要的工作；当我们被授予在绳结以上剪断缝合材料的优先权时就会无比自豪，外科医生就是用它们扎住无数的小血管的，正是这些小血管发生渗漏从而降低了手术部位的能见度。加思向我讲述了他在一台肠部局部切除手术中担任助手的经历，在这台手术中，一段肿胀的部分从我们称为结肠的长长的导管上切除，剩下的两端再吻合起来——重新缝合在一起，从而使结肠再次成为一个导管。那一切完成以后，剩下的唯一的任务就是缝合腹部，以便让患者从麻醉的昏睡中醒来，并进入康复阶段。就在那时，那位外科医生（他很了解这位不同凡响的学生的声望）转向加思·奇姆基，并且说道：“现在该检查缝合情况了。让我们做一项奇姆基测试。”他突然警觉地意识到，他的先祖中有可能有一位是如此著名的外科医生，以至于其检查吻合手术开放性的方法在医学知识中赢得了永久性地位，加思问道：“那是什么？”那位外科医生小心翼翼地在大肠剩余部分触摸着，找到了一大块排泄物并将其沿着修复的结肠部位来回移动。“我们只是找到这一小块‘奇姆基’并将它穿过吻合部位前后移动，以便确定它畅通无阻。”现在，35 年过去了，我们都成了资深医生，都因为这样那样的成就而为人所知、受人尊敬，但是加思·奇姆基仍然记得那位外科医生“捏住”他的那一天。

在上文的每一个场景中，教学确实发生了。那位有天赋的心理学家确实学到了一些新的临床技术，那位年轻的管道工的确学到了一种更容易更高效的修理浴室管道的方法，而那位医学学生也更好地了解了人体的构造。但是，在每一个场景中，都有一种潜台词，一种与所传授的信息毫不相干的潜在倾向。每一个专业教学的场景都沾染了表明一种师生之间尊卑有别的

[1] 不是他的真名。

强烈讯息。就好像老师必须告诉学生,目前,而且可能直到永远,在我们之间存在着鸿沟;你能够取得的成就是有限度的,你要记得我相对于你的优势地位。

在任何学徒与师傅的关系中,都会发现这个主题的某种变式。"光秃秃的像个新手的膝盖"这个说法指代了年轻女子学习成为修女的过程中花在屈膝下跪上的时间。即使是最仁慈的修道院院长嬷嬷也必须检验她所管辖的有可能精神自由的女孩子究竟有多大的奉献精神,以确保她们学会对权威怀有适当的敬畏和尊重。年轻人只有能够经受海军新兵训练营固有的欺侮,才会成为拥有完全资格的海军陆战队战士。那些不能够承受教官频繁、反复施加的贬低和无理要求的人,无法学会如何在战争的混乱之中立即不折不扣地执行命令。当今对性骚扰的指控不计其数,因为全体百姓逐渐认识到,那些有权威的人常常从那些直接从属于他们的人身上寻求几种乐趣。

我在接受正式的精神病学培训之前,曾经邂逅了一位从事内科医学和内分泌学的住院实习生,我记得他的一些同事们看待我们培训项目的首席医生的特殊态度。有人也许会认为,他从业经验的博大精深,他的患者们对他所怀有的那种密切的敬畏之情,就是他的全部特点。但是一位资历较深的同事告诉我,这位"超级医生"曾经是上一个时代最著名的心脏病医生的实习生,陪同他为医学学生授课。有几次,这位伟大人物大摇其头,用怀疑的态度对这位颇有天赋的实习生说话,并且逐字逐句地告诉他坐在医学学生教室一角的凳子上。"他真这么做了,"我自己的老师说,"他真坐在角落里,当着所有那些医学学生的面,忍受所有那些戏弄,只为了有一天他能够继承他的衣钵。那时他让我感到厌恶,而且现在我还是不能容忍他,不管他是多么伟大的一位临床专家。"

在我担任精神科住院实习生期间,一位督导师总是将雪茄的烟雾吹到我的脸上并静静地等待我的回应,就好像我是一个接受分析的患者。另一位督导师的办公室里有一张椅子正对着这位著名的心理分析学家,坐在上面正好面对着他的凝视,就在他的左边有一张分析用的长榻。"为什么你为自己带了一个苹果而什么都没帮我带?"在早期的一次督导过程中他问道,他的双眼一直没有放过我的面孔。人们都渴望那张长榻所带来的安全感和舒心感,它能够使人避开他那咄咄逼人的目光。在那个时代,只有心理分析师才有权势。"即使你只做心理治疗,也有些事情是你能够为你的患者去做的。"另一位督导师如是说。

潜台词是什么?它从何而来?我们能不能、该不该做些什么?师徒关系中常见的这种屈尊和嘲弄态度的普遍存在是不是以某种方式影响着心理治疗的实施,对我们的患者有没有好处? 要找到答案,不能凭借对交谈言辞的分析,而是要看它们所引发的情绪反应。贬低、丢脸、被挑出来遭到嘲弄、无能感和失措感、在不公平的比较中当众蒙羞或私下尴尬的经历,所有这些场景都是羞耻感的表现。探究督导过程中的这些不足和缺点的一个好去处,就是这种错综复杂的情绪。我认为,羞耻感给那些做教师的人教导了更多有关师生关系方面的内容,而不是那些正在考量的内容。如果我们想要改善我们的专业领域,保护那些为了获得进步而前来求助于我们的人,并且为我们的患者提供一个更好地促进成长的机会,我们最好对这种令人痛苦的情绪多加了解。

在某种意义上,羞耻感研究的现状,以及与之有关的支离破碎的精神病理学内容,是心理分析革命的一种产物。简单地讲,弗洛伊德非常正确地认识到,他所属的那个时代的人们遭受着一种广泛的困苦,他追溯到对于性的隐藏的观念;袒露一个人的性观念的历程似乎能够带来缓解。但是,每当这位探险家将他的航船驶向性现象的方向时,他的脚步就会遭到防御倾向的阻止,使他无法进入到患者的内心世界。他能做的选择有两种——要么探究这种不愿袒露内心世界的倾向的本质,要么开发一系列的技术来排除这种阻碍。通过将这种非常自然的尴尬反应命名为“阻抗”(resistance),弗洛伊德看到了我们现在所知道的所有的性现象;对阻抗反应的分析是经典心理分析技术的一个重要部分。

迷失在关于性观念的混战之中的,是与对性观念的探究和揭示相关联的情绪反应。早期,弗洛伊德发现他无法引导出 3 岁以前对于尴尬情绪的记忆,因而断定羞耻感在那个发展阶段之前不存在。据说这种情绪来自一个称作“超我”(superego)的无意识领域(只有当力比多〔libido〕的力量真正变得与性有关的时候才会出现的一种情绪反应),并且在我们身上终生存在,作为对裸露冲动的惩罚。就心理分析的奠基人而言,这是一个不幸的论断,因为尽管我们的领域在关于性问题的研究方面日益精湛,但是对羞耻感的研究却被阻断了将近 50 年。

对录音的治疗访谈进行了细致的研究以后,海伦 · 布洛克 · 利维斯(Helen Block Lewis)深信,很多案例当中的不足之处来自我们对羞耻感的忽视倾向。乌姆瑟(Wurmser)指出,被贬低、奚落、尴尬、羞辱、耻辱、诋毁、玷辱以及当众失败的经历,如果我们将它们归结为羞耻情绪的事例的话,它们会得到更有效的评估。是他首先认识到,通过所谓“扭转局面”的防御手段,我们在自己无法通过其他手段解除羞耻感的时候,就在别人身上造成羞耻感。

最近，我提出，羞耻始于希尔文·汤姆金斯(Silvan Tomkins)的情感理论里详细阐述的一种生理机制，但是无论是什么引发了羞耻感，我们都根据四种截然分开的预存的反应集合中的一种来做出反应，这四种反应集合组成了一种羞耻罗盘(Compass of Shame)。羞耻的生理反应导致了低头、转移视线、突如其来令我们结结巴巴的认知休克，以及使我们更加清楚明显地暴露在别人面前的面红耳赤。随着我们从令我们难以思考的认知休克当中恢复过来，我们就立即进入了心理反应阶段，开始回想起一生之中类似的充斥着羞耻感的时刻，包括各种类别，比如依赖性/独立性，灵活性与技巧性，个人魅力，性问题，亲近感与亲密关系，在竞争中与他人比较而产生的优越感与自卑感，看到别人的隐私与自己的隐私被发现，以及自我意识。无论我们个人化的生活道路如何，我们会运用在羞耻罗盘中发现的脚本集合中的一种，对当前的境况做出反应；这就是反应阶段，我们所知的羞耻情绪的序列就完成了。

每当我们让自己的情感自生自灭的时候，罗盘中的退缩极(withdrawal pole)就参与其中；在这种时刻，我们强化了羞耻的倾向，使我们的目光避开那些就在瞬间之前还显得如此有趣、如此可爱的事物。当我们退缩的时候，我们较少地受到他人目光的伤害，尽管我们暂时掉队。

我们当中有些人会发现，长时间地保持孤立是非常难以承受的——那些不愿离群索居的人们愿意接受羞辱，以便让其他人保障他们的安全感。当然，这是一种不稳定的安全感，因为它将我们置于一个很有可能被看得低人一等的关怀之下；这些脚本界定了这个罗盘的自我攻击极(Attack Self pole)。这些极点本身并不是病态的。在这个集合中，与正常顺从的脚本相邻的，就是自我虐待的脚本；我们为了获得这种安全感，甘愿对我们的自尊做出的伤害多大，公开的心理病理程度就有多大。

我们中的绝大多数都能应对暂时性的轻微的尴尬经历，否则我们怎么能够打高尔夫或者在商店里试穿衣服？然而，有时候我们所有的人，或者说我们有些人在所有的时候，发现羞耻体验完全难以承受，试图不惜一切代价加以回避。关注那些能让我们感到自豪的事，将其他人的眼光从有可能引发羞耻感的事情上分散开来。其他的回避方法包括饮酒(一种强有力的缓解羞耻感的麻醉品)，服用安非他明、可卡因或者其他麻醉品，它们能为一个遭受羞耻感折磨的人带来兴奋感。一切让我们认为属于自我陶醉的做法，其实都是一种防御羞耻感的手段，通过回避式的脚本而得以实施。

前面提到的一种羞耻感涉及一种倾向，即某种情感会被自卑体验激发出来，而且，反过来，当这种情感因为其他原因而被激发出来以后，又会产生自卑感受。对于有些人,自卑感会使他们觉得自己有受制于人的危险,对他们来说,羞耻感变得如此有害,以至于他们会对身边的任何人发怒,以减缓那一刻的无能为力感。通过羞耻罗盘上的攻击他人极(Attack Other pole)中的脚本,我们发展出贬低和羞辱他人的方法。海伦利维斯所谓的“羞辱式的暴怒”(humiliation fury),以及我们所熟知的对“挫折”(frustration)的回应,是这种脚本集合中的一部分。我们认定为虐待性的一切事物,实际上都是一种为了免受羞耻而攻击他人的防御手段。在治疗中,对付它们的最好办法不是探讨其所导致的行为,而是潜藏在下面的羞耻感。

通过这种对羞耻感的简要描述,我们就能够更加精细地重新探讨临床督导过程中令人不快的情况。几代的精神分析学家或者接受精神分析训练的心理治疗师,得到的教导都是羞耻感只不过是一种轻微的而且非常恰当的惩罚措施,是超我在性裸露情况下所施加的惩罚。我们的教师和治疗师们几乎没有人接受过羞耻心理学方面的治疗和训练,如果有,也是凤毛麟角。他们都受到了他们自己的老师和治疗师们的人身攻击,那些老一辈的人们也没有人充分地了解他们自己对羞耻感的防御倾向。不知不觉地,我们治疗师们冤冤相报、代代相传、信以为真、奉若神明、编为典籍,相互教导要增加我们的患者和学生们的羞耻感。詹姆斯·安东尼(James Anthony)曾经说过,揭示性的心理治疗,是一个充满羞耻感的竞技场,在那里所显露出的每一件事情都必然会产生羞耻感,除非我们将这种感受化解掉,否则它就会一直令人感到痛苦。我们现今的时代是一个充满发现的时代,过去所敬仰的关于心理治疗的本质,如今看来似乎是我们自己对羞耻感的愚昧无知,因为我们在督导和领悟的过程中使它愈演愈烈。

对于一位管道工学徒来说,在师傅那里遭受的羞耻感对学到的修理管道技能没有什么大的影响。但是,这种攻击他人防御羞耻的态度会出现在那位学徒对配偶、孩子和其他任何“撞上枪口”之人的所作所为之中。原因不明而且未被缓解的羞耻冲突,在我们的社会上比比皆是。我们的社会不再将顺从和退缩作为表达羞耻感的“恰当”方式而加以强调,而是鼓吹自我沉醉式的回避和爆发式的攻击。当代社会在每一个层面上都沾染上了羞耻感的愤怒极(the angry pole of shame)。

由临床督导师所造成的羞辱经历是如此司空见惯,以至于有人深信它既是自然而然的又是不可避免的。当然,对于任何临床培训项目中自然而然的不足之处我们无能为力。无论做什么,新手都有可能产生羞耻感。而且有可能会按照羞耻罗盘中存储的脚本去行为处事,那样一来督导的过程就必然会辜负接受督导的人。如果我们作为督导师没有解决好我们自身的羞耻感,那么我们就很难处理那些来找我们接受训练的人所体验到的羞耻感;实际上,我们有可能利用他们作为工具,来表达我们自己的心理防御。

请你通读这本多人写就的关于临床工作的危机和风险的书的每一页,搜寻一下羞耻感的证据,它有可能表现为自尊、个人胜任力、我们在亲密关系方面的难题、治疗失当的诉讼,以及宣告我们并不那么出色。在导致我们的领域危机重重的很多因素之下,都潜藏着羞耻感。对羞耻感的研究,既能够为我们的个人生活带来新的自信和安全感,又能够为我们的工作带来回报。

参考文献

Lewis, H. B. (1971). *Shame and pride in neurosis*. New York: International Universities Press.

Nathanson, D. L. (1992). *Shame and pride: Affect, sex, and the birth of the self*. New York: Norton.

Tomkins, S. S. (1962). *Affect, imagery, consciousness*. New York: Springer.

Wurmser, L. (1981). *The mask of shame*. Baltimore: Johns Hopkins University Press.

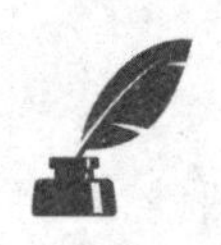

第十九章

被掠劫的职业生涯[1]

约翰·T. 马尔茨伯格,医学博士

玛格丽特·比恩-贝雅格,一位49岁的波士顿精神科医生,去年九月份放弃了从医执业资格,在此之前,她先前的一位患者的自杀引发的烈焰将她的声誉和职业生涯付之一炬。整件事起始于患者的家人对她提出起诉,而后他们的律师点燃了媒体的激情,然后医疗注册委员会(the Board of Registration in Medicine)加入了这场迫害。在她还没有来得及走进法庭的时候,损害就形成了。但是,比恩-贝雅格医生这一边的故事迄今为止还没有人听到过。我之所以决定向你们讲述这个案例,是因为我认为她遭到了不公正的残酷对待,也是因为它表明了治疗师们在目前的氛围中必须承受的危机和风险:我们的社会对患有心理疾病的人怀有敌意。政府和法院常常苛刻地对待那些试图帮助他们的人。

一年以前,我作为一位专家受邀参与处理这一案例,并且审阅了大量的记录材料,它们在提交给法庭以后、审判之前已经公开了,而审判一直没有举行。你们中绝大多数人应该记得当时充斥在全国的报纸杂志和电视上的耸人听闻的报道。

这段为期四年颇具争议的治疗过程,是一名精神科医生的噩梦。记录材料证明了在患者跌跌撞撞地挣扎在生死边缘的那些日月里,无穷无尽的电话交谈、紧急会见、咨询以及住院治疗。我认为患者最有可能的诊断结论是伴随间歇性妄想的躁狂抑郁症(manic-depressive illness complicated with intermittent delusions),要么就是精神分裂性躁狂抑郁症(schizoaffective illness)。有一次,他为自己插入静脉注射器并注入了一种致命的麻醉药。

---

[1] 美国自杀学会主席致辞,1993年4月15日。出版得到了该学会的许可。

本章最初刊载于 Suicidee and Life Threatening Behavior, 23(4), Winter 1993(pp. 285 - 291),经许可出版。

他再次重蹈险境，滥用麻醉品和酒精，并且拒不合作，不愿服用指定的药物。在我的心目中几乎毫无疑问地认为，如果没有比恩-贝雅格医生超乎寻常的奉献和坚持的话，这位患者在此之前很久就已经自杀了。我认为她不知道她正在实践着希波克拉底的著名格言："生命短暂，艺术无涯。"她接受了经年累月的训练，使自己有能力治疗那些严重患病的人，而且她为这个男子付出了最大的努力。"机遇转瞬即逝，"希波克拉底继续说道，"试验变幻莫测，判断困难无比。"

毫无疑问，比恩-贝雅格医生被迫进行了几项非同寻常的治疗活动。但是，我会让你们认识到，这些做法并不是为了利用或者虐待洛扎诺先生。埃德·施奈德曼曾经写道，在治疗自杀患者的时候，非同寻常的牵连有时候是必不可少的，我深以为然。但是，试验的确是变幻莫测的。

她在治疗过程的第二个星期就得知，这位患者早就拥有一个充绒玩具，当他感到无法承受的时候就会用它来抚慰自己。报纸上报道说比恩-贝雅格医生使这个男子"退化"了，实际上根本就不是那么回事。她试图帮助他应对他对这种状况的羞耻感，根据她在儿童精神病学方面的知识，送给他一条毛毯，这是他在她的办公室里发现的，并且他自发地将它作为一种安慰物。他在接下来的会谈时会带上这条毯子，并且当医生不在身边，感到恐慌想要自杀的时候，在家里用它来抚慰自己。后来，她给了他几本童话书，并且应他的要求，写上了"爱你的妈妈"以及类似的如今臭名昭著的题词，尽管并非没有疑虑。她的治疗笔记表明，她一再地提醒患者，她并不是他真正的母亲，而且也不可能成为他的母亲。他似乎能够理解这一点，但还是声称，他发现当自己不在她身边的时候，如果假装有位母亲给了他这些书、关爱他并且希望他心情愉快的话，会让他感到安慰。媒体所描述的那些备受指责的卡片也系出同源。这些都是根据患者要求而写的，而且，当写下这些话语的时候，医生提醒他，它们所代表的是幻想，而不是事实。

为了纪念"异常的性事"(the phenomenal sex)而写的那张卡片也是出于患者的要求，而且它所指的不是比恩-贝雅格医生，而是另一个曾经与患者过从甚密的女人。

在记录材料中，没有证据表明她和洛扎诺先生之间曾经发生任何亲密的两性关系。她反复地否认这一点。据她估计，在她提供医护的四年之中——在此期间他多次接受住院治疗——大约 117 名心理健康从业人员(护士、社会工作者、精神科助手、心理学家、精神科医生等等)曾经以这样那样的方式与他发生过关联。假如患者真的受到虐待的话，他有可能会向他们中的任何人提出来，但是他没有。在 1988 年 4 月，治疗笔记记录了患者的恼怒,因为比恩-贝雅格医生实际上没有在性的方面给他提供安慰。当他不那么癫狂的时候,他一而再再而三地感谢她为他提供了支持并拯救了他的生命。在她终止治疗几个月以后,在患者对她心怀愤恨的情况下,他告诉别的医生说她曾经与他有过亲密的两性关系,我相信这是不真实的,而这就是为什么这件事会被报告给医疗注册委员会,而该机构的所作所为又会如此恶劣,对这些行径你们大概都有所耳闻了。我认为,洛扎诺对治疗过程撒了谎,为的是报复比恩-贝雅格医生不愿再为他诊治。记录材料表明,他之前也曾说过关于她的谎言:在 1987 年 6 月,他向另一位精神科医生咨询抗抑郁药物的问题,告诉这位医生说她阻止他服用所开的药物。记录材料揭示的恰好相反:她竭尽自己所能想让他服药,而恰恰是他自己一直不愿意服药。

比恩-贝雅格医生遭到攻击,被指控说她的治疗导致了灾难性的治疗退行,并且引起了精神错乱式的移情反应。毫无疑问,在她对他的治疗期间,玩具、毯子、书本和卡片,即所谓的过渡对象(transitional objects),都是严重退行时期的固着物,而且患者在移情中变得精神错乱。我就不会写那样的题词或者那样的卡片。断章取义地读起来,它们确实听上去太温柔、太亲密,就像一个母亲在对受惊吓的孩子说话。但是,我是一个男人,而比恩-贝雅格医生是一个女人。她处在那个境地下,而我不在。进一步讲,随着治疗过程的推进,她不止一次地向好几位其他精神科医生咨询她对过渡对象的使用。这位患者有很多次在痛苦中变得癫狂,而且声称自己觉得这些文字和玩具很有用。请记住,这位患者令人深信不疑地报告了童年时期与他母亲之间多次发生暧昧的两性关系的情节。对这些经历的回忆使他多次突然感受到想要自杀的痛苦。他看起来很少得到母亲般的抚慰和安慰。比恩-贝雅格医生反复地试图让这位患者弄清楚幻想和现实之间的分别。记录材料显示,是患者虚构了卡片和童话书以及玩具所承载的"妈妈"。比恩-贝雅格医生一次又一次地提醒他现实和幻想之间的差别。她反复地向其他同事咨询这种多少有些不合常规的治疗方式,这种治疗的本质是为了在保持现状的情况下满足患者的需求。他很快使自己在她面前显得像个孩子。关于这种做法最糟糕的是,它导致患者停留在一种幼稚的退化状态之中,并且加剧了移情反应。若要公平公正,就要诚实地对待记录材料:她并没有首先迫使他进入这种退化状态。更进一步讲,随着他们共同工作的继续,患者对这些过渡对象的依赖越来越少,而且很大程度上将它们束之高阁了。**在治疗记录当中有证据表明它们发挥了自己的作用**。患者最糟糕的症状出现在治疗过程最初的 18 个月,在此之后他开始改善了。这些过渡对象只有在大约6个月的时间里发挥了非常紧迫的作用，在此之后患者说他不再需要它们了。病情平息下来以后，他从1987年12月一直到1990年3月之间能够一直不用接受住院治疗。在他最后一次在波士顿接受住院治疗的过程中，他姐姐在搜索他的公寓的时候发现了这些过渡对象。它们是最主要的薪柴，就是这些薪柴燃起的熊熊大火，将比恩-贝雅格医生的声誉和职业生涯化为灰烬。

在治疗过程中有一个阶段，移情作用变得极其色情，而且是以一种最令人不快的方式。洛扎诺先生沉溺于性折磨，并且用图形化的、残忍的性虐待幻想来不断地攻击比恩-贝雅格医生。他给她看一本令人惊骇的书，上面描绘了用来摧残女人的乳房和阴道的残忍的装置，还附有详细的描述介绍它们如何使用。为了保持她的内心平衡，她记下了他的很多虐待幻想。她像很多治疗师一样，体验到了相应的令人不安的反移情幻想，她将这些也记下来了，保存在另外一个文件中，用她的笔记来挑选出她对这位可怕的患者的内心反应，并且帮助自己保持内心的平衡。她向其他精神科医生咨询她对洛扎诺的反移情体验，以便进一步帮助自己远离被这位患者所引发的反应。尔后，在1987年的10月或者11月，这位患者闯入了她的办公室并偷走了关于他的很多记录材料。在某个时刻，也许就在那时，也许在另一时间，他还偷走了记录着她自己的反移情反应的个人笔记。她并不知道他已经偷走、复印并秘密地替换了这些反移情幻想，直到患者家人及其律师在1990年开始展开调查。当她在(1987年)11月20日发觉患者偷走了他的个人记录，她要求患者归还她的文件，他照做了，但是首先偷偷地对它们拍了照片。

在这个关头我可能会停止治疗，但是正如希波克拉底所说，判断是非常困难的。在那个关头撒手不管是很危险的。患者有杀人倾向，威胁说要射杀曾经收治他的一所医院里的医生和其他人员。在那个关头终止治疗有明显的风险，不仅有可能导致自杀，还有可能招致谋杀。进一步讲，患者对于精神病医院的态度处于一种偏执的状态，如果敦促他住院接受治疗的话，他有可能逃之夭夭；强制性拘禁有可能导致治疗关系就此被葬送。别无他法，只有治疗关系才能为他提供支撑。比恩-贝雅格医生恰当地感受到了患者对于被遗弃的深深的恐惧感，她坚持了下来。

在1987年秋天，一个险恶的主题出现在了治疗笔记中。患者开始威胁比恩-贝雅格医生说，他会杀死自己并留下书面材料，以便他死后让他的家人找到，这样他们就能够起诉她并毁灭她的声誉。这样，他开始不仅仅在幻想中折磨她，而且用行动作为直接威胁。

到了12月，他精神错乱了，深信他所供职的那个实验室里的仪器正在测量他的价值并且发现他不合格。但是这种状态转瞬即逝。在1988年他看起来逐渐改善。比恩-贝雅格医生此时开始以极低收费甚至完全免费的方式为他诊治,因为他财力枯竭了。后来,在1989年,当情况表明他能够负担一小部分费用的时候,医生要求他重新支付适量费用时,他勃然大怒。1990年初,在医学院休假结束以后,他准备重新开始临床研究,并相应地重新承担作为患者的义务。因为他在接受药物治疗方面一直没规律,而且因为他饮酒和滥用麻醉品的倾向,比恩-贝雅格医生感到担忧。更有甚者,洛扎诺还报告了成为一名“恶魔医生”(monster doctor)的幻想,想成为一名儿科医生,对前来接受医护的孩子们进行性虐待。她建议洛扎诺应当自愿地让自己接受马萨诸塞州医学会伤残医生监督员的监管,以便保护他的患者们。这条建议使患者勃然大怒,他断然拒绝了。3月,就在他重返医院之前,他服用了致幻剂,开始出现幻听,并且出现妄想思维。他深夜来到她家,而那天晚上她刚好外出,他猛敲窗户,大声喊她,吓坏了她那些独自在家的孩子们。

第五次被医院收治的时候,他报告说他曾经对自己注射了克他命(ketamine,一种致幻剂)和利多卡因(lidocaine,一种麻醉剂)试图自杀,而且他一直听到一种声音命令他杀死自己。在那年晚春时节,比恩-贝雅格医生最终决定退出这一案例。在另一次精神科住院治疗的过程中,她小心翼翼地将洛扎诺的案例交接给另一位精神科医生。由于他拒绝接受伤残医生委员会的监管,她不愿意继续治疗了。

此后又进行了五次住院治疗。直到1990年秋天,他才告诉另一位精神科医生说比恩-贝雅格医生曾经与他关系暧昧。洛扎诺的姐姐起了疑心,并且在隐藏处发现了他为这一时刻小心保存的充绒玩具、文件、卡片。按照马萨诸塞州的法律规定,当时负责的精神科医生向医疗注册委员会写了一封信,详细叙述了患者所宣称的一切,并描述了这些东西。他的信上说:“如果比恩-贝雅格对他的治疗真的像(洛扎诺)描述的那样,她就对这位患者造成了极大的伤害。”

在一段时间的电休克治疗之后,患者有了暂时的改善,在此之后,他到得克萨斯州去看望他的家人,并且继续进行一些能为他的学位挣来学分的医学工作。他又接受了另一位精神科医生的医护。在他的家乡埃尔帕索城(El Paso)接受了一次短暂的持续一夜的住院治疗以后,洛扎诺向自己体内注射了大量的可卡因,自杀身亡。

他的家人在1991年9月11日对比恩-贝雅格医生提出了治疗失当指控。他们的律师采取了一个非同寻常的措施:他在1992年3月向法院提交了大约3 000页的文档材料,包括治疗笔记和题写着“爱你的妈妈”的书和卡片。各大报纸对这些抓住不放,大火开始熊熊燃烧;很快所有的媒体,无论是地方的还是全国的,都燃烧起来。马萨诸塞州医疗注册委员会举行了一系列的听证会,一位著名的庭审律师,来自波士顿 Hale & Dorr 律师事务所的约翰·法比亚诺(John Fabiano)挺身而出,志愿帮助该委员会进行审查。医疗注册委员会受格洛丽亚·拉尔森(Gloria Larson)的监管,此人是州长威廉·魏尔德(William Weld)的消费者事务特派员。Hale & Dorr 是州长在参加竞选之前所属的律师事务所,因此州长肯定与法比亚诺先生过从甚密。该委员会在此之前从来没有认为有必要任命一位专门的律师来打理它的一项惩戒行动。

该委员会接着宣布,它将在一个巨大的会堂举行为期数天的公开听证会,邀请报社和电视台参加。五家电视台和有线电视台计划携灯光和摄像机出席。欧洲记者也将出席。日本人也来了。马萨诸塞州政府在筹备一场盛典。

比恩-贝雅格医生的处境在几个方面来看非常危急。第一点,法律规定,在患者死后,保密权并不失效,而是传承给继承人;负责治疗的医生未经他们的允许不能透露治疗的细节,即使是在接受伦理质询的过程中。一旦透露,会招致严厉惩处。洛扎诺家族拒绝给予许可,所以玛格丽特·比恩-贝雅格被限制了言论自由,被迫保持沉默,只能在报纸上指出他们的律师已经提交给法院的内容。她不能够站在自己的立场上说出真相。报社对此心知肚明,却选择对此只字不提。也许一旦这样做会减弱早餐菜肴的滋味,他们在晨报里一直以牺牲比恩-贝雅格为代价,定期地献上这些所谓的菜品。

第二点,在该委员会和全国媒体面前为自己辩护的法律成本是极大的,实际上,是灾难性的。尽管她原以为法律成本能够控制在合情合理的范围之内,但是在州长魏尔德的政府“马戏团”开始行动之前不到两个星期,她的律师们通知她说,如果让他们继续下去,她需要付给他们 75 万到 100 万美元作为酬金和开支。假如她同意这样的要求,她的余生就将被难以承受的债务压垮。

第三点,在该委员会面前三缄其口地露面,出现在一个充斥着渴求轰动的旁观者、记者和摄像机的大厅里,这在情感上的代价肯定是难以承受的。她已经因为保罗·洛扎诺的死而受到了情感上的打击,因为患者的自杀身亡而遭受了不难预料的痛苦。她一直在遭受新闻界的侵害。现在,她面临着当众蒙羞的前景,因为保罗·洛扎诺从坟墓里伸出手来实现他的诺言——他将杀死自己并毁掉她的声誉和职业生涯。该委员会主动提出愿意解决问题,只要她愿意签署一份声明,承认她从未犯下的过错——她被怂恿对自己作伪证。

就是在这种背景下，玛格丽特·比恩-贝雅格选择放弃她的从医执照。这一举措使她脱离了医疗注册委员会的控制范围，并且不会当着媒体的面遭受审判，但是这意味着她永远都不能够在这个国家的任何地方再次从医。她已经被暂时剥夺了坎布里奇医院(Cambridge Hospital)和哈佛大学医学院(Harvard Medical School)的成员资格，她原本在该校拥有学术职位，它如今却忙着将她从自己的师资力量中剔除。只有她申请接受培训的波士顿心理分析学会与研究所(the Boston Pychoanalytic Society and Institute)、她所加入的马萨诸塞州医学会(the Massuchusetts Medical Society)和美国成瘾医学会(the American Society of Addiction Medicine)拒绝开除她，除非她在法庭被判有罪。

治疗失当诉讼继续进行。很多专家站在她的立场上和她的治疗失当保险公司的立场上审查了记录材料。尽管支持洛扎诺家族的专家们持相反意见，但是支持她的专家们，我也忝列其中，相信比恩-贝雅格医生很有把握赢得诉讼。我们不认为她的治疗导致了洛扎诺的自杀。

治疗失当保险公司建议比恩-贝雅格医生庭外和解。尽管他们的专家们认为她对洛扎诺的治疗处于可接受的标准之内，并且她的工作并不是造成他死亡的直接原因，但是大家担心，报纸的强大压力和公众的歇斯底里可能会极大地影响审判的结果。他们告诫她，一旦审判结果对她不利，她将承担他们没有义务支付的巨额代价。公开审判有可能是惩罚性的，而且把审判进行到底极有可能令她彻底破产，面对这种前景，她选择了和解。于是，保险公司偿付了洛扎诺家族一百万美元，而比恩-贝雅格医生回家了。

她现在退休了，不再从业了，但是她已经审读了我刚才向你们讲述的内容，并向美国自杀学会(the American Association of Suicidology)表示问候。你们执行委员会邀请她出席我们的会议，她为自己今天不能到场而表示遗憾。

我希望我对你们所讲述的能够对于这件在我看来属于新闻界的纵火行为的事件带来一些更加公平的看法。我所说的内容没有任何一点向各大报纸作了隐瞒，但是他们选择对她的立场上的故事三缄其口，他们也没有报道她被法律难以理解的规则限制了言论自由。新闻界在这场诉讼中的所作所为让我想起了它对斯科茨伯勒五男孩以及德雷福斯[1]所做的。你们也许记得法国的新闻界和法院以及政府是如何将一个无辜的人遣送到了魔鬼岛

[1] 阿尔弗雷德·德雷福斯，犹太裔法国军官，被以叛国罪处以终身监禁，后被无罪释放，因为后来发现证明他有罪的证据是反犹分子伪造的。——译者注

的[1]。与此相似的事件刚刚发生在马萨诸塞州,其中的主要演员是医疗注册委员会、州长威廉·威尔德的政府、某些律师、《波士顿环球报》以及《波士顿先驱报》(the *Boston Herald*)。冤何如哉!

尽管治疗失当保险公司会为诉讼辩护提供偿付,但是它不会为诸如马萨诸塞州医疗注册委员会这样的调控机构所招致的费用买单。通常,这些机构并不受到那些支配法庭诉讼程序的严格举证规则的约束。如果一名医生受到马萨诸塞州医疗注册委员会的质询,就必须证明自己没有偏离伦理标准以使委员会信服,但是反过来就并非如此:向医生发起质询的人并不需要证明自己没有违背伦理。直到被证明清白无辜之前,都是犯罪嫌疑人。行医执照并不是一种天赋权利(right),而是一种特殊权利(privilege),而且这些机构在自己的所作所为方面拥有极大的任意决定权[2]。他们受到公众意见的很大影响,而且他们绝大多数毫无疑问都受制于政治。

在最近几年里,很多精神科医生都由于对患者的性骚扰而罪有应得地受到了马萨诸塞州医疗注册委员会的惩处,但是该委员会并没有做到不偏不倚,而且有时候它反复无常。在一个案例中,一位著名的学院派精神病学家被证明与一位患者有染,但是其执业许可没有被废除,而且他的终身教职也没有被他所属的医学院撤销,他在那里继续享有教授职位。

波士顿新闻界介入了这些案例,它们受到了广泛的报道。比恩-贝雅格案是第一个涉及女性的案例,然而,围绕此案所掀起的公众效应远大于任何其他案例。没有证据表明存在性骚扰,除了一个死去的患者对她的言辞,而大家都知道此人所言不实,而且刻意报复。

对比恩-贝雅格医生的诽谤性攻击,所造成的后果不仅仅是将她驱逐出了医疗行业。它对其他那些多年来一直在救治深受困扰的自杀患者的人们造成了深远的负面影响。马萨诸塞州很多最出色的精神病学家和心理学家都曾经告诉我,他们再也不会收治这样的患者了。我们中的其他人没有放弃,但是我不会收治像保罗·洛扎诺那样严重心理失常的患者,除非有可能使其接受长期、连续的住院治疗。多年以前,或许有可能让洛扎诺先生一直

---

[1] Devil's Island,法属圭亚那位于加勒比海上的一个岛。19 世纪后半叶法国的罪犯充军地,主要用于监禁政治犯,其中有著名的犯人阿尔弗雷德·德雷福斯。——译者注

[2] right 指的是一种天赋权利,即每个人生来就应当享有的权利,他人除非能够提出充分依据,否则不得剥夺这种权利,因此对于这种权利,掌握主动地位的是权利享有者;privilege 指的是一种特殊权利,就是说,并不是每个人与生俱来的权利,而是必须满足一定的条件并得到某种机构的授权,这种权利的授予和剥夺,取决于颁发许可的机构,它们享有主动地位,权利享有者的地位则是被动的。——译者注

呆在精神病院里长达几年之久，但是现在不行了。比恩-贝雅格医生曾经不止一次地试图为保罗·洛扎诺安排长期住院医护，但是没有人愿意承担费用。

我们在波士顿开玩笑说，让某个人进哈佛大学易，进州立医院，难。对于洛扎诺先生这样的患者，在其症状刚有改善之后，州立医疗系统就会让他们出院，他们对像他这种疾病的波动性视而不见，根本不关心长期住院有可能会达成持久性的治疗成效。他们无能为力，因为他们人满为患。自费长期住院治疗根本不可能，除非是那些富得难以置信的人；保险公司和健康维护机构不愿意买单。现在设施较好的私人医院的平均住院时间大约是两个星期。

就这样，我将你们带到玛格丽特·比恩-贝雅格的职业生涯的余火和灰烬之旁。我希望，那烟雾的气息会徜徉在你们的鼻孔里，作为一种警示，让你们记住，一位医生，竭尽自己所能，在巨大压力下做了一些令人遗憾的决定，却绝对从来没有出于一己私利而利用患者，结果却摊上了怎样的遭遇。

第二十章

作为屠龙者的治疗师：

面对产业化的心理卫生服务

彼得·冈伯特，哲学博士

苏珊·斯考菲尔德·迈克奈卜，社会工作学硕士、哲学博士

随着这个十年的中期临近和医疗改革运动的持续推进，很多心理动力学派治疗师都颇感苦恼和震惊。他们感到深深地陷在了令人眼花缭乱的改变步调之中，一方面是强加给医疗服务体系的改变，另一方面是要求他们在工作当中做出的改变。令他们感到惊恐的是，在传闻中的新的医疗产业中，也许没有他们的一席之地。新医疗产业的战斗口号是，私人诊所很快将成为过眼烟云，如果医疗服务提供者（包括治疗师）想要继续生存，他们就必须爬上医疗服务体系改革的列车并赞同改变的潮流。这个过程令人回想起了工业革命时期手工艺是如何被机器生产所取代的。只不过，在这里所讨论的不是造鞋子；我们要探讨的是为那些遭受心灵创伤的人提供帮助的复杂过程。

有关方面迫切要求做出的改变，其本质是什么？根据绝大多数报道，我们治疗师被要求：

- 要么组织成（服务）提供者团体，并将我们自己出售给管制性医疗公司管理小组，要么就接受健康维护机构的职位。
- 殷勤地（毫无抱怨地）遵从治疗方案和案例管理人对信息的索求，以致危害患者的保密权和其他的伦理标准。
- 转变观念，偏好短期的、以问题为焦点的、以缓解症状为本的治疗方式，并满足于这种问题解决式的方法。
- 运用团体治疗，作为需要长期工作的案例的主要治疗形式。
- 顺从案例管理人所提出的质量保障方法，尽管我们确信它们在概念上是空洞的，而且主要目的是为了对医疗活动加以限制。
- 承担实施治疗的经济和法律风险，却放弃参与患者的成长过程所带来的更深切的回报。

我们被要求换一种方式对患者提供治疗，就好像我们拥有一套简单而且有效的诊断类别将患者分门别类，以及与每种诊断结论捆绑在一起的固定不变的治疗方案。在心理健康领域，诊断类别并不多，其数目仅能够满足保险偿付的需要。总的来说，它们并不能（而且，在可预见的将来也不会）很好地指明治疗应该怎么进行。例如，关于 DSM-Ⅲ-R 的研究表明，轴Ⅱ的各个类别之间很难相互区分开来，而且如果一名患者达到了某个类别的诊断标准，他或她很有可能同时符合至少四个类别的诊断标准（Bower，1994）。有充分证据表明，在一个给定的诊断类别中，患者的情况千差万别，而且需要非常不同的治疗方式。诊断为边缘型人格障碍（borderline personality disorder）的患者就是一个很好的例子。

我们还被要求违反我们的伦理规则。当我们将有关于患者和治疗过程的信息透露给评阅人的时候，我们不知道我们正在对患者的未来造成什么样的损害——尽管患者在知情同意书上签了字。我们被要求接受双重关系，一方面为患者提供服务，他们需要的是治疗；另一方面为保险公司服务，他们的首要目标是成本控制。我们被要求在患者的治疗工作尚未完成之前就将其弃置不顾，并且告诉他们说他们不再需要进一步治疗。我们被或明或暗地要求不要收治那些患有严重的人格障碍的患者、身为童年期性虐待受害者的患者，如此等等——否则我们为了向他们提供他们所需要的治疗，就要甘冒风险谎报他们的诊断结果。

如果我们不屈从于产业化的推动者，我们所得到的替代方案也不容乐观。我们被告知，如果我们独立开业，我们将被迫与同行们为了为数不多的保留在主流体系之外的单个患者而疯狂地竞争，结果可想而知。即使这种替代选项也是悬而未决的，因为正在起草的联邦医疗法规可能会严格限制私人开业。

因此，对心理健康治疗的控制权，过去曾经掌握在单个的治疗师—患者二元关系中，现在正在转移到第三方手中。治疗师已经失去了对治疗过程很多方面的控制力。在很多案例中，关于门诊治疗在医学上是否必要从而应当实施，要由管制性医疗公司聘用的评估人员做出决定。患者选择介绍人（朋友、医生或者神职人员）和选择心理治疗师以及治疗方法的传统方式，正在被取而代之。现在，搜寻介绍人的患者被要求拨打一个 800 开头的号码并且说明他们的问题，或者被要求与一个守门人预约，此人如果认为患者需要接受治疗，会做出自己认为合适的转介。这样，患者对治疗方式和治疗时程的选择权，以及患者对治疗师性别和学科的选择权，统统丧失了。在某些情况下，患者正在被迫接受药物治疗评估，作为后续承保范围的条件。

心理健康医疗产业化推动者们正在提出的**观念**，看起来包括几项主张。我们正在被告知，心理健康医疗对于国家来说一直非常昂贵，而且国家再也负担不起这笔开支了。我们还被告知，过去(医疗)提供者和患者等大量滥用旧有的体系，这导致了在医疗上本不需要的支出，填满了医疗提供者的钱袋，与此同时为忧虑而又健康的消费者们提供了自我陶醉式的满足感。他们的观点是，所谓无意识过程非常重要这种说法是可疑的。长期的治疗在他们看来既达不到预期效果又很浪费，至少与短程治疗相比是这样的。我们被告知，心理健康和滥用药物的医学模式的概念体系既是适当的，又是必需的，而且我们必须开发出与诊断类别明确相联的治疗方案。我们被要求调整治疗目标，只要将患者恢复到危机出现之前的机能水平。所有这一切的要害在于：它导致(医疗)提供者只有在确信对某种病情的短程治疗确实存在的情况下，才会开始治疗过程，而且如果治疗过程开始进行，就尽可能快地终止治疗。这样，心理健康医疗就被构想成了一套技术，能够被任何一个当代人应用于任何一个患者，只要此人在它们的运用方面接受过适当的培训。在保险公司和案例管理人看来，对这套技术体系的运用是我们的本职工作。

这种新出现的心理健康医疗观念，恰好切中了很多心理治疗师的不确定性和愧疚感。有很多时候，我们会对自己提出质疑，感到担待不起患者(以及掌管他们所托管的金钱的保险公司)所付给我们的报酬。这项工作很艰难，耗时很漫长，但是我们的生计却一直不错；而心理治疗中的每一个明显的疏忽都令人感到痛苦，并且会带来伤害。所以我们往往很容易感到担心，觉得那些声称我们的工作自私自利又没有效果的人的判断也许是对的。一位加入了管制性医疗行业的著名同行常常断言，进行长期心理治疗是在犯罪。我们在想，有多少治疗师在私下里担心他是对的，或者他会让公众相信他是对的，并且相信他们是“忧虑的健康人”，应当继续自己的生活而无需给心理健康医疗系统带来负担。

过去，确实存在对第三方支付的滥用，尤其是对于住院治疗。曾经有一段时间，在某些医院里，人们有时候会被留院治疗直至达到他们的保险偿付额度的上限，而实际上更简易的治疗措施也许效果更好而且花费更少。然而，目前绝大多数关于心理健康医疗成本的思想观念都是建立于曲解而不是事实的基础上，而且在我们看来这些曲解似乎是一种处心积虑的营销策略的一部分。我们能够很容易地揭穿其中一些曲解；事实只要查阅记录就会明了。对心理健康和药物滥用的门诊治疗根本就不是一项主要开支；它大约占了全国医疗总费用的3%，这个数字由政府每季度估量一次，而且已经稳定地保持了15年之久(例如，Letsch, Levit, & Waldo, 1988)。进一步说，门诊治疗做到了有效的自我节制，不需要任何微观管理。心理治疗不是娱乐活动；强有力的证据表明，患者会尽早停止治疗，无论心理健康的益处有多么大(Ackley, 1993; Pollack, Mordecai, & Gumpert, 1992; Ware, Manning, & Duan, 1984)。

实际上，没有接受治疗的“忧虑的健康人”(一个非常有害的提法)很有可能使国家付出巨大的代价，会丧失生产力并且过量使用昂贵的健康医疗设施(Greenberg, Stiglin, Finkelstein, & Berndt, 1993a, 1993b; Robert Wood Johnson Foundation, 1993)。德国医疗系统的经验表明，为要求接受心理治疗的人提供几乎完全不加限制的使用权，根本就不会造成浪费；实际上，广为人知的是，它节省了大笔的金钱(例如，Reinhardt, 1993)。

隐藏在新的观念背后的商业动机

我们和公众正在被迫接受的观念背后，是一个简单的商业动机。坦率地讲，我们的职业不仅为我们中的很多人带来了艰辛而又收获颇多的工作，还有很好的生计。其他人——保险业者、医疗管理者，以及(医疗)提供企业——希望在我们的行业中获取尽可能大的一块，最好是全部。用财政的语言来说，私人开业的心理治疗师正在遭到一个又一个行业的恶意接管。在有些州里，社区心理健康诊所也在被解散并且“私有化”(它们的合同被交给了盈利性企业)。我们正在目睹很多纵向托拉斯的形成——庞大的医疗保健企业，既销售保险、提供医疗(或者拥有提供医疗的企业)，又界定、管理和评估所提供的医疗服务。

这种努力和更为广泛的全国性趋势背道而驰，广泛的趋势是形成更小、更灵活、独立自主的行业机构。在当前的经济氛围中，庞大和官僚再也不被看作是美好的。具有矛盾意味的是，产业化的医疗保健更像是一个经济上的时代错误，而不是对未来的顺应。

第二次世界大战以来的健康保险事业

白宫于1993年提出的医疗改革提案，已经将商业化的保险公司提高到了全国医疗服务体系的领导地位。这是怎样产生的？根据某些专家的观点，因为克林顿总统知道，由于强大的利益团体可能反对，他无法让国会接受一种加拿大模式的单一支付体系，他决定采用一种“可能性的政策”，在国会通过一个综合性的一揽子改革方案。这套方案严重地依赖商业化的保险公司和大型的健康维护机构。

令人惊讶的是，商业保险公司在健康保险领域的业务只有相对较短的时间——开始于第二次世界大战以后(Bak & Weiner, 1993)。在它们进入之前，为广大社区提供保险的任务是由特定的非营利性保险机构承担的：各地的蓝十字(Blue Cross)/蓝盾(Blue Shield)公司。这种方式运行得相当好，因为“蓝公司”所承担的风险被广泛地分散了，而且每一种健康状况的人都被覆盖在内。商业化保险公司通过雇用他们的那些行业，看到了为整个人群中比较健康的那部分人承保的机会。它们以低于蓝十字/蓝盾公司的费率(因为风险也小)向这些小群体销售保险。这样它们就将整个人群中那些不太健康的部分留给了社区保险机构，而蓝十字公司不得不提高费率。政府发现它自己要照顾越来越多的人，那些人因为太过贫穷太过虚弱而买不起任何一种保险。就这样，非营利保险公司和政府接纳了越来越多高风险的患者，而商业化的保险公司则继续挑选那些最健康的认购者。

实际开始于20世纪70年代的HMO(健康维护组织)试验，通过预防性医疗和对医疗服务系统的管理，引入了成本控制的观念。健康保险行业向这种模式学习借鉴，并且开始通过限制他们合作的医疗提供者的数量，以及监督(降低)经由直营诊所而提供的医疗服务，从而以更低的费率提供管制性保险险种。这样，自从20世纪40年代以来，医疗体系中引入了两个新的盈利阶层：保险公司阶层和成本控制阶层。随着营利性健康维护企业的成长壮大和公开募股，它们受到了来自普通股东的压力，要继续成长，要扩大盈利，要削减开支。

蓝十字/蓝盾显得缺乏竞争力，而且谣传四起，说蓝公司之所以陷入困境是因为它们的非营利性质——而不是因为它们承担着服务全体人民的委托。出于自我保护，它们最终开始攀上了商业化的潮流，并提供管制性健康医疗保单。

今天，各大保险公司正在收购大量的医疗机构，并雇佣它们从前的拥有者来提供医疗服务。它们将自己安置在一个有利地位，从政府所提供的巨大商业横财中最潇洒地获取利润——而魔鬼则用健康问题掠走最终的(医疗服务)提供者和消费者。简而言之，我们这些心理动力学派治疗师们就是在这样的政治经济背景中，试图继续从事我们接受培训所要去做的工作。

对于我们这个“平静的职业”的技艺和学问，如何才能渡过劫难，治疗师们感到困惑、惊恐和不安。我们将在多大程度上被迫成为只提供短期行为治疗的商人？会不会由于产业化推动者选择运用更加温顺的专业助手来提供直接服务而导致我们销声匿迹(参见 Christensen & Jacobson, 1994)？对于我们和患者都熟知的、对于产生持久性的内心变化至关重要的长时间倾听，它的治疗作用会发生什么样的变化？

倾听：心理治疗的工作

正如斯坦利·杰克逊(Stanley Jackson)所说，"倾听是最重要的，只有这样才能够了解和最终理解一位患者，而那些步骤对于成为一名医治者来说是至关重要的。治疗者对患者的了解，与他的倾听的数量和质量呈直接的比例关系"(1992, p. 1631)。

弗洛伊德阐明了无意识欲望和恐惧的重大影响，而自我心理学和客体关系学派则更关注人际因素。无论立场如何，心理治疗已经在运用治疗关系来了解患者的需求和冲突，并促成患者的改变。这种对于心理治疗的观念，在一定程度上将这种工作当作一种教育和发展的过程。因此，它不会很好地符合传统的医学治病模式、技术导向的诊断和技术导向的治疗。另一方面，很多医疗本身就并不完全符合这种传统的诊断—治疗模式。医疗过程中的诊断往往并不那么直接，而且医学治疗也不总是借助于一种标准化的治疗方案。罗特和豪尔(Roter & Hall, 1992)最近研究了医生和患者之间的交流方式对治疗效果的影响，该研究清楚地表明：在所有的治疗中，看起来双方关系都是至关重要的。

心理治疗师工作在一种个人化的、密切的、保密性的关系的背景中，在这种背景下，对患者的倾听和了解以多种方式出现在多个层面上。其中包括对患者过去经历、对患者意识和无意识中的意愿、希望和恐惧的探究；对扭曲了患者观念和当前机能的防御机制的探究；以及对潜藏于各种症状之下、在每一个治疗案例中具有微妙而各不相同的含义的痛苦、羞耻、愤怒和悲伤情绪的探究。焦虑和抑郁被看作长期存在的反应，其缘由是过去和当前的创伤与缺失，或者是在儿童时期或长大成人时期发展性需求没有得到充分满足。心理动力学派治疗师运用发展性移情(developing transference)和在工作中建立起来的亲密关系，为患者—治疗师二元关系提供信息，来阐明患者内心之中的以及人际关系中的挣扎。在这里，对"治愈"和"解决问题"的强调较少，更多的是强调患者对自己内心世界不断增进的理解，以及获取更大的自由度来做出改变。随着时间的推移，在一种不断发展的信任的氛围中，心灵运行的复杂奥妙被揭示出来。在这种关系中，最顽固的性格模式也能够被改变。自恋人格、边缘人格、精神分裂的患者得到成功的治疗；遭受严重的儿童期创伤的受害者开始过上了满意的、建设性的生活(Lazar, Hersh, & Hershberg, 1993)。对于我们治疗师来说，这些治疗活动的复杂性，就像为人父母一样，远远无法还原为一种技术手段。

上文对于心理动力学派心理治疗的一些重要方面作了高度凝练的描述，它与第三方支付者作为开支最小化和盈利最大化的关键手段所大力推广的、以症状为焦点的短程治疗可谓大相径庭。心理健康医疗产业化推动者并不愿意支持更不受限制的治疗，在这种治疗过程中，治疗师和患者往往会达成一些需要花费大量时间才能实现的目标，比如提高构建亲密关系和工作关系的能力。此外，更加具有探索性的治疗所必需的私密性受到了以解决问题为导向的医疗模式的损害，因为这种模式是由营利性保险公司所掌控的。最后，按照一些管制性医疗协议，带有人格障碍和严重创伤障碍的人应该被看作是**无法治疗的**。当然了，较之于用一种既缓慢又艰难——却有效——的方式为他们提供治疗，将他们排除在治疗范围之外显得更加合算。

这样，不仅是医疗提供者，患者也受到了正在推行的体系的损害。根据很多报道，人们已经遭受了对医疗享用权的限制、对保密权的侵犯、愈演愈烈的羞辱和缩减了的治疗。

治疗**关系**也受到了侵害。最近，一位同行所做的令人信服的讲座(Smith, 1994)详细描述了由于管制性医疗侵扰治疗关系而导致的很多严重反移情问题。例如，治疗师偶尔的自我怀疑被大大加剧了，这对治疗过程和治疗者都产生了影响。案例审查者在对我的工作进行评判。它进行得够不够快？够不够好？我有没有能力在指定的会见次数里“搞定”？我应不应该稍微夸大或者掩盖一些情况，以便获准提供据我们所知患者所需要的进一步治疗？或者，如果审查者要求我结束治疗，我会不会被怂恿向患者提供一种扭曲的观点，使其误以为自己已经作好准备可以结束治疗了？史密斯认为，这种谎言会逐渐侵蚀我们的自尊心和我们与患者之间的关系。如果我们在电话里接受案例审查的时候损害了患者的保密权，并且怀疑我们可能会对患者的未来造成某种伤害，双方的关系会受到怎样的影响？如果我们已经答应从管制性医疗公司接受非常低的收费标准，由此引发的愤怒和索求会不会损害我们和有关患者的关系？总而言之，管制性医疗过程会不会侵蚀我们为患者提供安全的支持性环境的能力？这种环境对于患者的探索过程是不可或缺的。管制性医疗迫使我们将越来越多的注意力放在风险管理上，这会不会阻止我们记录可靠的、有信息量的笔记？就是在这些笔记中，我们容许自己玩味自己的感受和思想。我们深信，这些侵害会在很多方面对治疗工作造成侵蚀。

保护患者福利、我们自己以及我们的工作

很多个州的行业协会都已经着手对我们所描述的事态做出回应，采取措施来保障它们的成员在新健康医疗体系中的地位。在某些情况下，有些成员指认这是一种错误行径，他们的声音没有人听进去，或者被看作拒不合作且不现实的、不愿意改变的“激进分子”或者“恐龙”。未来有可能抛开管制性医疗式心理治疗而出现替代方案，人们没有严肃地对待这种可能性，而且由来已久的学科间对抗仍在继续。心理治疗师们被鼓励保持被动和顺从，与此同时，他们迫于自以为客观存在的激烈竞争而陷入更加彼此隔绝的境地。广为流传的常识是，蛋糕正在越变越小，而且别无他途，只能置身于对剩余蛋糕的你死我活的竞争之中。在彼此隔绝、内部分化和对无法承受的压迫力量的幻觉中，我们正在被征服。

确实，蛋糕会萎缩——如果我们坐以待毙的话。心理健康产业化的推动者和他们的同盟者会获胜——如果他们能够将我们彼此分化，并使我们保持消极被动。到目前为止，借助于经济衰退，他们已经取得了卓有成效的进展。

产业化推动者看似拥有固若金汤的防护和无坚不摧的力量，但是，这个幻影上正在显现出裂纹。员工们开始抱怨心理健康状况，尽管接受心理健康治疗会带来污名。一些大公司里的人力资源专业人士对于他们的员工从管制性心理健康医疗中无法得到所需的服务感到担忧甚至愤怒。为内部员工扶助计划(internal employee assistance plans)工作的专业人士越来越频繁地声称，他们不喜欢他们为之服务的那些员工所接受的管制性心理健康医疗，并求助于外部医疗服务。心理治疗师们正在各自的专业协会之外团结起来，而且有那么几次，各个专业协会正在倾听他们的声音。

1992 年年中，我们开始在新英格兰组织一个跨学科的心理治疗师团体；我们将其称作心理治疗联盟(the Consortium for Psychotherapy)。按照构思，它是一个为那些严阵以待的成员们提供信息和支持的体系，很快，它就致力于让消费者和公众理解心理治疗，影响公共政策，并且与其他地方的类似团体相互联络。在我们创立这个联盟的经历和我们临床工作中的所见所闻之间，存在着一种有趣的相似之处。各种心理动力学派疗法，尽管存在很多不同点，但是都很重视“揭示出”隐秘的、有问题的意愿、恐惧和冲突。

他们创立了一种辩证性的过程，在这种过程里，确定性遭到了质疑，混淆得到了容忍，而且合成了新观点和新思想。相互之间的交谈、与形形色色的团体争论、写作和发言，这种经历推动着我们审视自己的思想意识和价值观念，并且拓展了我们将来从事实践时可资利用的选择范围。

现在该联盟已经拥有了超过 500 名成员。它每天都在成长，而且越来越多的人热切地想要去做需要做的工作。成员们已经撰写了一份关于心理治疗的教育手册和一些有关保险事务的内容丰富的小册子。他们撰写信件和社论，在电视上亮相，并且为专业听众和普通听众作报告。他们致力于发起和酝酿对本州立法工作的支持，以保护患者在选择医疗服务提供者方面的自由权和患者保密权。他们与当地消费者团体和其他州的心理治疗师团体取得并保持联系。也许最重要的是，他们相互支持，相互帮助开展业务，并且在可能的情况下相互转介患者。现在，该联盟正在创建一种并非“克隆”自管制性医疗的、协作式的非营利性心理健康医疗计划，而且它正在厉兵秣马，准备在市场中与管制性医疗公司展开直接竞争。其他各州的团体也在研究类似的想法；不同团体之间相互联系并积极地共享信息。[1]

我们已经从这种非同寻常的经历中注意到，我们和联盟中的其他成员们不再感到沮丧和无能为力了。我们已经认识到，我们必须避免被外部势力所分化，避免将同行关系看成竞争关系，而是要艰苦卓绝地反抗商业势力的图谋，他们试图控制对心理治疗的观念并限制对治疗的享用权。我们中的很多人都不再与管制性医疗公司合作了。

然而，我们所面对的任务既艰巨又令人望而却步。有些人会认为，我们选作标题的不应该是“屠龙者”的形象，相反应该是唐·吉诃德的形象。敌人分布广泛，命门也很难锁定。实际上，我们所面临的两个最大的危险是非常间接的危险。首先，公众可能会很容易地采用一种新观点来看待心理健康医疗，而且可能完全忘记心理治疗是一种行之有效的途径，可以让那些身陷困境的人们为自己创造一个不一样的未来。其次，心理治疗师的心理动力学培训已经身陷窘境，并且正在逐渐从研究生培训项目中消失。精神科

[1] 保护我们学科的工作，部分是全国性的，部分是每个州内部的，部分是当地的。我们正在为其他州感兴趣的心理治疗师创立一套“联盟克隆工具箱”(Consortium-cloning Kit)——一种共享我们的心得体会的方式，主要是关于如何将我们自己以及我们的工作组织起来。其他一些机构也做得不错(例如，the Coalition of Mental Health Professionals and Consumers, P. O. Box 438, Commack, NY 11725-0438, tel. 516-424-5232)。如果你认为我们能为你带来帮助，请写信与该联盟(或我们中的成员)联系。地址：Consortium for Psychotherapy, P. O. Box 717, Brookline, MA 02146, tel. 617-739-7083。

住院实习生越来越多地集中到生理学派门下。研究生培训机构依赖于私人从业者，而且很多都招生不足；它们也将会消失。因此，不仅仅要应对管制性医疗本身，我们最大的挑战是培养起公众对心理治疗的理解，并维持面向未来的高质量的培训。

我们必须从办公室中走出来，并且齐心协力，清楚明确地、**不厌其烦地**讲述我们在个人生活中和专业工作中所了解到的变化的现实。我们对于"不厌其烦"一词的强调是很重要的：有关讯息必须一遍再一遍又一遍地加以阐述。必须帮助人们认识到，对于那些希望在生活中做出持久改变的人，没有什么"速效药"，即使有，也可遇不可求，而更加缓慢的、以发展为导向的心理治疗方法才是真正有效的。我们必须造成一种强大的、共同的声音，使之能够被消费者、政府机构和工商界听到，他们正在不明就里地接受技术化路线，但是他们的利益并没有得到保障。必须帮助公司和联邦政府的官员们认识到，管制性医疗和高质量的心理健康治疗之间是水火不容的（例如，Fendell, 1994），而且好的心理健康医疗的特征是可以明确界定的。

因此，如果我们想要维护这个行业，我们就必须真正地变成屠龙者。前方的任务肯定是艰巨的——但是团结起来，我们就能够胜利。

参考文献

Ackley, D. C. (1993). Employee health insurance benefits. A comparison of managed care with traditional mental health care: Costs and results. *Independent Practitioner*, *13*(1), 159 - 164.

Bak, J. S., & Weiner, R. H. (1993). Issues affecting psychologists as health care service providers in the national health insurance debate (Part Ⅰ). *Independent Practitioner*, *13*(1), 30 - 38.

Bower, B. (1994). Piecing together personality. *Science News*, *145*(10), 152 - 154.

Christensen, A., & Jacobson, N. S. (1994). Who (or what) can do psychotherapy: The status and challenge of nonprofessional therapies. *Psychological Science*, *5*(1), 8 - 14.

Fendell, S. (1994, Spring). Mental health managed care: MHMA report card mixed; conflict between profits and consumers. Advisor: *Notes from the Mental Health Legal Advisors Committee*, *40*, 4 - 12.

Greenberg, P. E., Stiglin, L. E., Finkelstein, S. N., & Berndt, E. R.

(1993a). Depression: A neglected illness. *Journal of Clinical Psychiatry*, *54*(11), 419 - 424.

Greenberg, P. E., Stiglin, L. E., Finkelstein, S. N., & Berndt, E. R. (1993b). The economic burden of depression. *Journal of Clinical Psychiatry*, *54*(11), 405 - 418.

Lazar, S. G., Hersh, E. K., & Hershberg, S. G. (1993). The Long Term Psychotherapy Needs of Psychiatric Patients: Executive Summary. Unpublished review of literature. Copies may be obtained from the first author of Dept. of Psychiatry, George Washington University School of Medicine, Washington DC.

Letsch, S. W., Levit, K. R., & Waldo, D. R. (1988). National health expenditures, 1987. *Health Care Financing Review*, *10*(2), 109 - 122.

Pollak, J., Mordecai, E., & Gumpert, P. (1992). Discontinuation from long-term individual psychodynamic psychotherapy. *Psychotherapy Research*, *2*(3), 224 - 233.

Reinhardt, U. (1993). *The German health system: Providing equitable, universal access to health care and controlling its cost*. Paper delivered at the Senior Policy Seminar in Health Financing in China. Beijing, China, July 19 - 31, 1993.

Robert Wood Johnson Foundation. (1993). *Substance abuse: The nation's no. 1 health problem*. The Robert Wood Johnson Foundation, P. O. Box 2316, Princeton, NJ 08543 - 2316.

Roter, D. L., & Hall, J. A. (1992). *Doctors talking with patients/Patients talking with doctors. Improving communication in medical visits*. Westport, CT: Auburn House.

Smith, J. W. (1994, January). The extinction of the 20th-century psychodynamic psychotherapist during the ice age of managed care. Grand Rounds presentation, Boston Institute for Psychotherapy. (Available from the author, 520 Commonwealth Avenue, Boston, MA 02215.)

Ware, J. E., Manning, W. G., & Duan, N. (1984). Health status and the use of outpatient mental health services. *American Psychologist*, *39*, 1090 - 1100.

第二十一章

在管制性医疗环境中进行风险管理的重要性[1]

艾里克·A.哈里斯,教育学博士、法学博士

风险与日俱增的新风气

对于心理健康从业人员,尤其是在私人心理治疗医务所工作的人来说,现在是艰难的岁月。经济衰退,管制性医疗的市场份额与日俱增,以及全国医疗保险改革有可能不会充分偿付门诊心理治疗,这些使得很多心理健康从业人员担心他们的职业和经济前景。就好像这还不够糟糕,很多新情况已经联合起来,对专业实践造成了额外的威胁。

心理健康从业人员面临越来越多的诉讼曝光,最为明显的表现是迅速增加的治疗失当保险赔偿金。这种曝光可能因为最近在加利福尼亚州举行的一次法院判决而大大增加。在这个案件中,一名女子基于治疗中恢复的记忆指责其父亲性虐待,这位父亲成功地控告了他女儿的治疗师对其造成的伤害。这起诉讼如果得到受理,除却开启了大量关于灌输错误记忆诉讼的可能性,还会使患者的父母觉得只要自己被治疗结果伤害,就可以对治疗师提起诉讼。

除此之外,消费者向各种监管委员会(Licensing Boards)和专业协会伦理委员会(Professional Society Ethics Committees)投诉的发生率也大大增加。管制性医疗对健康服务体系的掌控,使得这种投诉和治疗失当诉讼一样会破坏一个人的职业生涯。由于本章所探讨的原因,如果一名心理健康服务人员被发现违反了伦理规范并受到了纪律处分,不论多么轻微,此人都很有可能将永远不得参与管制性医疗。这种投诉的频率看起来正在呈指数

---

[1] 本章最初作为一系列专栏,登载于 *Massachusetts Psychologist* (May, June, and July, 1993),经许可出版。

增长。在 1992 财政年度,在马萨诸塞州,社会工作理事会和心理学理事会受理了 80 多宗投诉。

无论是在全国范围内还是在马萨诸塞州当地,人们都能通过媒体的密集报道了解治疗师和患者之间的奸情,对于这些大众来说,这种增长,不足为奇。这类案件的家喻户晓所产生的副作用之一是,消费者正在变得越来越见多识广、老于世故,当他们感到自己所接受的治疗对自己产生了侵害,就会运用各种可供选用的纪律补偿措施。最近我所供职的马萨诸塞州治疗师—患者性虐待立法工作组建议向所有来访者分发一本小册子,上面详细描述了受侵害的患者可供选择的所有纪律补偿手段。尽管这本小册子关注的焦点是性虐待,但是很显然,有其他委屈的人也会读到这本小册子。

还有,纪律投诉的增加,是对创伤后应激障碍(PTSD, Post-traumatic Stress Disorder),尤其是复合型 PTSD 病因和治疗方法的知识爆发所造成的一个间接结果。很多医疗服务提供者感到,创伤理论提供了一个更好的模型来解释和理解很多先前被诊断为 DSM-Ⅲ-R 轴Ⅱ边缘型人格障碍和其他性格障碍的案例。很多对早期身体虐待和性虐待所导致的 PTSD 进行治疗的专家主张,与创伤/迫害肇事者(traumatizer/victimizer)的当众对质是受害者康复过程的一个重要阶段。这个过程的一个副作用是,如果患者将治疗过程中的失败看作再次创伤的话,就有可能对先前的治疗师提出纪律投诉。

很多"受害者"自助组织涌现出来,为受到侵犯的患者提供帮助。它们提供的服务之一就是关于消费者投诉的咨询。正如人们估料的,很多这类团体对欺骗的定义非常宽泛。埃斯特尔·迪施(Estelle Disch),波士顿制止治疗虐待协会(Boston Association to Stop Therapy Abuse)即 BASTA 的共同指导者之一,曾经写道:"痛苦沮丧的投诉处理过程一旦结束,对治疗师提起诉讼在绝大多数情况下是恢复力量和康复的一种有效方式。"

职业纪律执行过程本身的性质,会对受到指控的心理健康从业者造成巨大的风险。许可授权机构的首要职责是保护作为消费方的公众,而不是保护获得许可的人。这意味着,在任何许可委员会的纪律执行行动中,对投诉的患者至少会有一点点偏向。进一步讲,职业纪律执行机构已经对有关治疗师—患者性虐待严重程度的数据以及公众的批评感到大为惊骇,公众认为这种现象部分原因在于这个行业没有履行好自我约束的职责。很多律师都已经注意到,许可委员会已经采取了一种更像是起诉的立场,将投诉过程不公正地偏向于消费者。有些人将从业人员的任务描述为证明有罪推定不成立。由于从事某项职业的许可是一种特殊权利,这些机构在对他们认为违反了职业标准的医疗提供者进行起诉和制裁的时候，有大得多的回旋余地，而且较少受到惯常过程和举证规则的约束。不像治疗失当诉讼案，一个人只要证明医疗规范被破坏了，或者其中一项原则被违反了；不需要证明造成了伤害或者这种伤害与违反规则有关。实际上，纪律执行机构有权借口与投诉无关的行为而对一名医疗服务提供者自由地施以制裁。而且，不同的纪律执行机构之间的权限相互重叠。因此，出面交涉代价高昂，而且治疗失当保险常常不予偿付。

显然，对于这种新趋势，有值得赞扬的地方。治疗师对患者的性虐待是一个重大问题，需要大力解决。还有很多其他类型的出自治疗师之手的明知故犯和纯粹的玩忽职守，迫切需要严厉的强制执行和严格的纪律制裁。

问题是，很多投诉并不涉及这种严重的不轨行为。它们是由那些对自己的治疗结果不满意，并且断定自己的治疗师对案例处理不当的患者提出来的。很多投诉者都有 DSM－Ⅲ－R 轴Ⅱ障碍的确诊结果，并且是严重创伤的受害者，通常是身体虐待或性虐待。他们是治疗师所接诊案例中最棘手的患者。他们对于所发生之事件的看法和治疗师的看法之间存在极大差异。当一个人回溯式地审视这些案例时，往往有可能发现，有些地方可以换一种方式来处理；也常常会有明显的失误，甚至疏忽。但是，没有任何线索表明存在任何对患者有意的伤害或利用。通常，事实恰好相反。这往往是我所说的那种“要不是念及上帝的仁慈，我绝不接手”的案例。它们可能会发生在我们任何一个人身上。没有哪个人罪有应得，以至于要严重损害或者摧毁他们的职业生涯。但是在管制性医疗的环境下，结局很容易变成这样。

对于那些感觉到加入管制性医疗对自己未来的事业非常重要的人来说，纪律投诉就是诅咒。为了将复杂问题简单化，对于管制性医疗公司来说，为数不多的关于“公司过失”的消息来源之一，就是“过失登记制度”。如果一个管制性医疗管理小组接受了一名它知道或者应当知道会对公众带来风险的从业人员，它就要为此人将来的不轨行为承担责任。对于代表管制性医疗公司的律师来说，过去的纪律处分就亮起了红灯。由于向管理小组提出申请的人员远远多于岗位数量，排除那些曾经受到纪律处分的医疗服务提供者对于管制性医疗管理小组来说是合情合理的，他们也正是这么做的。任何纪律处分，无论是正式的还是非正式的，无论严重还是轻微，都将绝大多数受牵连的医疗服务提供者列入了永久性的黑名单。

职业纪律执行机构要么是还没有认识到这一问题，要么就是不愿意直面这一问题。他们仍然认为，投诉过程主要是起教育作用，而不是惩罚。这种教育导向意味着很多这种投诉的解决，都是通过警告信函和/或纪律执行委员会和从业人员之间就接受督导和/或治疗达成非正式协议来达成的。这种非正式的协议并不被视为严重的制裁，所以纪律执行委员对它们的施行往往很随意，而不是完全有理有据。过去，这种非正式的纪律处分很难达成，而且不易实施，而且对一个人的职业生涯不会产生多大的影响。但是管制性医疗使这种局面发生了变化。

从业人员可以采取一些措施来应对这些风险，这样能够降低投诉和制裁发生的可能性。但是这也是一个结构性的问题，需要整个行业着力解决。

风险管理策略的发展

鉴于纪律处分有可能会对一个心理学家的职业生涯带来毁灭性的影响，我们应当掌握“风险管理”策略，并将其融入到我们的职业实践过程中，这是非常重要的。在这一节里，我将简要地阐述心理治疗师可以采用的一些基本的风险管理措施，它们能够将出现投诉的可能性最小化，而且万一这种不幸的事情发生，能够将不利后果出现的可能性最小化。显然，由于本章的篇幅有限，我对这些原本常常是错综复杂的过程只能够给出简短的、简单化的描述。

根据我的经验，不涉及有意而为的伤害性不轨行为和纯粹玩忽职守的纪律投诉，有两个共同点。第一，得益于后见之明，我们往往有可能辨别出治疗过程中引发问题的因素，就是这些问题导致了投诉。因此就有可能找到更有效地处理该案例，从而缓解问题的方式。第二，投诉往往展现了同一事件的另一种版本，与从业人员的回忆大相径庭。从业人员常常会坚信，投诉者对真实发生的事件作了“严重的扭曲”。投诉者也同样坚定地相信自己的陈述才是“真实的”。因此，从业人员的任务是尽可能地证明：(1) 治疗过程中的不当之处并不是由于不合乎职业标准的行为所致，相反，至多不过是出于好意的失误，而这在我们的行业当中往往是不可避免的；(2) 自己对事件的陈述是最可信的。从业人员证明自己的可信性，最好是表明他们对案例的处理合乎职业标准，而且他们从事实践工作一直很胜任、很专业。

识别和控制自己工作中的风险

显而易见,任何风险管理策略的第一个步骤,就是在出问题之前将风险因素识别出来。这就需要对自己工作中的伦理职责和法律职责有充分的了解。这包括学习已经颁布的伦理准则(Ethical Principles)和职业规范(Professional Standards)以及约束专业实践的法律法规。还要充分了解是什么原因造成了治疗失当和纪律投诉,以及它们出现的频繁。

一个心理健康从业人员还应当对包含高风险的临床境况了然于胸。简单地讲,风险最高的四种情况是:(1) 诊治一位主要诊断结论为 DSM - Ⅲ - R 轴Ⅱ障碍的患者和/或曾经遭受严重创伤的受害者,尤其是儿童期或青春期的身体虐待或性虐待;(2) 诊治一位具有潜在暴力倾向或自杀倾向的患者;(3) 诊治一位卷入有争议的离婚案件或监护权争夺案件的患者;(4) 在案例中出现异常迅速或异常强烈的移情或反移情。在上述每一种情况下,心理健康从业人员在开始承接治疗工作以前,应当确保自己拥有必需的训练和经验。从业人员也有可能希望在任一时刻尽量限制这类案例在其工作中的数量。为了尽可能恰当地对患者进行筛选,心理健康从业人员应当在评估和治疗之间做出正式的区分。应当告知患者,评估阶段的目的之一是让双方判断该治疗师是不是提供患者所需治疗的最佳专业人选。如果心理健康从业人员在评估阶段决定不承担治疗任务,那就很难因为其放弃而对其提出指控。如果一个人现在加入了管制性医疗体系,参与短程的、以问题为导向的治疗,评估阶段应限制在一至两次会谈之内。

知情同意

评估过程性质的结构化信息是知情同意过程的一个组成部分,知情同意是任何风险管理策略的一个核心部分。所有的从业人员都应当确立知情同意政策,要么是以书面材料方式交给患者,要么是口头传达并写入记录材料。这种声明应当包含治疗过程的具体程序、风险和利益、商业问题、保密权方面的局限,以及出于保险公司的利益而引入的第三方管理。乍一听到这种建议,很多心理健康服务提供者都担心提供这些信息会损害他们的治疗关系,导致患者不必要的焦虑,导致他们放弃所需的治疗,并且不愿意透露有关自己的重要信息。有些人采纳并应用了我所拟定的 5 页纸的合同,他们私下提供的信息表明,在绝大多情况下,这种不利的后果并没有出现。

绝大多数患者对于收到这种信息感到很感激,而且很多人将它视为一种对治疗过程的辅助手段,而不是一种损害。

显而易见,知情同意和临床进展息息相关。知情同意的某些方面既无法标准化,又无法在治疗的开端进行有意义的沟通。特定信息的内容和给出的时机都要适应患者和治疗师不断变化的状况。即使治疗师详细地了解了某个特定来访者的治疗过程的风险和利益,对它们详加说明可能令来访者无法承受,除非双方建立起了牢固的联系。尤其是对于创伤受害者,知情同意不是一件一蹴而就的事情,而是一个不断推进的过程,要相互分享信息并评估风险。

很多创伤问题专家都强调,作为治疗策略的一部分,认知式心理教育(cognitive psychoeduaction)有着重要意义。其基本原理包括要认识到患者需要在理智上得到告诫,并且为他们将要得到的体验作好准备,这样才不会对其感到无法承受。它是一种将看似不正常的事物正常化的方法。知情同意可以被看作心理教育过程的一部分,两者的基本原理真的非常类似。目的是帮助来访者清醒地理解他们能够在治疗中期待什么,以及有哪些风险和利益。如果患者事先被告知有关风险,他们有可能感到心中更加有底,而且,反过来,当风险出现的时候也不会产生那么强烈的愤怒和被辜负的感觉。

咨询

根据我的判断,任何心理健康从业人员,无论多么资深或者经验丰富,只要接手了一个高风险类别中的案例,比较明智的方式是寻求一种非正式的咨询—督导关系,定期地讨论该案例并对讨论的内容作记录。如果恰当地运用咨询,往往能够在问题达到危机程度之前就将其解决或者采取应对措施,从而预防了投诉的产生。即使出现投诉,它也为心理健康从业人员对事件的表述提供了切实的、确证性的支持,并且对心理健康从业人员为了解决治疗关系中出现的问题所采取的临床干预措施提供了专业性的支持。咨询关系的形式和内容可以千差万别,这取决于从业人员的经验、专长和从业状况。它可以是一种由同事组成的同侪督导小组,或者更加正式的一对一的咨询。可以每周一次、每月一次,或者随机应变。

除了正在进行的咨询以外,当治疗过程中的严重问题可以预见或者正在形成的时候,心理健康从业人员还应当寻求额外的咨询。最理想的咨询应当既站在临床的角度,又站在法律的角度来考虑问题,估量各种干预手段的风险和利益。“最好的”解决方案既要将其对临床目标的干扰最小化，又要将风险降低到临床从业人员可以接受的水平。显然，对于不同的人来说，可以接受的风险水平各不相同。一个人应当定期地考虑对所有棘手案例寻求咨询。如果寻求咨询这种想法令你感到焦虑，那这本身就是你需要接受咨询的重要原因之一。

与持续进行的咨询关系不同，“危机”来临之前的咨询应当求助于资深专家，对方应当在专业方面与心理健康业和/或这个特定的案例无关。应当为咨询活动而向咨询师支付报酬，并且要作细致入微的记录。心理健康从业人员不仅要讲述其做了些什么以及为什么这么做，还要将其原来考虑过并且否决了的一切都和盘托出。如果在临床角度和经济角度存在可能性，咨询师应当亲自观察患者。一旦与咨询师就该案例进行了认真细致的探讨，心理健康从业人员应当遵循其所给予的建议，否则就会将自己置于很高的风险之下。如果心理健康从业人员不赞同咨询师的判断，就要寻求进一步的咨询。

记录材料和记录的保存

心理健康从业人员应当对治疗过程进行充分的、完全的同步记录，它应当呈现出内部协调一致的图景，当必须应对投诉或诉讼的时候，能够证明自己的职业胜任能力，并且对自己所讲述的事件过程提供佐证。其中应当包括准确的诊断和恰当的治疗方案。如果心理健康从业人员想要主张患者对事件的讲述与事实不符，就需要与记录材料当中所包含的对患者问题的临床分析相一致。心理健康从业人员还应当有能力证明，当患者在治疗过程中呈现出问题的时候，自己尽了多大的努力来解决问题。记录的风格应当是病程记录而不是过程说明，要清楚明确地指出发生了什么、原因是什么，所得出的临床结论要以基于经验对治疗过程的观察和患者的讲述为支撑。要有一个相对完整的治疗方案，其中包括充分的病史资料，对于那些意在探出高风险的问题，比如“你有没有考虑过要伤害自己或他人？”要有完整的回答。如果这些问题得到肯定式的回答，就应当彻底地、详尽地追问下去。治疗方案还应当包含清楚明确的治疗目标，应当与患者就这些目标进行讨论，并将详情告知患者。如果有证据表明存在曾经得到有效药物治疗的情感障碍和其他情况，应当留有记录，表明曾经就是否需要接受药物治疗评估的问题进行过讨论。如果一名从业人员拥有详尽彻底的治疗方案，假如治疗顺利进行的话，每次会谈的记录可以非常简短；如果在治疗过程中出现某种状况,预示着有可能出现带有很高风险的问题或危机,那么会谈记录应当对各种可能的备选方案的风险/利益进行详尽的分析。除了描述治疗师做了什么以及为什么这么做之外,这些记录材料还要充分阐明曾经考虑过的其他策略或举动,以及为什么没有采纳。风险管理记录非常类似于九年级的几何,如果有人向你提起投诉或者诉讼,你的回答会受到质疑。如果你"展现你的工作",你至少能够得到部分学分。

了解和应对职业纪律执行过程

即使是最好的风险管理策略也不可能保护一名心理健康从业人员免于纪律投诉,有鉴于此,本节将集中探讨一名心理健康从业人员在面临这种投诉的时候应该如何应对。这里的很多建议也适用于向职业协会伦理委员会(Professional Association Ethics Committee)提出的投诉,尽管在这两个过程当中存在一些根本的差别。本节依据的是马萨诸塞州的经验和对其他几个新英格兰地区州有关情况的直接了解。显然,在 50 个州之间,以及在不同心理健康领域的许可委员会之间,存在很多的差异。

一名心理健康从业人员正式得知一项投诉,始于其从注册委员会调查机构(the Investigation Unit of the Boards of Registration)收到一封公函,该函声称某人提出了一项投诉。随函会附上一份投诉副本,并通知持证人书面回复,期限通常在 10 日以内。一项正式的投诉,无论在心理健康从业人员看来多么轻率、歪曲或者不公正,都是严肃的,而且应当被严肃对待。心理健康从业人员要做的第一件事就是向律师寻求咨询,所选律师要有处理纪律投诉的直接经验,尤其是在心理健康领域。如果一名心理健康从业人员认为咨询律师费用太高,或者根据原则或出于愤怒而不愿承受患者强加给自己的代价,就会拿自己的职业生涯去冒极大的风险。

通常律师会给负责调查案例的调查员打电话,并要求其给予额外的时间来准备应答。根据我的经验,调查员们都很通情达理,延期申请一般都会批准。

要花费极大的精力来准备针对投诉的书面应答材料。除了针对对方所提出的具体指控为自己辩护之外,应答材料也是心理健康从业人员展示自己的职业胜任力和职业道德的第一个机会。在绝大多数情况下,投诉者对事件的讲述在心理健康从业人员看来显得非常不符合事实。在这种情况下,从业人员应当首先对治疗过程提供透彻的描述,包括最初的治疗方案,最后还要对具体的指控给出回应。这样才能最积极主动地展现心理健康从业人员的所作所为，而不能仅仅对那些指控做出反应。尽管从业人员应当从临床角度对这些歪曲做出解释，并且对于患者为什么会提出投诉阐明自己的见解，但是临床从业人员应当给予患者恰当的、合乎职业准则的尊重，而不要表现得好像将投诉归咎于患者本人或其病症。一份好的应答材料要涵盖三到四个主题，并引用事实或观念来支持每一个主题。

在委员会审阅了书面应答材料以后，在绝大多数情况下，会要求心理健康从业人员出席一个非正式的听证会，委员会全体成员均要参加。出于本节后面将要探讨的原因，这次非正式的听证会往往是决定诉讼结果的最关键的因素，所以需要对此加以认真细致的准备。投诉者不会出席，但是委员会在听证会举行之前的某个时间会与投诉者会面。这次听证会之所以被称为非正式的，是因为它是调查过程的一部分，而且它不会引发最终的法律诉讼。它使委员会成员有机会面见心理健康从业人员，评估其技能，并且衡量其作为从业人员是否合格。由于委员会认为它的首要职责是保护公众免于遭受不适当的心理医疗业务，很多经历过这种过程的人都认为它本质上是“起诉式的”(prosecurotial)。会问到非常棘手的问题，在语气和内容上都让人感觉非常刁难。投诉者常常会提出额外关注的问题，这些也会成为询问的内容，甚至是心理健康从业人员事先未接到任何通知的内容。临床工作者常常会被问到需要主观判断的问题，而且有些问题常常不限于具体的投诉内容，而是关于个人的实践和技术等更加综合性的问题。几乎我所代表的每一个人都认为这个过程激起了严重的焦虑感。

心理健康从业人员应当在内容上、策略上和情绪上为非正式听证会作好充分的准备。最好是进行几次练习，以便能够泰然自若地用言语表达书面应答材料中的那些主题。持证者还应当尽可能地练习对能够预料到的问题做出回答。心理健康从业人员还应当花一些时间调整自己对投诉者的感受，以免这些感受表现出来，或者影响陈述过程的职业水准。

除非心理健康从业人员真的做出了严重的不轨行为，否则在我看来，在非正式听证会阶段采用一种对抗性的、墨守成规的策略是不明智的。心理健康从业人员应当尽量专业地、坦诚地、充分地回答所有问题。尽管这意味着在听证会上辩护律师的作用多少是有限的，但是自己的律师也要出席，这非常重要。首先，我的委托人宣称，有一个了解程序并且在有问题或需要澄清的时候能够仗义执言的支持者在场，令人感到非常安心、有支持感。其次，由于这个过程令人如此焦虑，即使是准备得最充分的心理健康从业人员也需要在一些最重要的要点上得到提示。最后，辩护律师能够独立地提出一些观点，要求澄清问题，并且用另外的方式加强心理健康从业人员的辩护,包括指明法律细节以及提出独立的论据。

关于回应投诉的最佳策略是什么,人们有一些争论。有些律师感到,如果医疗服务提供者承认了哪怕是细微的失误或者回忆时的疑虑,纪律执行机构出于对消费者承担的职责,就会感到迫不得已而采取某种纪律措施。尽管根据从业人员的不同以及其被指控的缘由的不同,情况有所不同,但是我认为,对于心理健康从业人员来说在非正式听证会上往往比较有用的是承认出于好意的失误和/或确认那些事后看来可以换一种方式加以处理的问题。但是,这只能在咨询了律师和至少一名临床咨询顾问以后,用一种有计划的方式去做。尤其是当投诉是由一位非常棘手的来访者提出,而且其不满情绪即使不是不可避免,也是非常有可能的时候,就更应当如此。我们的职业不是一种为一个人提供追求完美的机会的职业。所有的心理健康从业人员都会在治疗过程中犯错。能够认识到治疗中的问题并且采取措施来解决问题,是称职的心理治疗师的标志之一。如果一个人在治疗过程中看到了问题、寻求了咨询而且拥有充分的记录材料来证明这一点,那就更能说明其胜任力了。

如果委员会认为违反了法律或者其他的规范,包括心理健康从业人员的伦理准则,要么会将问题提交正式的行政性听证会以便撤销或扣押许可证,要么就会寻求通过协商达成一种各方均可接受的解决方案,称为一致协议(consent agreement)。除了最为严重的违背伦理的情况,例如性骚扰或者完全不胜任,绝大多数案例都是通过这种一致协议而得以解决的。

一致协议通常要求承认犯规。因为一致协议是一种公开文件,这些供认有可能会造成不利的后果,所以应当仔细地斟酌确切的用词。一致协议也有可能要求心理健康从业人员接受某种处分,比如警告、接受督导、接受治疗,或者三者兼而有之。一致协议是一种契约——仅此而已——而且心理健康从业人员或者辩护律师可以与委员会或其代理人就有关条款进行磋商。双方都在寻找一个公正而又合理的解决方案。双方都有解决问题的压力。一场正式的听证会对于投诉者来说相当昂贵,对于一个资源有限的志愿委员会来说也要耗费相当多的时间和精力。

不幸的是,投诉过程要耗费很长的时间才能得到定论。委员会由志愿者组成,维持运转的工作人员非常有限,而且资源也很紧张,严重地限制了及时运转的能力。这是各州筹款体系的不足,而不是委员会成员的问题,我相信他们对于这种资源短缺给他们造成的缺陷感到最为不安。委员会只能每月集合一次来处理投诉。因此,在正式听证会以后,有可能要等一年甚至更长时间,才会提出一致协议。在此期间,在进行管制性医疗申请和治疗失当保险申请的时候，心理健康从业人员不得不报告有关的尚未解决的投诉信息。

注释：最后一节的很多信息是由德国的 Barry Mintzer, Esq., Williams, Brooks and Derensies 协作提供的。其中一些刊登在他为 *Focus* 撰写的一篇论文中，它是全国社会工作者协会马萨诸塞州分会（the Massachusetts Chapter of the National Association of Social Workers）的出版物。绝大多数关于创伤的信息来自与 Dr. Stephen Krugman, Ph. D. 的讨论，我在面临 PTSD 患者的时候会向他寻求咨询。

第二十二章

女性治疗师和对新范式的求索

朱迪思·V.乔丹,哲学博士

斯通中心(the Stone Center)的关系疗法(relational approach)的诞生,不是出自于发展理论和临床理论"应当"如何的抽象观念。它也不是来自某种经过小心谨慎的研究而得出的经验数据。相反,它最初来自四位临床专家(Jean Baker Miller, Irene Stiver, Jan Surrey, 以及我自己)之间的对话,这些人感到,现存的心理学理论常常导致对女性的误解而不是正确理解。在那些模式中,女性被看作"过于依赖"、"过于情绪化"、不够理智、"欲求过多"、"歇斯底里"、"受虐狂"。这些论断来自一个根据男性标准界定的"标准的成熟状态"体系:独立自主、自信自足、有理性、客观、以目标为导向而不是以关系为导向。相反,我们感到,生活的特征就是关系的变动,心理的成长发生在人与人之间的联系中而不是脱离这种关系。我们作为一个理论创建小组的历程反映了我们的启示:我们的观念和模式产生于我们之间的相互联系,我们的思想、价值观和信念紧密地交织在一起,而且仅仅是一个公共的、共同创建的范式中的一部分。

作为治疗师、督导师,有时候也是来访者,我们一直在关注我们自己的主观体验,去体会现有临床观念和技术错在哪里。慢慢地,我们开始思索我们的模式可以怎样改变,目标在于更好地理解女性的体验,这也是我们一直以来所期望的。追寻着吉恩·贝克尔·米勒(Jean Baker Miller)在1976年出版的预言性著作《关于一种新的女性心理学》(*Toward a New Psychhology of Women*)的指引,我们致力于澄清我们的价值取向,并且在社会背景当中看待女性来访者,而不是将她们视为完全囿于心灵内部、有待被心理治疗所改变的存在物。

简而言之,我们的模式的核心观念是:(1) 女性在相互关联中成长;(2) 尤其是对于女性来说,与他人的关联对于心理健康是首要的;(3) 最理想的是终生都在不断向着相互依存的人际关系发展,其方式是相互倾注感情、相互共鸣，以及为每一个个体的成长和相互之间关系的发展而贡献力量(Jordan, 1983; Miller, 1986; Stiver, 1984; Surrey, 1985)。我们的模式较少关注“自我发展”(self-development)，而是更多地关注“关系的发展”(relational development)。很多西方心理学最感兴趣、研究最多的，历来是“单独的自我”(separate self)。我们一向认为，女人的自我意识是在人际关系中形成的，称之为“关系中的自我”(self-in-relation)、“关系式的自我”(relational self)或者“关系式存在”(relational being)。我们还认为，相互关系和关系发展过程应当在我们的临床理论和发展理论中占有核心地位。

与这种强调相一致，关系范式指出，割裂(disconnection)和孤立(isolation)是人类痛苦的主要根源。米勒曾经用受谴责的孤立(condemned isolation)(Miller, 1986)来描绘那种阻滞感和自责感，这种感受是与他人割裂开来所导致的极度痛苦所特有的。我曾经指出从“心意相通的可能性”(empathic possibility)中割裂开来的感觉(Jordan, 1989)。这涉及一种内心的信念，认为另一个人不可能感同身受地与自己产生共鸣，由于自己有如此深重的缺陷，以至自己超出了人类接受力的界限。

从这种模式产生的治疗，其主旨是帮助来访者重新树立起一种意识，相信能够与他人心意相通，并且与他人之间的关系能够进步和成长。这就涉及重新树立相互之间的感同身受和携手奋进。我们既关注来访者个人生活中出现的割裂状态，也关注治疗情境本身产生的割裂状态。我们还致力于产生我所谓的“人际关系适应力”(relational resilience, Jordan, 1992)。在人际关系中，沟通不畅的情况在所难免，随后就有可能进入割裂状态。割裂状态是心意不通、误解和其他造成伤害的事件所引起的可以预见的后果。治疗使我们能够认识到这种割裂状态，使恢复顺畅关联成为可能。在这种提高对人际关系的认识和培养人际关系能力的过程中，不仅仅是这种特定的关系得到了加强，而且随着我们更加清醒地意识到我们自己的割裂状况，所有的人际关系都会潜在地得到提高。我们培养(来访者)修复和加强人际关系的技能，从而促使其人际关系的面貌焕然一新。

对于治疗师来说，这种伴着来访者从割裂到关联逐级同步前进的过程，使自己更加清醒地意识到，自己既有可能陷入割裂状态，也有可能陷入来访者的困境。尽管传统的治疗理论强调“过度卷入”或者“丧失距离”的反移情的危险性，我们则指出，如果治疗师遥不可及，隐藏在没有思量和权衡过的权力之中，或者将治疗视为一种单向的关系，同样会造成伤害性的影响。

从传统的治疗实践模式中脱离出来，不可避免地会对治疗师造成紧张、被动，产生潜在的危险。我们的理论主张，在治疗中存在一种相互依存性，意思是,来访者固然要通过与治疗师的接触而得到改变,这是最显而易见的目标,除此之外,来访者也会对治疗师产生情绪上的影响,这一点也很重要。但是,很多传统的治疗范式都告诫我们警惕偏离治疗“中立性”的危险。更有甚者,建议治疗师表现得像一块“白板”,不表露任何情绪或者个人反应。相反,我们主张相互之间要感同身受。我们提出治疗中要相互依存和相互感同身受,究竟是什么意思?根据定义,感同身受就是在感情上被“感动”(emotionally moved);当我们对人们感同身受的时候,我们被他们“触动”了。他们影响了我们,在我们心中激起了感应,有可能转变了我们。我们会受到影响,朝着我们无法完全控制的方向转变。而且要想让感同身受发挥作用,来访者也必须看到他对我们产生的影响,并且反过来受到影响和触动。相互感同身受意味着我们**双方都**相互影响,并且我们都意识到了这种相互依存性。仅仅存在于一个人心中的感同身受的共鸣不会带来变化(而且也许它其实不应当被称作我们所谓的感同身受)。只有当两个人都体验到情感共鸣并且对此了然于胸的时候,变化才会发生。这就是我们所谓的治疗关系中的“相互之间的感同身受”的含义。

我们并不只主张治疗师和来访者之间的关系是对等的或者对称的;治疗师的目标是提供一种特定的关注和关照,而来访者之所以前来,是为了获取帮助克服困苦,为了向某个方向转变,从而得到更多的安宁或“健康”。每一方都有自己的角色,担负着不同的职责;每一方也拥有一种不同的影响力。治疗师承载着专业人士,即所谓专家的影响力,拥有决定治疗过程限制因素的主动权(地点、谈什么不谈什么的基本规则、保密性、经济上的约束、时间安排)。治疗师还有一种影响力,被看到的和被知道的较少,常常被神秘化;移情作用为治疗师赋予了额外的影响力。尽管来访者拥有的这种结构性或社会性的影响力较少,但是往往拥有一种情绪上的影响力:要讨论什么,那种感情有多强烈,围绕着特定痛苦是不是存在某种举动,往往取决于来访者。然而,这种情绪上的影响力被赋予的效力较小。无论影响力的构成究竟如何,我们一向主张,至关重要的是要将它们重视起来,要尽量清醒地意识到影响力的动态关系,每一方都要认识到对方在治疗当中的力量。

不确定性

在皈依任何一种新范式的时候,都会从公认的理论和信条的保护之中脱离出来。在心理治疗领域,从业人员往往无法借助于可靠的科学数据来支持其创立的从业模式。来自一群有威望的同行的支持尽管至关重要,但较之于阐述一种又一种早已确立的范式之优点的卷帙浩繁的临床文献，有时候却显得不够坚实。而且我们忘记了，往往就是这些从业人员和理论家们，曾经站在非常相似的、不确定的立场上，倡导在他们自己的时代显得勇敢无畏的、革命性的、却又缺乏根据的心理治疗范式。对新理论的第一反应往往是"这很勇敢，很疯狂，甚至很危险！"同样是这些人，多年以后，常常会对这同一个理论提供证明："所有这些我们一直都知道。我们多年来一直是这么做的。这不是什么新东西。它是如此显而易见，以至于合情合理！"

比起很多传统心理动力学模式的倡导者，采用一种关系模式会使治疗师变得更加真实、更容易受影响、更加彼此相关；我一直认为，教条，甚至很多好的理论，常常被用于为治疗师提供保护和将其神秘化，而不是为患者提供帮助。在我们的模式中，治疗师必须承担一种职责，对双方的相互依存关系进行控制和调节，使得来访者的利益一直处于治疗过程的核心位置。对来访者的弱点给予关心和适当的保护至关重要。

在以一种新的理论为指导进行工作的时候，治疗师总是面临不确定性，并且容易遭人诟病。引自济慈关于逆境能力(negative capability)的一首诗中的格言，是我在从事心理治疗，尤其是脱离较为传统的心理治疗理论的过程中遇到的最有用的指南之一。济慈描写了"泰然置身于不确定性、神秘事物(原文如此)和疑惑之中，而不至于急躁地追寻事实和原因的能力"(1987, p. 43)。在脱离我所受教的较为传统的治疗理论的过程中，我不得不放弃它们所提供的确定性。但是就是那种确定性，我常常感到有问题，有时候它对我所诊治的来访者是有害的。它有时候使我无法真正地倾听和了解她们；它将我困在我自己或她们的立场或者幻象之中。它时不时地导致错误的理解。我无法真正让自己从她们的角度看待世界、了解她们的痛苦或者对这种痛苦做出回应。我过分忙于向自己(或者一个假想的督导师)解释她们的情况；要么就是我因为自己无法找到一种方式，来更好地运用旧有的、备受尊重的理论而感到羞愧。督导师们试图让我相信，如果这些理论不奏效，那是因为患者有"阻抗性"或者在某种意义上不可救药。在我自己将失败归咎于自身，以及理论体系"归咎于受害者"的倾向之间，我花了很长时间才豁然开朗，认识到也许是理论出了问题。

在关系范式中，我们从把治疗当作一种机械方法的模式中脱离出来，转而采取一种新模式，承认治疗师整个人的存在状况对于推进和理解双方关系具有至关重要的意义。我们如何从事心理治疗，很大程度上取决于我们如何为人处事。治疗师必须作好准备，在这一过程中感受相当多的脆弱之处。关系疗法并不依赖于一套能够轻而易举地掌握而后运用于一个又一个来访者的、清楚明确的技能。相反，治疗师面临着挑战，在面对他们自己的弱点和局限的情况下，要与患者保持关联，保持警惕，而且要心胸开放善于学习。这往往会导致治疗师体验到疑惑、不确定性，还有可能感到羞愧，觉得我们自己的"存在"辜负了我们，辜负了治疗过程，辜负了来访者。

易受影响性

我们的文化倾向于强调以问题为焦点的、工具性的应对方式；这些范式往往对控制力的缺乏和潜在的易受影响性(vulnerability)持贬低态度，而它们在很多个人痛苦和危机情境中是固有的。作为一种文化取向，我们倾向于重视高度任务导向性的应对风格。以情绪为焦点的问题解决方式(Lazarus & Folkman, 1984)是更具有女性特征的应对风格，而且女性的社会化方式使她们更泰然自若地面对易受影响性和情绪反应，而不是对困难情境工具性地反应。对于所有人来说，敞开心扉接受影响，对于亲密关系和促进成长的关系具有重要的意义；没有这一点，人们相处的时候就会不真实，就会扮演角色并从淡漠和自我保护的立场出发为人处世。为了建立密切的联系，要坦诚地告诉对方我们需要支持和接纳，这一点非常重要。关系模式主张，我们需要摒弃妄自尊大的虚幻观念和否认易受影响性的倾向，转而真正地认识有支持的易受影响性，也就是说，在一种支持性的或者善意的背景中的易受影响性(Jordan, 1992)。

作为治疗师，我们必须愿意置身于我们自己的易受影响性之中。在承认失误或者承认一时注意涣散的时候，就会出现这种状况(Jordan, 1993)。我诊治了一位来访者，她对我的紧张程度异常敏感。这位女子成长于一个极度专制和暴虐的家庭，因而她在童年时期为了尽量保护自己免于遭受频繁的、无法预料的虐待，形成了极端的过度警惕性。几年前，当我开始诊治她的时候，当她注意到我的注意涣散时，我常常用比较传统的分析式的立场为自己找借口："你感到我现在对你不感兴趣吗？对于我今天对你如此生疏，你是怎么想的？"随着我的理论和方法的转换，我发现自己一直在等待着她观察到我的紧张状态；然后我会暗示她的观察是正确的，但是我还会问她，为什么此时此刻这一点让她感到如此不安。现在，随着我已经进入了一种更多地基于相互依存关系的治疗模式，我常常会预见到她对我在会谈过程中不时出现的心不在焉的察觉，并且指出："我的紧张程度很高的时候就会这样。我只是想让你知道。我会尽我所能地专注于你，但是你有可能会注意到我不像有时候那么投入。这是我的问题，跟你没有关系。"这使她不至于将我的过错归咎于她自己，过去这种方式总是让她感到不是羞耻，就是愤怒。她仍然有权力因为我没有以一种更好的方式与她相处而感到愤怒，但是这不会让她感到自己是那个“坏家伙”。作为一名治疗师，我不再泰然自若地假装探究她对于我的疏忽的想法，这对于她来说是最有用的事情，尽管有时候这样做确实有些用处。我也不再需要滔滔不绝或者细致详尽地描述究竟是什么导致我在那一时刻的疏忽；我只要确证她对于我心不在焉的感受是对的。我希望她从我身上以及通过与我相处而了解到，我们双方都有可能犯错，但是仍然可以建立相互关系。实际上，通过指明割裂之处并将责任归咎于我的疏忽，我们实际上重新回归到了关联状态。治疗师在这种情景中典型的神秘举动使得治疗师“看起来没有错”，但是也导致了不真实的相互关联和一种臻于完美之人的幻象，好像这样的人超越了紧张、情绪、怀疑和失误。这种故弄玄虚的必然结果是对来访者失去约束力，并导致进一步的相互割裂。

关系模式主张，如果我们想要成为完整的、有益的和彼此相关的人，我们必须摒弃那种自恋式的完美主义模式。因此，作为一名治疗师，我必须作好准备，放弃我的自我形象中“专家”、完美的感同身受者等等标榜，或者作为治疗师的积极自我形象中被赋予的任何东西。我诊治了数年的一位来访者，另外一位遭受性虐待的人，给我的很多同事和以前的督导师打电话，讲述我们治疗过程中的每一次沟通不畅，或者我对她讲的每一件蠢事，借此检验我对自己作为一名“好的”治疗师的标榜。她简直是一位非常精准的记者！每次我无法理解她以致令她感到无法忍受的时候，她就会打电话给其他那些人中的一位，极其详细地抱怨我的失误。起初，也是运用一种旧有的模式，我试图将这种行为解释为“矫揉造作”。慢慢地，我逐渐发现她其实是找到了一种非常明智的方式来使我们之间的关系保持公开化，从而保持安全。这是一个在孩提时代曾经在卧室紧闭的门后遭受虐待的人，而且她一直在确保自己不会在看似密切和充满关爱的人际关系中再次遭到虐待。与此同时，她能够确定我究竟会“真的为她着想”，还是会像她童年时期虐待她的人那样背叛她，只满足自己的需求而置她的需求于不顾。采用一种强调真实性的关系模式来指导工作，以及追究我们自己对割裂双方关系的责任，有着清楚明确的风险，其中之一就是我们作为治疗师确实不得不直接面对我们自己的局限性。我们不能想当然地认为，只有来访者在建立相互关联方面做得不完美。而且有时候，我们要让他人，包括来访者和同事们看到这些困难和缺点。

另一种易受影响性涉及悲伤情绪，那时我母亲去世了，我陷入一种深深的哀伤之中，而且在会谈的时候有时会黯然泪下。有一位来访者是一个非常感情淡漠的人，从来没有在我和她的前两位治疗师面前哭过；她说自己被一个派莱克西有机玻璃罩子[1]从这个世界中隔离了。有一次，当她感情平淡地说起之前一年她祖母的去世，我开始落泪了。她突然停下来说道："你正在为你的母亲而哭泣，对不对？我为你感到非常难过……我感到很遗憾。"在清楚明显的脆弱之中，我诚恳地感谢她的关心。她也开始放声痛哭。她和我无言地共度这哭泣的时刻。我所接受的所有传统训练都会认为我已经"丧失了我的界限"，或者因为让我的来访者关心我而犯了过错。显然，如果我们已经进入了一种她主动地、持久地安慰我的状态，那是有问题的。但是这种有人情味的、相互之间的交流成了我们之间工作的一个转折点。她变得更加情真意切，而且我也能够更好地理解她的合理反应，以及她所经历的那种割裂状态所带来的极大痛苦。我看到了她过去经历了多么大的困难，为自己的封闭感到非常羞愧；我也看到了我的脆弱是如何真正让她进入到一种新的境地，在她自己与我之间建立紧密联系。

界限

在心理治疗中提及相互依存性，对于很多接受传统训练的人来说常常会造成误解和焦虑。他们抗议道："那怎么维持界限？你不担心治疗师会侵害来访者吗？这不是为治疗师以微妙的方式虐待来访者打开了方便之门，要求来访者提供心理上的辅助吗？这不是将治疗师放在了过分易受影响的风险之中了吗？"

治疗并不是两个能够完全自由地界定双方关系的人之间的会议。治疗师和来访者的角色都伴随着各自的目标和期望。治疗师致力于提供帮助；来访者致力于接受帮助。治疗师从属于一个拥有一套医护标准的行业。保护性的限制对于这种关系是至关重要的；在治疗师和来访者之间永远都不应当发生性关系；治疗师的需求永远都不应当成为治疗过程的焦点；来访者的保密权必须得到保护。我认为对来访者的尊重是不可或缺的，而且对于治疗任务应当给予明确阐述。对我来说，治疗师的尊重、透明公开和对来访者健康所担负的责任，更好地体现了"界限"这个词所指代的价值取向。

界限这个概念已经变成了心理治疗当中一个非常错综复杂的概念。任

[1] 原文为Plexiglas，商标名，指代一种轻质、透明的有机玻璃。——译者注

何一种范式，如果要对旧有模式中不给予满足[1]和保持中立的立场提出挑战，并且提倡相互依存的重要意义，就必须认真对待界限的问题。治疗当中需要维持界限，这种观念之中隐含着的往往是需要保护来访者的脆弱之处，不要违反规则，不要因为利用来访者服务于我们自己的需求而对来访者造成侵害；它还强调需要阐明哪一个人产生了什么样的感受和想法。除此之外，人们还认为有一点是有益的，即来访者应当知道，治疗师也有维持其“界限”的需求。

我强烈地支持保护来访者的脆弱之处的需求；此外，治疗师永远都不应当出于他们自己的需求而利用来访者(我谴责那些发生过的大大小小的侵害，而且我一直积极地致力于制止治疗师对来访者进行性虐待的问题，以此来为我们的职业作一些贡献)。我认为必不可少的一点是，治疗师应当清楚他们有些什么样的问题，以及来访者有什么样的顾虑；对我来说，**明晰**比界限更重要。而且，我同样坚定地相信，**尊重**对来访者是多么的不可或缺。我对于界限这一概念的疑问是，它建立于个人主义的观念上，认为安全感存在于“防护”自己免遭他人“侵害”，在于与他人隔绝。这来源于“单独的自我”范式，该范式主张安全出自于自信心、自主权和对他人控制力等方面的发展。关系模式则主张，真正的安全、成长和发展出自于彼此关联，而不是彼此分隔。

相互依存的基础是尊重、个人和相互关系的明晰，以及互不侵犯和相互扶持的原则。只要所有这些力量运转自如，我们并不需要一个额外的，意味着孤立、封闭的自我模式的“界限”概念。两个人都有权力说不，都有权力声明自己的局限(limits)，也都有权力寻求对方的回应。我更倾向于谈论“声明限制”而不是“设定限制”；后者暗示着一个强有力的人正在对待一个柔弱无力而且索求无度的人(就像一个被宠坏了的孩子)。前者则承认，有必要明确一个人自身的局限性，并且感到自己有权将它们表达出来。成为一个处在人际关系中的成年人，在某种意义上就是学会尊重他人的局限性和缺点。旧有的方式是将双方关系建立于一个“强有力的”、“处于控制地位的”人对另一个受制于武力和强权的、“失去控制”的人设定标准的基础之上，与此相比，真挚和成熟的相互关系似乎是一种更好的途径。很重要的一点是要看到，界限的概念充斥着权力的不对等，而且对于来访者在新关系模式中的发展无法提供支持。

---

[1] nongratification，意思是说治疗师不应当一味地满足来访者所提出的某些要求与期望，而是要帮助来访者深入分析其潜藏的动机和原因。——译者注

关于界限的传统观念的另一个问题是,它常常令来访者感到自己被抛弃了。而且这种感受恰恰出自那些对遗弃最为敏感的人:常常是那些在早期人际关系中遭受严重侵害(例如,性虐待、身体虐待或者创伤性遗弃)的人。在对待这些人的时候,如果过分强调"设定限制"、界限、消除负面移情,以及认为对方矫揉造作,就会加剧他们的孤立感,并且导致他们为了建立相互联系而做出越来越多不适宜的举动。

因此,我认为对于来访者来说,很重要的一点是要了解我们的局限性,知道我们能够给予什么,以及我们能够以什么样的方式做出反应;还有很重要的一点是,要学会在面对另一个人的弱点的时候控制住自己的渴望和需求。在这种挣扎和探索的过程中,可以学到很多东西。当治疗者感到"恰如其分"并且有必要保持界限时,往往认为患者"太贪婪"、"要求过多"或"矫揉造作",我不觉得这样有什么意义。然而,在面对所谓的边缘型人格障碍患者时,这种态度是司空见惯的。我之所以喜欢用"所谓的"来指代这种诊断类别,是因为我发现这种诊断结果会对其所指代的人带来如此大的伤害。当用到这一诊断的时候,它常常使我在治疗师的立场上感到愤怒,并且产生一种无能为力之感。治疗者要想更好地解决这些感受的话,也许应当变得更加坦诚,而不是沉浸在轻蔑的、冷漠的诊断标签之中。进一步讲,这种诊断似乎脱离了一种设身处地的立场,转而进入了一种更加敌对性的、对抗性的立场。而且根据我的经验,这种立场是医源性的:来访者遭到进一步的隔绝、否定和评判时,会为了树立一种对相互关系的真实感和安全感而增加不适当的举动。

相互依存性

治疗中的相互依存性并不意味着治疗师表露自己,尤其是透露自己生活中的细节。当然,它也不涉及治疗师向来访者寻求支持或帮助,以此来解决治疗师在生活中遇到的问题。它也不意味着对等的情感投入和情感展现,尽管治疗师的情感反应是相互依存性的一部分。但它永远是一种调整过了的反应,是被治疗师对来访者健康所持有的富有同情心的关怀过滤过的情感表达。

治疗师真实地对待来访者,这种建议尽管在抽象意义上引人注意,而且常常在现实当中令人感到非常满意,但是也有可能变得令人感到惊恐而且具有挑战性。当我们作为治疗师投入到一种治疗方式中,治疗工作要求我们敞开心扉,在情感上受到触动和改变,我们就进入了未知的领地。尽管我们始终致力于对来访者提供保护并帮助其产生积极的变化，但是在这种彼此密切关联的过程中，我们对自己的成长之路或自己的痛苦并没有把握。为了保证治疗目标的达成，我们有责任确保无论我们的反应是什么，都要保持顺畅的联系。但是在这些限制因素中，关于我们自己，我们也有可能会发现新的、很有可能令人感到痛苦的事实。我们也有可能会在我们自己身上发现新的、奇妙的可能性。

但是，如果我要严肃地承担相互依存的任务，我必须让我自己敞开心胸，接受来访者的影响，不仅仅是在心意相通或者看着她们脱离痛苦和麻痹境地的时刻。我必须感受到她们的痛苦与我的痛苦产生共鸣。我必须察看自己身上失灵的地方。我必须将我宁愿忘却的记忆带入到生活之中。作为一个人，我必须承担特定的风险，必须变得易受影响。所有这一切我都必须去做，因为我始终牢牢坚持我最初的目标，要帮助这个人改变和成长。这绝不是轻而易举的任务。

测绘新的领地

我们的领域渴望科学的客观性，却常常显得与艺术更加真切地息息相关，而且在这个领域中所学到的技艺都非常具有主观性，在这样一个领域中，无怪乎从业者们对其事业的有效性感到一种高度的不安全感。在这种情况下，一致意见和先例具有非常重要的分量。尽管它们常常引导我们走向有益的方向，但是它们也有可能造成巨大的盲点和创造力的缺失（看看这个行业这么多年里一直无法了解儿童性虐待的现实）。心理治疗领域的绝大多数进步，都体现为一个或多个有创造力而且有勇气的个体大胆地阐明一种不同于主流理论的对现实的见解。这些人常常遭受嘲弄、拒斥或者折磨。在面对这些反应的时候继续遵循特定的路线，这并不容易，其中常常有真正的风险和不确定性。

在心理治疗领域测绘新的领地，最好的处境是举步维艰，最坏的处境是危机重重。一个人应当永远都小心谨慎，不要进行概括化（generalization）。每一次概括化，都充满了复杂性和隐患；然而实习生和年轻临床从业者们都渴求指导方针，它们往往必须以概括化的形式出现。一旦置身于既成的理论中（它往往被证实对特定的群体有一定的作用，但是尽管如此，仍然仰仗着多年使用而产生的说服力），临床从业者会感到更加安全。这种权威的断言流传得更加容易，尽管它们在很多情况下的作用值得怀疑。作为一名女性，我对如此之多的对女性进行治疗的理论原则感到疑惑，然而它们仍然堂而皇之地置身于很多既成惯例的核心位置。但是,脱离这些稳固的、牢靠的惯例,常常会令从业者感到孤独、潜在地易受影响,以及容易蒙受羞耻。

对同行支持的需求

对新的治疗模式的追寻带来了许许多多的不便和风险,作为一名治疗师,我常常感到自己力不从心。尽管我和我的同事们都清楚地知道,治疗女性来访者的传统模式收效甚微,实际上有时候是事与愿违,但是这些陈旧的行事方法却拥有忠实的追随者和令人望而生畏的教条。脱离这些传统还意味着置身于怀疑、批判和责难之中。以一种纯粹学术化的方式面对这些怀疑和责难本身就令人很难承受,当涉及人们的生活和希望的时候,这种责任就更加令人畏首畏尾了。我不无痛苦地意识到,我在治疗过程当中应对这些问题的方式对我所治疗的人产生着影响,他们可能会得到帮助,也可能会受到伤害。没有一成不变的答案。即使我深深地感受到关系模式是完备的,我也必须不断地用同事们的宝贵智慧来检验我的信条。对于支持和确证的需要,在我的治疗理论当中是不可或缺的,如今它在我用这种模式进行的实践活动中也变得必不可少。我必须持续不断地与其他从业人员相对照。尽管我试图筹划一种稳步前进的过程,忠诚地对待我和来访者们之间建立的治疗关系,但是我必须尊重批评性的反馈。我和这些来访者之间正在建立起来的真实性不是存在于真空之中的,它是关于我们之间关系以及我们与大环境之间关系的真实性。它会变得非常复杂。

但是,如果不和他人进行持续不断的对话,我就没有勇气和力量去追寻一条人迹罕至的道路。治疗工作常常让人感到孤独和变化莫测。依托老生常谈的理论,从业人员能产生一种安定和可控的幻觉。循着新的踪迹,从业者常常感到完全束手无策。但恰恰是这种对他人的需求,对双方关系真实性的信念,在交流过程中的创造性,才是这一理论的主旨。只有对治疗过程带来促进,它才有意义。当不确定性出现时,我忍受它,研究它,并且从我与来访者的互动当中以及从重要的同事那里学习。我也从自己开设的很多工作坊和讲座当中学习,从我的很多学生身上学习,他们也带来了新的洞察、确证、问题,这些都是线索,表明方法中的矛盾之处会导致隔离或者停滞而不是成长。

最重要的是,我向我的来访者们学习,她们是我最伟大的老师。她们使我诚恳待人,专心工作。有时候她们推动我成长或者面对自身的割裂之处,从而导致我感到不适。有时她们获得新的自由或者达到新的深度,从而给我莫大的欣喜。有时她们让我感到烦恼或者担忧。她们很少让我感到无聊。实际上,与其他任何事物相比,我对我的来访者们最感兴趣,最感到好奇。学习位于我的意义系统的核心,我最活跃的时候是在面对问题的时候,是在共同发现和创造人与人关系之真理的时刻。我并不总是对学习感到惬意,因为它意味着"不知道",有可能看上去很傻,或者感到紧张不安,尽管如此,我却真的相信那就是生活的意义。所以对我来说,治疗是一份礼物:一个学习和帮助他人学习或者重新燃起他们的学习意愿的场所……学会了解他们自己,了解这个世界。

我常常说,与任何一种我能想象到的社交场景相比,我宁愿置身于一场融洽的治疗活动当中。有些人认为我这么说揭示了我自己太多的社交局限(那也许是事实),但是我觉得,治疗最重要的是帮助人们进入到自己最真实最深入的内心世界。对于治疗师和来访者都是如此。随着自己与他人之间建立起深深的联系,见证和鼓励对方找到自己的真实性并获得安宁感,对我来说,那是人类最核心的特权。而且在个人真实性的方面,我们与宇宙万物建立有最清楚明确的联系。我认为从事心理治疗最大的风险之一,在于我们会回避这种强大而又普遍的关系当中呈现出的真实性,而在这种回避当中我们会失去与我们自身以及与其他人的联系,从而最终无法找到真实。

参考文献

Belenky, M., Clinchy, B., Goldberger, N., & Tarule, J. (1986). *Women's way of knowing: The development of self, voice and mind*. New York: Basic Books.

Gilligan, C. (1982). *In a different voice*. Cambridge, MA: Harvard University Press.

Jordan, J. (1983). Empathy and the mother-daughter relationship. *Work in Progress, No. 2*. Wellesley, MA: Stone Center Working Paper Series.

Jordan, J. (1986). The meaning of mutuality. *Work in Progress, No. 23*. Wellesley, MA: Stone Center Working Paper Series.

Jordan, J. (1989). Relational development: Therapeutic implications of empathy and shame. *Work in Progress, No. 29*. Wellesley, MA: Stone Center Working Paper Series.

Jordan, J. (1992). Relational resilience. *Work in Progress, No. 57*.

Wellesley, MA: Stone Center Working Paper Series.

Jordan, J. (1993). Challenges to connection. *Work in Progress*, *No. 60*. Wellesley, MA: Stone Center Working Paper Series.

Jordan, J., Kaplan, A., Miller, J. B., Stiver, I., Surrey, J. (1991). *Women's growth in connection*. New York: Guilford.

Keats, J. (1987). Letter to "My dear brothers." In R. Gittings (Ed.), *The letters of John Keats*. Oxford: Oxford University Press. (Original letter dated 1818.)

Lazarus, R., & Folkman, S. (1984). *Stress, appraisal and coping*. New York: Springer.

Miller, J. B. (1976). *Toward a new psychology of women*. Boston: Beacon Press.

Miller, J. B. (1986). What do we mean by relationships? *Work in Progress*, *No. 22*. Wellesley, MA: Stone Center Working Paper Series.

Stiver, I. (1984). The meanings of "dependency" in female-male relationships. *Work in Progress*, *No. 11*. Wellesley, MA: Stone Center Working Paper Series.

Surrey, J. (1985). Self-in-relation: A theory of women's development. *Work in Progress*, *No. 13*. Wellesley, MA: Stone Center Working Paper Series.

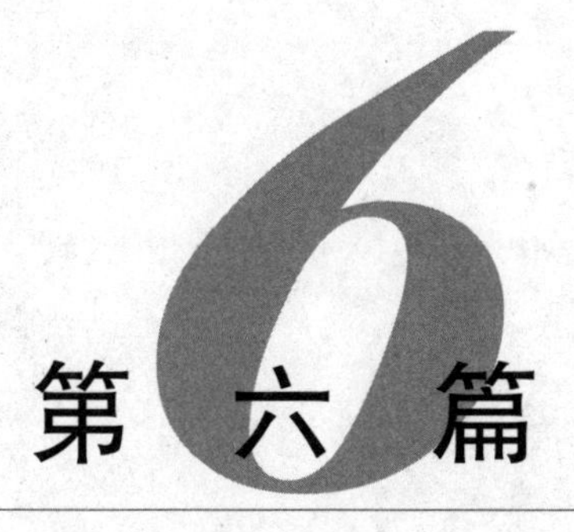

第六篇

治疗师的恢复

第二十三章

预防：

避免倦怠[1]

威廉·N.格罗什，医学博士
戴维·C.奥尔森，哲学博士

超负荷工作是我们这个时代的诅咒。长时间工作几乎已经成了专业人士之间一种荣耀的象征。他们对超负荷工作的抱怨中常常混杂着对自身贡献和重要作用的自豪感——而且可能还有权威感，也就是说他们的努力工作使得他们生活中其他方面的空虚和放纵变得情有可原了。这种超负荷工作的风气在哪里也没有像在援助行业里那么盛行，在这个行业里，对有关服务无可抗拒的需求使得长时间的工作成了众望所归，人们对此赞誉有加。

在援助行业里，倦怠正在迈向流行性的比率。这是一种隐匿而又复杂的问题，导致它产生的不是任何单一因素，而是一种复合体，其中包括周边环境与工作环境、空虚感与紧迫感，以及一种夸大了的需求，想要支撑自己却又顾不上与家人和朋友的真正交流。尤其如我们所示(Grosch & Olsen, 1994)，可以通过多种理论框架来对其加以理解，包括自我心理学(Self psychology)、一般系统论(general systems theory)，以及默里·鲍恩的多代观(the multigenerational perspective of Murray Bowen)。

时常，当心理卫生工作者们参加预防倦怠或者应对压力的会议或研讨会时，他们会收到简单化的套话和建议：多加锻炼、培养户外兴趣和爱好、协调工作与娱乐。这种建议说来容易做来难。不幸的是，这种常识性的方案通常并不奏效，而且常常使人们感到更受挫折，更有负罪感。

预防理论必须审慎对待专业人员的个性问题，对抗在心理卫生系统里工作所面临的复杂性，并帮助从业人员不仅找到生活中的平衡和意义，而且

---

[1] 本章修订自 *When Helping Starts to Hurt*, New York: Norton, 1994 的第五章，作者相同，经许可出版。

找到适当的方式来界定自己在该体系中的定位。从业人员可以采取几个重要步骤，以利于预防倦怠。其中包括立足现实的自我评估，探究原生家庭(family of origin)的影响，理解他们的自我陶醉问题，充分利用支持团体，找寻有效的督导，最后还有，找寻生活中的平衡。

辨识倦怠的征兆：自我评估

发现倦怠的征兆可不像听起来那么容易。要把寻常的疲倦、紧张和偶尔的精疲力竭从逐渐衰弱的倦怠中区分出来并非易事。为了预防倦怠，从业人员必须学会在寻常的疲倦、紧张和倦怠的早期征兆之间做出区分。实时的自我评估可以帮助他们辨识倦怠的早期阶段，以及倦怠易感性的征兆。

这里的自我评估有几个层次。在最浅显的层面上，从事援助工作的从业人员需要定期地审视他们的经历，运用他们的观察性自我(observing ego)来超越他们自身和他们的经历，并且立足现实地评估自己在生活中的诸多方面做得怎么样。其中包括质疑他们从工作中获得多少愉悦和满足，以及检视狂热感和积极感。这又包括敏锐地觉察对上班的恐惧感，过度的厌倦，或者枯燥感、疲惫感以及对未来的消极感。这意味着要意识到他们多么频繁地幻想着寻找一个新职位，甚至一个新职业。这些幻想之所以产生，往往是由于当事人觉察到了一种自我控制感，并且感到自己的天赋正在得到用武之地，产生一种颇受人称道的感觉。除此之外，这还意味着评估他们的各种活动是否均衡，以及他们是否正在趋向于单一化(one-dimensional)，仅仅思考、阅读和学习那些与自己的职业有关的内容而忽视了不同的兴趣、人物和思想。最后，这还意味着诚实地评估他们的家庭生活、配偶和孩子境况如何，以及他们是否适合日常家庭体系。从配偶和孩子那里寻求反馈能够揭示很多东西。

当心理卫生从业人员开始感到枯燥、疲惫或者无聊，或者报告很多与运动员过度训练之后所报告的一样的那些症状，他们就应该尝试“交叉训练”(cross-training)。其中包括外出学习、开会、看小说、外出度一个长周末或者假期，或者重新安排日程以便腾出业余爱好的时间。但是也许最好的主意——而且最像交叉培训的——是变换他们的工作内容。尽管绝大多数上司面对员工拒绝委派的任务时都不会心甘情愿，但是绝大多数还是很能够接受那些主动提出想要尝试不同事物的员工。如果这一招奏效，那就可以认定，问题在于疲惫或者非常早期阶段的倦怠。如果这一招不奏效，而且冷淡、枯燥和烦躁的状况仍然存在，那么问题就很有可能是倦怠。倦怠的人通常不会反弹。

在自我评估中，区分倦怠和疲惫是很困难的。倦怠症状也许仅仅意味着延迟太久没有休假了；在海滩上休息两个星期也许就能扭转这种感觉。它也有可能意味着治疗师在工作中需要更多的变化或者灵活性。它还可能意味着婚姻或者家庭问题正在放大工作压力。自我评估有可能确定出可以用来预防倦怠的主动措施(proactive steps)。例如，一位酗酒咨询师就能够通过加强在工作中的选择性而逆转早期倦怠。通过摒弃那些可有可无而且不再值得(如果说曾经值得的话)去做的事情，她能够增加自己的控制力。她从几个委员会中抽身而退。她发起了一个特殊的治疗团体，以此作为自己临床工作的新领域，结果该团体非常令人满意，甚至令其感到兴奋。她说自己感到好多了，因为她已经拓展了自身施展能力的范围。

然而，如果症状持续存在，那么就应当诊断为倦怠的一个更深入的阶段。倦怠的一种确凿无疑的信号是一种厌倦感，它在周末或者假期之后仍不消失。如果你归来的时候感觉不到精神焕发，这就可能是一种信号，不是意味着你需要一个更长的假期，而是表明你需要的不仅仅是一个假期，而是别的东西。在这种情况下，你需要将评估转向另外两个层次：原生家庭问题，以及你自己的自我中心问题。

对原生家庭的功课

当我们解决生活中的重大问题时，我们将注意集中于伤在何处。我们希望伤痛尽快平复。就职业倦怠来说，我们专注于我们对工作的幻灭或者我们的疲惫，或者也可能专注于我们自己家庭生活中的失落感或紧张感以及它们与我们工作压力的相互作用。在这种痛苦之中，检验我们生于斯长于斯的家庭是如何影响着我们的角色和生活方式，这种念头看上去似乎与根本问题相去甚远。不幸的是，不去审视这些家庭问题而奢望迅速解决这一问题，无异于在一个需要更加彻底护理的伤口上仅仅贴一块创可贴。我们家庭的印记为我们确立了角色和无意识的期望，它们在我们的婚姻和我们的工作环境中持续不断地显现出来。只有理解和理顺了这些模式、角色和无意识的期望，我们才能够避免陷落到狭隘而且自我欺骗的爱情观与工作观之中。

为了开始理解你的原生家庭，可以采用一个谱系图(McGoldrick & Gerson, 1985)或者一张非正式的家庭成员关系图，以此作为探索若干重要问题的出发点。其目的不是一览无余地回顾所有家庭问题，而是简单地理解若干关键问题。一个值得思量的重要主题涉及不同家庭成员在化解冲突时的角色。允许把冲突公开化吗？如果是这样，应对冲突的规则有哪些？可以争辩吗？提高嗓门？还是必须保持"平和"与"理智"？可以向父母提出挑战吗？可以与兄弟姐妹打架吗？所有这些问题都与治疗师在工作中如何化解冲突有着显而易见的关联。

如果在你的原生家庭中不允许争辩，而且没有形成用于化解冲突的手段，那么你就会逃避与人顶撞，并且很难恰当地当机立断。如果一个男孩子在家里没有学会打架，长大成人以后在工作中就不知道如何维护自身；如果一个女孩子习得了"乖巧"（长期忍受）是获取回报的方式，长大以后就会发现这种策略对于成人来说并不灵验。对我们绝大多数人来说，学会说不，并且对于我们在工作中的职责设定牢不可破的界限，是非常困难的。有的人成长的家庭中没有坚决果断或者合理冲撞的范例，对他们来说，这样做就更加困难。

另一项重要的家庭传统是关于工作价值的规则，无论是明确表述出来的还是没有明说的。超负荷工作会受到鼓励并得到回报吗？即便你是个孩子的时候，你就被鼓励要去相信成就或者无私的奉献比拥有乐趣更重要吗？或者，尽管你家的孩子们获准像孩子那样生活，而你的父母却树立了只顾工作无暇娱乐的榜样？对于有些人来说，他们的家人曾经经历了经济萧条时期，对他们来说超负荷工作可能会成为一种应对长辈焦虑情绪的一种方式。具有讽刺意味的是，我们当中那些在家人中间颇受欢迎或者被刻画为"成功者"的人，常常将成功的外表视为一种负担。活着就是为了迎合取得成功的传统或者成为讨父母喜欢的孩子，这会让人感到筋疲力尽，而且很容易感到受到了某种我们无法胜任的事物的驱使。对于这种一个主题或者角色在几代人之间传递的情形，鲍恩称之为"多代传承"(1978，p. 477)。

另外一些从业人员，在探究其家族史的时候，会发现存在着连贯一致的讯息，其主旨是完美主义和按正确方式为人处世的强迫性需求，这种讯息既可以被非常微妙地传递出来的，也有不那么微妙的。这种脚本常常表现为强迫性地过度承担责任，以及一种把每一件事都做得力求完美的需求，而且往往不知道那种焦虑状态的缘由。在我们自己身上发现那些与我们的父母别无二致的神经质习惯，可能会使我们感到无法逃脱宿命的安排，感到灰心丧气。但是有时候只要看到了我们其实是在重演特定的脚本中的角色，就能鼓舞我们尝试着去改变这种脚本。

最后，在某些家庭中，工作就像一种嗜好，能够阻止潜在的空虚感出现。和其他的嗜好一样，超负荷工作往往会代代相传。这种对超负荷工作的偏好，在那些经历过丧亲之痛、经济窘迫或者家道中落的家庭中尤为普遍。

还应当追溯原生家庭中过度承担责任(overfunctioning)或者过少承担责任(underfunctioning)的具体模式。系统理论认为，在过度承担责任和过少承担责任之间存在着一种可以预测的反馈循环。一旦一个家庭中的一员发挥的作用过少，另外的人就会承担过多责任以便补足差额。一个人额外承担的职责越多，对方发挥的作用就越少，反之亦然。在运行不畅的家庭中，父母往往没有用恰当的方式发挥作用，这就建立了一种过少承担责任的模式。这就导致某个人，通常是子女中的一员，不得不承担过多的责任。因而，举例来说，如果一个女孩的母亲常常显得抑郁或者不堪生活的重负，那么她在成长过程中就会接管大量的家务劳动或者照顾弟弟妹妹。这个孩子承担了父母的角色，并且所作所为远远超出了寻常范围，甚至多得不合情理。这种过度承担责任的模式并不容易改变，不仅仅是因为它令人习以为常，还因为它带来了如此深沉的回报。它太容易在工作情境下再现了，工作情境太容易变成又一个家庭场景和一个新的过度承担责任的处所。就像在家庭中一样，一个人在工作中过度承担的职责越多，其同事承担的职责就越少。工作中过度承担责任的现象尤为普遍，因为每当有一个人愿意做超出自身职责范围之外的事，总有几个其他的人乐得做得更少。

因此，预防的第一步就是了解我们在我们的家庭中所接收的讯息，理解常常因功能失调的家庭结构所导致的过度承担责任的模式，并且澄清在家庭中所扮演的角色。只有理解了这些模式，以及它们在当前工作情境下再现的情况，我们才能够开始着手防止倦怠。

我们不仅必须理解我们的家庭传统，鲍恩的理论还主张，我们需要了解我们的自我分化程度(level of differentiation of self)。分化的概念可以用一个 0～100 分的量表加以描述，其中 100 表示完全分化的人(一个理论化的理想状态，永远都无法达到)，0 表示完全未分化的或者“没有自我”。根据鲍恩的观点，“与他人产生情感联系而又保持自身情感机能的独立性，这种能力对于分化这一概念至关重要”(Kerr & Bowen, 1988, p. 145)。未分化的人在与家庭成员相处时会走向两种极端：隔绝(“人的不成熟的分隔”)或者融合(“一个人从他人那里借用自我或者将自我灌输给别人”)(Kerr & Bowen, 1988, p. 346)。隔绝的人试图与家人保持距离，并且通过尽可能少地与之发生联系来应对家庭中的紧张状态。那些通过融合或牵绊来应对其家庭成员的人，则刚好相反。为了应对持久的焦虑状态，他们陷入到家庭之中，避免任何自我分化感的出现。

自我分化的人，能够既与家人相处而又泰然自若，无需隔绝或者融合。

他们能够保持一种E·弗里德曼所谓的无忧无虑的存在状态(nonanxious presence, Friedman, 1985, p. 208)。在其他的人际关系中,他们能够保持自己的同一性,与此同时又能够与他人密切相处,不至于感到无法承受。在工作环境中,他们能够保持自己的自我意识,设定恰当的边界,并在必要的时候表示反对,从而借以维持他们自己的分化感。相反,分化程度很低的人,在工作中会非常难以设定适当的边界,并且会不由自主地做远远超出适度范围之外的事。这样的人常常声称,当他们被要求做不喜欢的事时,他们的头脑说的是"不行",但他们的嘴巴说的却是"好的"。他们会身不由己地承担太多的职责或者任务,而他们原本并不愿意承担。

分化的标志是什么?它意味着能够将思考和感受相分离,并且思索你所感受到的是什么。当我们这么做的时候,我们就能够保持一种平和,一种沉静的立场,即使身处困境,例如我们的父母做了那些令人恼怒的事情,碰触到了我们所有的情绪"开关",或者当我们身处那些以指责和退场为结局的员工会议时。在紧张或者变迁的时期,我们的焦虑情绪当然会被激发起来。认识到这一点能够帮我们后退一步,看清全局,并且避免在我们的思维过程不堪情绪波动重负的时候做出错误决定。

自我评估的另一部分是估量我们在家中和在工作中的分化程度有多大。我们能不能回家探望父母并且与他们每个人进行一对一的谈话,而不至于在他们烦扰我们或者故态复萌的时候变得不能自已?我们能不能泰然自若地讨论各种话题,而不必隐藏自己或者变得防御性过强?我们能不能在家里或在工作中表达不同意见而不至于发飙或者保持沉默?我们是否发现自己在面对否定的时候无所适从,或者不合情理地愤怒并且无法清楚地思考?

在治疗师自己的家庭团体中,从业人员努力克服原生家庭对当前人际关系的影响。这是一种情境,心理健康从业人员可以在其中探究原生家庭和工作情境中的分化模式,并得到一些"指导",在这两个处所中达成更高的分化水平。随着心理健康从业人员取得更高的分化水平,他们能够在他们工作体系中更恰当地为自己做出界定。其中包括学会在工作中设定适当的边界,尤其是关于工作时间和额外布置的任务。其中还包括学会要求更多补偿或者呼吁更好的工作条件,比如更多的辅助人员、更好的督导服务,或者额外的在职培训计划。

很多从业人员都在这种团体中找到了一种无价的成长之源。人们往往很容易想当然地以为,由于我们对家庭系统理论知之甚多,我们已经在我们自己的家庭中实现了很高的分化。当我们终于开始了解我们是多么未分化的时候，却很难做出改变。治疗师自身家庭团体的支持和指导能够帮助我们做出这种改变。通过训练降低自己的反应性——不要"固守"一成不变的方式，从棘手的三边关系中脱身而出，并与我们的亲属建立真诚的一对一关系——是能够取得令人激动的变化的，它会带来高得多的自我分化。这些变化又能够进一步促成其他体系中的其他变化，比如工作体系中，导致在这些体系中也产生更大的自我分化。这些团体提供的切实可行的指导和支持是独一无二的，它能够促成分化程度的巨大改变，这在防止倦怠方面具有巨大的价值。

评估自我的凝聚力

除了估量原生家庭的问题，我们还必须从现实出发，评估我们对赞赏和价值的深切需求，那种深深地想要被喜欢和崇拜的愿望，很容易就会驱使我们超负荷工作。

从业人员倦怠现象所揭示的最大的矛盾之处在于，尽管帮助他人是而且也应当是一种超越我们自己的方式，但是我们中很多人之所以从事救助工作，不是出于一种纯粹的对他人的关心，而是出于一种被他人感激的需要。对于太多的职业救助者来说，真正的动机是得到爱，而不是给予爱。这里，科胡特的自我目标(selfobject)概念非常有用。依赖成性的来访者的崇拜、同事们的赞赏，以及督导者的积极反馈，都发挥了自我目标的功能，使我们对自己感觉更好，或者如科胡特所说，感到更加凝为一体。只要我们能够通过努力工作来确保这种赞赏和反馈(通常并不难做到，因为超负荷工作常常会得到回报)，我们往往就会超负荷工作。

偶像化的移情所带来的满足感会导致与来访者的情感纠缠。那些与来访者发生性关系的治疗师中，有很多人之所以这么做，就是因为他们需要来访者们的崇拜来树立自己的自尊，很容易将之与"爱情"混为一谈。描述这种不正当关系并不容易，而要抵挡它们的力量也同样困难。

为了取得平衡并且找到爱情和工作中的满足感，我们必须接纳我们自己对于感激和赞赏的需求，然后学会如何去表达它。孤立无援地克服这个问题是很困难的。尽管仅仅洞悉这个爆炸性的问题也是有帮助的，但这往往还不够；因此，从业人员可能会希望探寻一些进一步处置的可行之策。以成长为导向的个体或者团体治疗就是一种方式，能够控制自我中心式的弱点。一个不那么极端的选项是，由同僚提供一个安全的支持环境。

不论进行探究的情境如何，了解我们自身的弱点是自我评估和预防的一个重要部分。在安全的情境下,从业人员可以诚实地反躬自省,并且将自己的隐私问题与他人分享。当从业人员意识到自己的弱点,以及他们对感激和赞赏的愿望,他们就不容易滑落到缓慢而痛苦的倦怠之中。他们也不容易滥用治疗关系,利用它来树立他们自己的自尊,或者通过超负荷地工作来增强他们的胜任感。

心理健康从业人员的支持团体

我们在自我界定上所遇到的困难是我们成长的结果,或者是对赞赏的未尽需求的结果,要着手开始解决它,一个极好的场所就是专业性的支持团体。团体能够为我们提供机会,帮助我们了解我们作为个体和作为与他人相处的个体是什么样子的。

这些团体必须确保信任和信赖,这往往意味着在原有工作环境之外寻找一个支持团体。在我们已经组建的一些神职人员支持团体中,有些神职人员提到了在他们自己所属的教堂甚至教派之外拥有一个安全的团体的重要意义,这样他们就可以敞开心扉,谈论自己的感受,而不用担心他们的言辞会传到他们的主教或者教派首脑那里。同样的保密性和匿名性需要也适用于心理治疗师。在工作环境之外探讨有关反移情、个人挣扎和棘手的来访者等问题,是一种无价的经历。在一个心理健康服务机构工作的从业人员,希望谈论的不仅仅是与来访者有关的问题,还包括机构的架构、管理人员以及行政管理问题。在这种情况下安全和保密至关重要。理想的情境是由来自不同机构,从事大体相似的工作的人所组成的团体。它之所以完美是因为这种组合使个人的匿名性和专业的熟悉性兼而有之,而且它有助于思想的交融。与来自其他机构却有着相似兴趣和问题的人会面最为可取。

有效的督导

预防倦怠的另一个关键是定期得到良好的督导。尽管这一点看似显而易见,但是我们很少发现心理健康从业人员对他们所接受的督导感到满意。立足于本机构的督导服务往往问题多多,包括范式抵触(例如,试图在不适当的情况下提供心理动力疗法,或者在一个其督导者只为个体提供服务的机构中采用家庭系统方法),以及行政管理与临床督导之间的冲突。如果督导者拥有行政职权,那么临床督导就绝对不会让人感到安全。如果一个督导者会对他们撰写评估意见并有权解雇他们,有多少人愿意向其透露自己对特定的来访者感到多么无能为力，或者承认自己被某个来访者吸引？不幸的是，那些确实向上司敞开心扉的治疗师们（常常是在这些人的积极鼓励之下）往往在事后会发现，这种混合的角色会造成什么样的错误。

在工作中得到高质量督导的几率微乎其微。确保有效督导的方式之一，是与所属机构之外的某位经验丰富的督导师联系，以寻求督导服务。这样一个人应当不牵涉当事人的工作评价，并且其理论取向应当与督导对象相一致。外部督导提供了一种安全的环境，治疗师可以在其中达成特定的、与其所属机构不同的学习目标，并且探究反移情反应或者为什么自己总是对特定类型的来访者无计可施或者交往过密。对于很多从业人员来说，花钱接受私人督导服务看上去太奢侈了。他们可能不喜欢不得不付钱的感觉，或者觉得太贵了，或者甚至憎恨其所属机构不能提供更好的督导服务。降低督导开支的一种方式是组建由三到五人构成的督导团体，大家可以分担开支。如果小组每两到三个星期，甚至每个月才聚集一次，开支还可以进一步削减。最后，其花费远远低于想象，而且在个人成长和预防倦怠方面的收益则远远超过了所花的成本。

督导能够，也应当成为这样一个处所，督导对象的学习目标会被严肃对待。立足于本机构的督导往往必然地将注意的焦点放在案例管理上，包括检查案例记录和文档是否有条不紊并符合机构的标准，或者是否满足质量改进标准。对督导对象的目标的探讨并没有得到鼓励，而且常常被整个忽略。实际上，心理健康领域的问题之一就是我们中的很多人都没有得到充分的培训，并且对我们的部分个案感到力有不逮。好的督导服务会增进我们的能力，使我们更有效地开展工作，并且感到更加自信、对自己更加放心。除此之外，当督导是安全的，而且以督导对象的理论和技术为焦点时，督导关系对于从业人员来说会变成一种自我目标式的关系（a selfobject relationship），它会增进安宁感和信心。尽管学习理论强调，学习者应当制定目标并将其阐明，但往往是督导者的目标处于支配地位。学习目标没有得到满足，而且在最糟糕的情况下，督导对象会感到受到了虐待。

另一种卓有成效的督导形式由同侪督导小组提供，在这种形式中，一组从业人员定期会面，以一种非正式的方式评论个案并相互提供督导。这些督导小组非常有帮助，而且能够带来成长。同侪督导小组可以采用几种形式。一种是从业人员定期会面，来评述和讨论每个人工作过程的录像或录音，以便提高他们的心理治疗技术。其他小组的焦点则是理解为来访者提供服务时所产生的反移情，并将其加以运用。还有一些学习小组，尽管不那么个人化，但是它们是一种颇有助益而且焦点集中的方式，可以学习理论和技术,并透视每天的工作。

当他们长时期定期地会面以后,这些小组常常会变成一种论坛,不仅可以应对棘手的案例,还能够监督和评论移情和反移情的问题。在一个安全的支持小组中,心理健康从业人员就有可能探究他们那脆弱的自我,并且从同事那里得到富有创造性的启示。这些小组只有定期并且持续地会面,而且在小组成员之间建立起信任之后,才能发挥作用。如果允许会面不定期,或者允许某个人的需求主导讨论过程,小组就该停止运作了。至关重要的是要有一个特定的结构,比如一种轮值日程安排,这样能够保证每个人都有机会提出问题。

不论是好的一对一督导,还是健康的同侪督导小组,都有助于防止倦怠的发生。在这些情境下,心理健康从业人员能够得到支持,这会有助于培育自尊,即使是在他们面对自己脆弱的自我的时候。在这里,督导是一种安全的环境,在这种环境下从业者能够在专业上获得成长而不会产生停滞,并且能够应对移情和反移情的问题。

平衡爱情、工作和娱乐

预防倦怠的最后一个方面是在我们的工作中寻求平衡。我们苦心孤诣地把这个方面放在最后提及,有两个原因。首先,它作为一个建议常常被过度使用,结果带来的改变或预防效果微乎其微。其次,除非你注意到原生家庭问题以及它们如何影响你的职业生涯,除非你力图更好地了解自己对赞美的需求,否则是很难找到平衡的。

平衡包括照顾好基本的人际关系,并且找到时间来满足你的身体、情感和精神上的需求。有时候这是相当简单的。例如,一位同事发现他能够通过享用漫长的午餐来使自己恢复精神。当感到精疲力竭、身心疲惫的时候,他就会到餐馆里花上一个小时来改善伙食,常常还带着一本书,回来的时候已经从压力中放松下来了。有时候他会和某个朋友一起这么做,但是这需要更多的精力,而且不能够那么放纵,所以他通常宁可只身前往。另一种预防方式是锻炼,只要不变成一种强迫性的行为就好。就像一种爱好一样,锻炼,比如跑步或者远足,能够成为一种积极的资源和一个满足感的源泉。大量的锻炼还能够促进健康。

在这里,运动的类比是很有用的。投入到强力的锻炼之中,比如马拉松,却不会受伤,这是有可能的。运动员能够刻苦锻炼而保持警觉,以避免心理上的伤害或者倦怠。一个接受训练参加比赛的人不得不时常注意如何避免受伤。如果我们想要成为好的——也就是说，有效的——治疗师，我们必须要保持健康。

最后，保持健康意味着也要呵护你的精神自我。谁没有感觉自己像一口供来访者从中汲取的井，常常处在干涸危险之中？井必须有水源源不断地流入，以防干涸的发生。同理，找寻精神上的休养是至关重要的。偶尔花一个下午的时间，只是坐着，带某人去看演出，找一个能引发沉思的地方——艺术长廊、公园或者乡村原野——将是一种休养生息的源泉。这在做礼拜的场所出席每周的活动时就可能找到。对其他人来说，可能会学习冥想或祈祷，或者与新教神学家田立克所谓的"一切存在之基础"(ground of all being, Tillich, 1952)产生联系。绝大多数的康复团体都强调需要一个更高的力量，也许那也是预防和成长的一个很重要的部分。无论如何去做，精神层面的呵护都是倦怠预防中的一个重要部分。

小结

当审视预防这个问题的时候，很多作者都主张，工作体系应当提供一个有益于成长的环境，从而帮助从业人员避免倦怠。显然，关于工作体系在倦怠预防中的贡献，可以写很多。然而，我们最关注的问题是，心理健康从业人员如何才能够恰当地在他们的工作体系中界定自身，从而避免在恶性反馈循环中产生倦怠。

作为一个支持小组的一分子，致力于解决原生家庭问题、自我分化问题和健康的自我中心问题，是预防倦怠的一个非常重要的部分。确保在你所属机构之外拥有好的督导，或者成为一个同侪督导小组的成员，也非常有帮助，能够保持专业上的成长，有助于恰当的自我界定，并排除复杂的反移情反应。除此之外，通过旅行、会议、工作坊、阅读、督导和亲自接受治疗，找到平衡爱情与工作的方式，以及定期地扩展和增进你的技能与胜任感，有所帮助。学会与同事交流思想而不是沉溺在刻板活动的惯例之中，也有助益。最后，当你已经做了彻底的自我评估，预防倦怠的一种方式可能是选择离开一个不能带来成长的职位，然后寻找一个能够最好地发挥你的天赋和实现你的志向的工作环境。

参考文献

Bowen, M. (1978). *Family therapy in clinical practice*. New York:

Jason Aronson.

Friedman, E. (1985). *Generation to generation*. New York: Guilford Press.

Grosch, W., & Olsen, D. (1994). *When helping starts to hurt*. New York: Norton.

Kerr, M., & Bowen, M. (1988). *Family evaluation*. New York: Norton.

McGoldrick, M., & Gerson, R. (1985). *Genograms in family assessment*. New York: Norton.

Tillich, P. (1952). *The courage to be*. New Haven: Yale University Press.

第二十四章

精神自性：

它在心理治疗师的成长过程和日常生活中的意义[1]

布莱恩·威特尼，哲学博士

本章的主旨是探讨精神体验在心理治疗师的成长过程和日常生活中的意义。瑞士精神病学家荣格在深层心理学方面的开拓性工作包含了对精神现象和宗教现象的研究，他认为，如果心理治疗师想要帮助那些感到生活空虚而且绝望的人，就需要远远地超越他们个人的自我，向着超个人的维度(transpersonal dimension)敞开自己的心灵。我的意图是探讨灵魂中深层精神核心逐渐显露出的意识，也就是荣格所谓的自性(1966 年)，能够对治疗师带来怎样的支持和维护，尤其是当他们面对着无法慰藉的人类痛苦和几乎压倒一切的无意识力量的时候。如果心理治疗师能接触到他们存在的深刻内核，并且最终认识到这就是自性，而不仅仅是他们表层的人格结构，那么在他们自己身上以及他们的临床工作中就很有可能产生一种微妙而又深刻的转变。

无论我们是在私人开业过程中试图控制住患者或者我们自己身上爆发出来的暴风骤雨般的无意识力量，还是勉力应对那些病入膏肓、染上毒瘾或者其他那些身陷痛苦和绝望中的人们，心理治疗师们总是面对着深沉的存在主义现实。这意味着我们必须直面不可动摇的改变、意外、自由和责任，以及我们与其他人的分离与关联(Bugental, 1981)。痛苦与毁灭、命运与死亡、对已经采取或尚未采取的行动的负罪感、认同感的丧失，以及被孤立，所有这些所带来的威胁，是我们在职业生活中每天都要面对的存在主义焦虑。

我们的心灵也承载着管制性医疗产业中所发生的沧桑巨变：管制性医疗以及其他的保险业困境，某些来访者对诉讼的热衷，关于哪些疗法有效而

---

[1] Bryan Wittine 写于 1994 年，保留所有权利。

哪些无效的争论。然后,就好像整天面对焦虑和抑郁的来访者还不够,我们回到家和家人相处的时候,又一次发现我们面对着人类的需求。我们的妻子、丈夫、情侣、孩子都需要我们的关注。而所有这一切都发生在社会文化急剧变幻的世界上,在这个世界上偶像和长期以来的价值观被人们粗暴无礼地弃置不顾,令我们在震惊之余感到无所适从。所有这些力量冲击着我们,难怪我们自己也常常出现抑郁、自我怀疑、坐立不安以及心怀不满。倦怠是我们这个行业中的一种严重的职业风险。

问题不在于我们能不能避免无意识力量或者否认疾病和死亡的必然性。我们做不到。问题在于,我们如何应对这些不可避免的事物?绝大多数治疗师在面对这些存在主义焦虑的时候,往往至少是部分地对自己和来访者的痛苦视而不见,并且强化他们的自我防御。我建议我们扪心自问的问题是:“我们是不是能感觉到,在我们心中有些东西——一些关于存在、意识、爱、智慧和力量的东西——我们能够借以‘安身立命’,而不会被我们的患者和我们自己的无意识力量所左右?什么能够帮助我们在面对人类疾苦的时候保持心灵开放,而又处之泰然?我们能不能找到一些稳定性和力量的源泉,帮助我们在面对存在主义现实和令人不安的无意识力量的时候保持平静?”

自性

在我接受西方心理学传统训练和从事心理分析的所有这些岁月中,我越来越清晰地意识到缺少了些什么。尽管我们成果丰硕、富于创新,但是我们西方心理学家普遍地忽视,而且在某些方面主动地排斥人类经验的一个非常重要的维度——精神的维度。我采用精神这个词,所指的并不是拥有教条法典和道德戒律的传统宗教。我运用这个术语所指的是千百万人的一种体验,他们感觉到在自己身上存在着一种更加深沉的存在维度,这令他们感到神圣和充实。对某些人来说,这个维度显得比他们的肉体更加真实。对千百万人来说,直接体验使他们得出了一个无可辩驳的结论,认为他们必定植根于一个更伟大的生命、存在、意识和力量,成为它的一部分。荣格将这个维度称为自性(Self)。

除了荣格以外,其他开拓性的心理学家也探讨了精神体验和心理健康之间的关系。他们中包括威廉・詹姆斯(William James, 1902)、意大利精神病学家和精神综合论者罗伯托・阿萨吉奥利(Roberto Assagioli, 1965, 1972)、存在主义—人本主义心理治疗师詹姆斯 F・T・伯根塔尔(James F.

T. Bugental, 1981)，以及超个人心理学家亚伯拉罕·马斯洛(Abraham Maslow, 1968,1972)、肯·威尔伯(Ken Welber, 1993)、斯坦尼斯拉夫·格罗夫(Stanislav Grof, 1985, 1988)。尤其值得一提的是，超个人心理学的目的是从实证的角度研究精神体验的实质和表现形式，包括(1) 人们体验到了什么现象；(2) 导致这些体验的原因是什么，包括引发它的技术是什么；(3) 这些体验对心灵的影响；(4) 受它们的启发所产生的心理、哲学、修养、艺术、文化、生活方式以及宗教(Walsh & Vaughan, 1993)。

在各种各样的超个人体验中(Grof, 1988)，与本章关系最为密切的，是关于自性的体验。**首字母大写**的"Self"，指的是一个人的无条件的存在，一个人的真正的本质，关于一个人是谁、是什么人的本原。这个概念与当代心理学中关于小写的"self"的无数种阐述相对立，后者指的是个人的、有条件的、后天习得的同一性。我将会对这一点进行探讨。

将自性与本原或者真正本质等同起来，荣格最初就是这样运用这一名词的。根据亨德森(Henderson, 1990)的观点，荣格早期对自性的认识产生于他对东方精神的迷恋。在各种著作中，荣格将自性与印度哲学中的阿特曼/梵[1](1958a,1971)、中国哲学的道(1967)、大乘佛教中的佛性(1958b)作了比较。

为了理解自性是什么，就必须要理解它不是什么。深层核心不是通常所指的自我(self)。根据超个人心理学或者精神心理学的观点，绝大多数人都生活在他们的自我人格(ego-personality)当中。自我人格是一种由各种无意识组织模式所构成的一种结构(Atwood & Stolorow, 1984)，这些组织模式塑造了一个人的经验模式，也就是一个人无意识地看待世界以及自己的独特方式。在分析式心理治疗中，治疗师力图将这些"塑造和组织一个人的主观世界的独特的自我和客体构造"带入到意识层面上(Atwood & Stolorow, 1984, p. 33)。

荣格(1960)采用"情结"(complex)这一术语来指代一簇这种围绕着特定主题而交织起来的无意识模式，而这些主题被他称为原型(archetype)。他相信，自我人格是由任意数量的情结所构成的复合体。每一个情结都是一个独特的结构，包含了客体表征和自我表征，以及与它们相关联的记忆、幻想、信念，以及心理状态和情绪状态。通常，我们拥有与母亲和父亲相关的情结，尽管会形成与其他重要人物相关的其他情结，但这是我们的主要情

---

[1] 在印度哲学中，"梵"(Brahman)是宇宙现象的本体，"阿特曼"(Atman)是人的生命现象。——译者注

结。每个人都拥有一个由心理情结构成的整体网络,它决定了一个人的体验。

当我们反复地问自己"我是谁?"并写出一长串答案以后,我们就开始发现我们的自我人格中的情结了。我们也许会引用我们的性别和性取向来做出回答。答案中可能会包含我们所扮演的角色:"我是一个父亲","我是一名心理学家","我是一名飞行员",如此等等。我们也许还会加上我们主要的自我体验,比如"我是一个幸福、温和、爱开玩笑的人,非常希望帮助别人。"最近,一名女性到我这里来寻求治疗,她在第一次会面的时候这样描述自己:"我是一个像狼一样放肆的女人。"这显然认同了最近一本畅销书中所描绘的很多人格特征。在我们的早年时代,还有很多更加微妙的认同被添加到我们身上。当一个孩子被常常看作一个"懦夫",一个"弱者",被看作"妈妈的小帮手",或者被看作"家里的'闪光点'",他或她就会无意识地用这些方式来界定自己。

这样的一个练习仅仅能够开始向我们展现我们构建自己与我们的世界的方式。任何一个曾经接受过分析的人都充分了解心灵是多么变化多端,多么环环相扣,以及很多情结是多么牢不可破。只有具有高度敏感性和鹰一般的觉察力的治疗师,才能够通过来访者所说的话,以及他们与治疗师和其他人之间的关系,来辨明这些情结产生作用的"言外之意"。当情结被呈现出来的时候,来访者才了解到,他们是通过内心世界的这些情结的过滤,才体验到自身和外部世界的,因此他们往往是在过去的影响之下来看待当前的一切。他们还会发现自己在多大程度上与这些结构融为一体了,以至于这些情结迫使他们用与这些结构相契合的方式来思考、感受和行动,从而产生了独一无二的在世界上存在的方式。

但是,所有这些都不是荣格在论及自性时所指的内容。自性不是拥有情结和无意识组织模式的自我人格。它与自我意象或者客体意象,以及与之有关的心理状态和情绪状态都毫无关系,它也与性别无关。这意味着,科胡特所谓的自我、温尼科特所谓的真实自我、冈特里普(Guntrip)所谓的退行自我(regressed ego),以及当代心理分析中所有其他的所谓自我(Mitchell, 1993),与超个人的自性都不可同日而语。相反,超个人的自性是当一个人从自我人格结构中确定出来以后所剩下的那个部分。它就是存在本身、意识本身。它是我们纯粹的、无内容的存在。它没有习性或者模式,没有神经官能症,从这个意义上说也没有健康。它是纯粹的主我意识("I"-consciousness),纯粹的主观性。请看一位著名的印度智者穆坦南达大师(Swami Muktananda, 1981)关于自性的论述:

> 即使“我”存在于一名女性身上，它并不是一名女性。即使它存在于一名男性身上，他也并不是一名男性。那个“我”没有形状，没有颜色，没有任何其他属性。我们在它上面施加了不同的观念——诸如“我是一名男性”、“我是一名女性”、“我是一个美国人”等等。但是当我们将这些统统去除以后，那个“我”就不是别的，而仅仅是纯粹的意识，而这就是最高的真理。(pp. 26 - 27)

因此，自性本质上是自由的，不受我们的情结的束缚，而且独立于我们熟悉的世界。更确切地说，情结是自性所运用的工具，但是，由于它们是心理结构，它们就没有自己根本意义上的真实，没有自己的“存在”。用极简化的方式，我们可以说情结是自性的交通工具，自性借以表达它在这个世界上的存在，但是，情结并不等同于自性，就像汽车不能等同于驾驶员一样。

理解自性的本质的另一种方式是借用电影投影机的比喻。在播放电影的时候有三个基本的要素：光源、胶片和屏幕。光源就相当于自性，情结就是投影机所播放的各种各样的胶片。屏幕上的影像相当于一个给定的个体在给定的时间所体验到的情结。我们永远都不会直接地体验到一个情结，能体验到的仅仅是它所产生的影响和这些影响在我们心中所产生的心理状态，以及它投射到他人身上的映像。正如屏幕上的影像是光透过胶片所投射出来的，一个人的自我意识和世界观也可以被看作是自性在任一给定时间被一个情结所“诠释”的产物。因此，为了直接地体验到自性，我们必须将目光深入到诠释之下，矫正所投射的影像，并且与相应的情绪状态和心理状态分割开来。我接下来将会探讨，这就是佛教传统中所传授的凝神冥想的效果。

自性的象征

在世界上所有重要的宗教教义中，都提到了自性。这些教义常常采用隐晦的象征符号来描述存在和意识的深层核心。自性的象征符号是向人类心灵表征一种特殊的体验和知识的方式，这种体验和知识本质上超越了语词所能表达的范围，只能够用具体的、推理性的术语近似地加以描述。

对中国哲学家来说，自性有的时候被象征性地描绘成一颗钻石的内核或者一朵金色的花朵(Jung, 1967)。西藏佛学家(Sogyal Rinpoche, 1992)提到了莲花之宝(jewel in the lotus)，这是一种符号，象征着潜藏于每个人心(莲花)中有待发掘的佛性。印度的圣典《奥义书》(*the Upanishads*,

Easwaran, 1987)中提到了阿特曼即个体存在的本源,又说它与梵,即所有存在的本源,是同一的。据说阿特曼比最小的东西更小(因此潜藏在心灵深处)而又比最大的东西还大(因此,看似矛盾的是,它与宇宙一样大),而且是心灵的核心,据说人类和上帝在那里相会。因此,对印度人来说,自性是人类的本质和创造性的核心。

在苏菲派或者说伊斯兰教神秘派看来,自性即是"客体"(the Guest)、内在伴侣(Inner Companion)和所爱之物(the Beloved),它力图进入一个人的内心,然后决定停留于此,并逐渐接管心灵。这就产生了一种意识状态,当圣保罗说"活着的不是我,而是活在我内心的基督"的时候,他的意识状态在本质上就与此相同。最后,在天主教神秘教义中,阿维拉的圣特勒萨(St. Teresa of Avila,1979)[1]将心灵描绘成一座城堡,里面有各种各样的房舍或空间,每一个都代表整个人格的一个不同侧面。在城堡的最核心处,是国王的密室,而在里面的是国王,上帝的象征,是天主教神秘主义者所追求的一切。

自性体验和自性觉知

当一个人聆听一段优美的音乐或者在自然界中度过一段时间的时候,自性体验可能会自发地展现。自性体验的出现,也可能会在一个人处于生命中特别痛苦或者紧张的时候,或者作为彻底的心理治疗过程的一部分(Wittine, 1989, 1993; Vaughan & Wittine, 1994),也可能是在进行了沉思冥想的精神活动以后,比如佛教徒的凝神冥想(mindful meditation,即坐禅)。然而,除非我们天赋极高,能够辨别自我和自性之间的区别,否则,我们要想深入了解自性的话,只能够努力践行冥想技术,它们是经过专门设计的,为的是帮我们穿过我们的自我心灵(ego-mind)。这样,我们就能够在自性体验和自性觉知之间做出区分,前者是一种转瞬即逝的时刻,在这一瞬间意识被大大地拓展,将无意识的超个人维度囊括起来(Jung, 1966),而后者是一个或多或少持久性的获得,通常要通过克服很多年艰辛的精神修行才能达到。当一个个体在自性觉知方面有所增进时,与自性体验中的激动人心相比,它们显得更加平静。它们总是或多或少现时性的,但是它们更多像是日常生活背景下的一种持续的韵律那样起作用的。在接下来的几节中,

[1] 生于阿尔巴尼亚的印度修女,她献身于扶助印度贫困无助和濒临死亡的人们,并于1950年建立了一个罗马天主教修女组织——慈善传教会。她于1979年获诺贝尔和平奖。——译者注

我想探讨那些已经通达深层核心者的自性体验的一些特征，然后对于如何获得自性觉知提供一些建议。自性体验有这样几个特征。

现时性

对自性的基本体验，是对存在、对自己的现实性和真实性，比任何其他时候都更加活跃、更加真实、更加自然的一种高峰感受。一个人的感知力会得到提高；我们会更加投入地去看、去闻、去触摸、去品尝、去聆听。我们会非常强烈地感受到我们的存在、我们的真实性。马斯洛(Maslow, 1968)的高峰体验(Peak experience)概念无疑可用于这里。他把它们看作“敏锐的同一性体验”(acute identity experience)，在这种过程中我们感到最自然，感到自己是统一的、完整的，我们感觉我们是一个精力充沛的存在，一个存在物，一个“此在”，一个生命体，一种圆满自足，一个无所不在的空间。我们都是同类，与我们自身以及我们正在做的事合为一体。与此同时，我们感到更加团结、稳定、踏实。

意识

对自性的一种主要体验，是感到自己成为纯粹意识的核心。如同印度的伟大智者罗摩纳大仙(Gosman, 1985)曾经说过的“你就是意识。意识是你的另外一个名字”(p. 11)。根据威尔伯(Wilber, 1980)的观点，自性是一种“非个人化的目击者”。它有一种主观的、“高高在上”的性质。体验者与被体验的内容是分离的。一个人与他的自我人格的内容相分离，采用一种“居高临下的视角”，并且用一种更加不偏不倚的方式来审视自己。一个人仅仅观察生理的、情绪的、心理的、内在的和外在的过程的流转，而不加以干涉，不对它们加以评论，不对它们加以操纵，也不用任何方式去抗拒它们。

洞察力

这是这样一种感受，一个人会感到自己的知觉更加灵敏、更加敏锐，感到自己能够看穿表面现象，看到自己和他人的面具以及自我同一性背后的东西，感到自己能够看到人类灵魂、大地及其创造物隐匿的深奥之处。自性体验者常常报告说上帝，一个神圣的智慧，处于他们所看到的所有事物当中。

神性

对于存在性和意识核心的高峰体验常常伴随着一种感受，觉得自己触及到了神性，触及到了一种比自己的个人存在深刻得多、宏大得多的东西。这种感受也可以被拓展为一种与神性合为一体，自己成为其中一部分的感受。人们常常报告说自己感到整个世界是一个整体，感到一种神圣的智慧充盈着万事万物，他们最真实的本体与这种更加宏大的智慧本质上是一体的。

连续性

对很多人来说，对自性的体验本身还带有一种感受，觉得即便是在身体和自我人格消逝之时，自己的真实存在仍然会继续存在。当与深层核心相通的时候，人们常常认定，持续性、不朽性、肉体死亡之后的存在，绝不仅仅是一种崇高的假设，相反，它至少是很有可能存在的。

博爱

对自性的体验常常伴随着一种感受，感到对自己与他人怀有深深的博爱与悲天悯人的情怀。在有些情况下，这其中包含了这样一种感受，感到自己与所有有生命的事物息息相通，或者至少感到在自己的自我与其他人之间存在着深深的联系，感到每一个层级的存在都与所有其他层级密切地联系在一起。正如一位来访者所说："你是一只手，我是另一只，我们都是一个伟大的存在物的一部分。"

平和

这包括对平静、安详、平和的感受——感到自己的身体、心灵、情绪和存在状态都非常放松。

力量

人们会感到一种显得持久、永恒的从容力量是自己的存在状态的一部分。尽管身体和表面的人格显然是脆弱的，但是基本的力量会被看作是纯粹的存在，并且是对自性的意识的一种内在属性。

内在的智慧和指导

根据一些关于精神的传统观点，比如印度瑜伽(Aurobindo, 1992)和藏传佛教(Sogyal Rinpoche, 1992)，自性会被体验为一种引导性的功能，它能够教导一个人了解自己以及精神世界。在天主教神秘主义中，这有时候被称为圣灵(the Holy Spirit)。在整个人类历史中，在宗教、心理学、文学和神话中，都将内在智慧的本原描绘为一种“平静的、微弱的声音”。这种本原常常被形象化为一位睿智的老年男性或者女性，一位天使，一个内在的基督或者佛陀，他们能够回答任何问题并为生活中的各种问题和顾虑提供智慧(Assagioli, 1965)。但是这个声音也能够清楚而且直接地讲述，而不需要象征和想象。荣格写道，这种内在的声音常常被视作对更加宏大的自我意识的召唤：

> 在最后的一些分析中，是什么引导一个人选择他自己的路，并且从对大多数人的无意识认同当中挣脱出来，就像从浓雾中挣脱出来一样……就是所谓的“召唤”。……(他)得到召唤的人会听到内心之人的声音；他被唤醒……得到召唤在原初的意义上意味着被一个声音所吸引。(引自 Assagioli, 1972, p. 115)

与心灵中各种相互割裂的情结的声音或者精神分裂症患者幻听的声音不同，自性的声音从来不会阿谀奉承或者鲁莽唐突，它也不专横跋扈或者妄加判断。本原智慧的声音是非个人化的，但又不是严酷无情的。在对30个时常听到内在声音的人所做的广泛研究中，希瑞(Heery, 1989)得出的结论是，很多人相信内在声音是精神维度存在的一部分，而且能够成为一个导师，对正在进行的关于精神现实的内在教育做出指引，最终导向无私服务他人的使命。

意义

在深刻的自性体验中，一个人常常感到自己的生命中充满了意义和目的，感到生命本身具有非凡的价值，感到对意义本身的追寻变得毫无意义。

通过冥想来获得自性觉知

现在让我们转向心理治疗师。我相信，如果他们开始体验到自性，并且用一种平静而又密切的方式逐渐了解他们存在的深层核心，那么他们在工作当中就能够得到无与伦比的帮助。朝向这一目标，践行冥想的益处是无法衡量的(Goldstein, 1976; Kornfield, 1977; Levine, 1979)。我并不是将冥想看作对个体心理治疗的替代，而是一种辅助手段。根据我的经验，如果把心理治疗和冥想一起进行，很多人能够更容易获取自性觉知，这种效果比单独进行任何一种都要好得多。

冥想本质上是一分为二的。首先，它会集中精力，放松心灵，产生一种安静、平和、宁静的状态。然后，它会对所有现象的本质发展出清晰的洞察力，包括心灵的基本性质以及宇宙如何运行的终极规律。尽管冥想者是在一个静修的场景下进行冥想的，但是无意识内容常常会显现出来，其深度远远超过了很多心理治疗所能够触及到的层次。例如，冥想不仅能够通达弗洛伊德所描述的生理层面的无意识，还能通达荣格所描述的原型层面的无意识内容。进一步讲，冥想能够帮助一个人从所有无意识内容当中摆脱出来，无论是生理层面的还是原型层面的，从而使之能够直接面对无形的心灵维度，这是一个没有内容的领域。只有在这里，一个人才能够直接体验自性。

进行冥想有很多种方法。我自己的建议是，开始的时候采取一种冥想的姿势，闭上双眼，用意念缓慢地拂过全身，从头顶开始，向下移动，直到双脚。这往往会使心灵安定下来。然后，就可以将意识轻轻地转到自己的呼吸，关注横膈膜的起伏。腹部在呼吸时的运动成了意识的目标。然后，我只需注意在我内心进行的所有活动。所有使我偏离腹部与呼吸的事物都会受到柔和的关注——从心理的角度来讲就是“思考”——然后我再将自己的注意力放回到呼吸上。

在这里或许应当加上第二种技术。践行心印技术(the technique of the koan, Kapleau, 1968)的禅宗将精神贯注于这样的问题，比如“我是谁?”“我的真正自我是什么?”“我在出生以前的面貌是怎样的?”罗摩纳大仙(Godman, 1985)传授了一种类似的精神修行方法，他称之为自性问询法。我和我的一位同事在另一篇论文中详细探讨了这种修行方法(Vaughan & Wittine, 1994)。当冥想者花几分钟通过凝神练习将心灵平静下来以后，就会问这样的问题：“我是谁?”然后将注意力集中到主我意识上，也就是对提问题的人的意识。通过将注意力集中在那里，散漫的心灵所给出的每一个答案都遭到驳斥。对于“我是谁”的问题，如果一个人听到的是自己的名字，这种答案就会遭到驳斥：“不对，这只是别人赋予我的名字。”然后再次询问：“被赋予这个名字的那个‘我’是谁?”如果下一个回答是一种感受，比如说悲伤或者欢喜，它也会遭到反驳：“不对，这只是我所拥有的一种感受。意识到这种感受的那个‘我’是谁?”第三个回答也许是来自过去事件的一种自我意象，比如“我是那个被父亲性虐待的小女孩”。自我意象也遭到了反驳：“不对，那只是我对自己所怀有的一种意象。拥有这种意象的又是谁呢?”所有这些问题并不是为了让散漫的心灵给出答案。它们的用意仅仅是引导问询者朝着自性迈进。随着专心程度的增加和强化，冥想者会穿过自我人格和无意识自我意象等社会适应层面，以及心灵的原型层面，达到对存在和意识的直接体验。这样一个人正在特别地采取一种内省的姿态，深入挖掘到认同、意识和生活意义的根基。

对冥想效果的研究（Shapiro & Walsh, 1984）表明，严格的、持续进行的冥想，能够帮助人们降低防御性，变得更加不偏不倚、情绪稳定，而且更有同情心、更仁慈。训练有素的冥想者往往变得更加坦诚、更加机敏，知觉更加敏锐，决断能力和行动能力更强。随着冥想者更加趋近于自性的深层维度，直觉、智慧、洞察力、保存心理印象的能力，以及辨别内在指导的价值和来源的能力——所有这些都从一个水平向另一个水平跃升。

如果心理治疗师践行冥想和自性问询，那么很有可能自性觉知和一种精神洞察力会逐渐地改变他们看待生命的方式，并最终为他们的治疗工作带来启示。一个人的心理状态会给另一个人带来好的或者坏的影响，这是一个不证自明的公理。如果一个和善的医生能够在病床边采用抚慰的方式，那么他就能够通过友善的吸引和善意的光辉，帮助担惊受怕的患者缓解疼痛和痛苦。坦诚而友善的教师能够促使别人的学习深入得多，这是控制性强、防御性强的教师所不能比拟的。一个通过冥想而显露出自性意识的治疗师，往往也会形成类似的有治疗作用的举止。一个心灵与深层自性逐渐协调一致的治疗师，与没有这么做的人相比，会逐渐变得更加坦诚、心胸更加宽广、更有担当，而且往往会对来访者的意识状态产生相应的影响。

这绝对不是说，进行冥想的治疗师能够彻底摆脱那些会被来访者激发的种种情结。它也绝不意味着他们不再需要深入的心理治疗来作为持续的训练和成长过程的一部分。我把冥想和自性问询看作对分析性心理治疗的一种辅助手段，而不是将其取而代之。这也不意味着治疗师们不再需要自我、人格、条件反射、行为、客体关系和精神病理学等等理论，它们可是主流心理学的脊梁。自性认识并不是要取代这些。自性认识是一种基础，在此之上出现的是进一步提高的意识、稳定性、力量、同情心、智慧等等，它们使治疗师们能够用更加令人满意的方式运用他们的理论和技术，而且可能降低倦怠感。

虽然心理治疗和冥想的双管齐下可以帮助一个人揭开更深沉的受压抑的无意识，并且通过接触一个更加宽广、博大的心灵空间，能够更有效地控制自己自动化的反应，但是他并不会就此去除自己的阴影，也就是自己的人格结构中被压抑的部分。逐渐地，一个人会感到自己内心中有一个更加平静、更加稳定的深层内核，从而使自己不会轻易地被无意识的情结所左右。

更进一步，我们在面对现实存在时会变得更加坚强。我们可能感到更能够接受现实，感到我们无法改变这些现实，感到所有的人永远都处于变化之中，随时都有可能遭受意外，都是短暂无常的，随时面临抉择，总有孤独时刻。但是，治疗师们能够更加深切地体验到他们自身以及来访者们的痛苦。他们能够逐渐变得更加温和、平静，能够在那种痛苦之中更加敞开心扉，用更大的勇气和深深地感受到的力量，去承受悲伤和痛苦。

从我所写的这个角度出发，这些进展对我们所有的人来说都是有可能的。如果一位治疗师排斥特定的话题——比如，与性有关的问题——来访者们几乎不会提起，这几乎是一个不言而喻的公理。那些致力于寻求自性觉知的治疗师，能够帮助他们的来访者们得到同样的收获。

总而言之，当我们从那些构成我们主观世界的无意识组织模式当中脱离出来，我们就有可能揭示出一个精神自性的存在，获取对它的意识。通过这种方式，我们对自我和所处世界的日常体验会逐渐得到转变。我们在这个世界上的存在，被博爱、平和、力量、内在智慧和自性的意义所浸润、所充实、所充盈。我们的体验所处的背景变了。我们用不同的眼光来看待我们自身和这个世界。对自性的认识为我们的日常生活带来了深度和神圣性，帮助我们更好地实现人生的意义。这一点反过来又使我们对来访者们更加投入，并且更能够承受我们日常生活中不可避免的苦难。

参考文献

Assagioli, R. (1965). *Psychosynthesis*. New York: Hobbs-Dorman.

Assagioli, R. (1972). *The act of will*. New York: Viking.

Atwood, G. A., & Stolorow, R. D. (1984). *Structures of subjectivity: Explorations in psychoanalytic phenomenology*. Hillsdale, NJ: Academic

Press.

Aurobindo. (1992). *The synthesis of yoga*. Pondicherry, India: Sri Aurobindo Ashram.

Bugental, J. F. T. (1981). *The search for authenticity: An existential-analytic approach to psychotherapy* (enlarged edition). New York: Irvington.

Easwaran, E. (Trans.). (1987). *The Upanishads*. Tomales, CA: Nilgiri.

Godman, D. (Ed.). (1985). *Be as you are: The teachings of Sri Ramana Maharshi*. London: Arkana.

Goldstein, J. (1976). *The experience of insight*. Boston: Shambhala.

Grof, S. (1985). *Beyond the brain: Birth, death, and transcendence in psychotherapy*. New York: SUNY.

Grof, S. (1988). *The adventure of self-discovery*. New York: SUNY.

Heery, M. (1989). Inner voice experiences: An exploratory study of thirty cases. *Journal of Transpersonal Psychology*, *21*, 73-82.

Henderson, J. (1990). *Shadow and self: Selected papers in analytical psychology*. Wilmette, IL: Chiron.

James, W. (1902). *The varieties of religious experience*. New York: Modern Library.

Jung, C. G. (1958a). Foreword to Suzuki's "Introduction to Zen Buddhism." In R. Hull (Trans.), *The collected works of C. G. Jung* (Vol. 11, pp. 538-557). Princeton, NJ: Princeton University Press.

Jung, C. G. (1958b). The holy men of India. In R. Hull (Trans.), *The collected works of C. G. Jung* (Vol. 11, pp. 576-588). Princeton, NJ: Princeton University Press.

Jung, C. G. (1960). A review of complex theory. In R. Hull (Trans.), *The collected works of C. G. Jung* (Vol. 8, pp. 92-106). Princeton, NJ: Princeton University Press.

Jung, C. G. (1966). *Two essays on analytical psychology*. In R. Hull (Trans.), *The collected works of C. G. Jung* (Vol. 7). Princeton, NJ: Princeton University Press.

Jung, C. G. (1967). Commentary on "The secret of the golden flower." In R. Hull (Trans.), *The collected works of C. G. Jung* (Vol. 13, pp. 1 – 55). Princeton, NJ: Princeton University Press.

Jung, C. G. (1971). *Psychological types*. In R. Hull (Trans.), *The collected works of C. G. Jung* (Vol. 6). Princeton, NJ: Princeton University Press.

Kapleau, P. (1968). *The three pillars of Zen*. New York: Harper & Row.

Kohut, H., & Wolfe, E. (1978). The disorders of the self and their treatment: An outline. In P. R. Ornstein (Ed.), *The search for the self: Selected writings of Heinz Kohut: 1978 – 1981* (Vol. 3, pp. 359 – 386). Madison, CT: International Universities Press.

Kornfield, J. (1977). *Living Buddhist masters*. Boulder, CO: Prajna.

Levine, S. (1979). *A gradual awakening*. New York: Anchor/Doubleday.

Maslow, A. (1968). *Toward a psychology of being*. New York: D. Van Nostrand.

Maslow, A. (1972). *The farther reaches of human nature*. New York: Viking.

Mitchell, S. (1993). *Hope and dread in psychoanalysis*. New York: Basic Books.

Muktananda. (1989). *Where are you going: A guide to the spiritual journey*. South Fallsburg, NY: SYDA Foundation.

Shapiro, D., & Walsh, R. (Eds.). (1984). *Meditation: Classic and contemporary perspectives*. New York: Aldine.

Sogyal Rinpoche. (1992). *The Tibetan book of living and dying*. San Francisco: Harper San Francisco.

Teresa of Avila. (1979). *The interior castle*. In K. Kavanaugh & O. Rodriguez (Trans.), *The collected works of St. Teresa of Avila* (Vol. 2). Washington, DC: Institute for Carmelite Studies.

Vaughan, F., & Wittine, B. (1994, October). Psychotherapy as spiritual inquiry. *Revision*.

Walsh, R., & Vaughan, F. (Eds.). (1993). *Paths beyond ego: The transpersonal vision*. Los Angeles: J. P. Tarcher.

Wilber, K. (1980). *No boundary*. Boston: Shambhala.

Wilber, K. (1993). The spectrum of transpersonal development. In R.

Walsh & F. Vaughan (Eds.), *Paths beyond ego: The transpersonal vision*. Los Angeles: J. P. Tarcher.

Wittine, B. (1989). Basic postulates for a transpersonal psychotherapy. In R. Valle & S. Halling (Eds.), *Existential-phenomenological perspectives in psychology*. New York: Plenum.

Wittine, B. (1993). *Experiences of the archetypal masculine and feminine in analytical psychotherapy*. Paper presented to the Twenty-Fifth Annual Convocation of the Association for Transpersonal Psychology, Asilomar, CA.

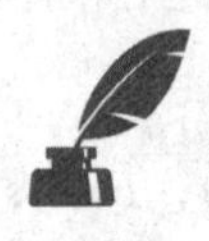

第二十五章

维系职业自我：
与资深心理治疗师的对话

马克·伯格，心理学博士

在从事全职心理治疗工作 15 年以后，我发现自己遇到了很多的问题，而其中最大的问题是如何在我所选择的职业中继续下去。在我生活中的这个时刻，身为一个年届不惑的男子，身为人夫，刚刚开始组建家庭，我看不出如何才有可能在优雅而活跃地承担生活中的其他责任的同时，做一个全职的心理治疗师。尽管我在工作中找到了一些满足和鼓舞，但是从总体上看，做一名心理治疗师让我感到并不值得。

你也许可以认为这仅仅是我个人的困境，但是我在这个领域的朋友和同事们，对于从事心理治疗工作对生活质量的影响，都表达了类似的担忧。我们当中有很多人似乎都在经受着巨大的压力，它逐渐耗尽了我们的活力和热情。由于工作中遇到的困境一直得不到清楚明确的解决，对职业选择的困惑越来越严重。我们逐渐增长的幻灭情绪导致了严重的疑虑，怀疑究竟有没有可能成功地适应这种“不可能的职业”(Freud, 1937/1964)。

当我们 20 多岁的时候，我们并没有被这些问题所困扰。那时候，我们对这种工作有一种新鲜感，还有一种天真、幼稚，以及一种必然的豪迈在支持着我们。但是随着我和我的同事们走向人生第四个十年的中期或者后期，努力满足这个人生阶段的种种需求，并且产生了一种人到中年的感慨，我发现，当我们讨论从事心理治疗所产生的情绪僵化现象时，我在自己心中能感到一种悄无声息的恐慌，从他们的声音当中也能听到这种感觉。我们当然都拥有了年幼的子女，这使每个人都感受到了巨大的压力。当今时代的经济状况对于供养家人和发展事业当然不是最好的。但是，我们之所以产生这种感受，更直接的原因，似乎是对现实工作经历的一种严重的失望情绪，以及因为找不到保持情绪状态的方法而产生的深深的沮丧。

同事们采取不同的方法来应对这种当前的困境和对未来的忧虑。其中一些人彻底离开了这个职业，转而从事商业、法律或机械等行业。在与他们讨论他们的选择时，我认识到，在他们看来，尽管做一名心理治疗师在他们的人生早期阶段非常适合，但是在当前时期它已经没有意义了。这种体验对他们来说太平淡了，所以他们"只好另谋出路"。

另外一些同事选择了降低心理治疗在他们工作中的分量，通过少做一些这类工作来缓解治疗工作所带来的紧张感。他们将工作的重心转向了教学、研究或者组织与行政工作。从事心理治疗成了他们工作中的次要方面。

尽管我也曾考虑做出类似的改变，但是我还没有准备好放弃从事全职的心理治疗工作。我仍然在治疗工作的过程中找到一种特有的魅力。尽管困难重重，但是我仍然感到，心理治疗工作以我不完全了解的方式，体现了我身上最好的一面。

在我为自己的问题寻找答案的过程中，我最初查阅专业文献资料，来考察有关心理治疗师生活状况的研究。我吃惊地发现，在一个对发展问题高度关注的职业中，对心理治疗师的发展给予的关注却少之又少。治疗师的活力与治疗质量之间存在的显而易见的关联，几乎没有引起业界的关注。很久以前，弗洛伊德、荣格和其他杰出的心理治疗师对于这项工作的危害提出了警告。以后的作者们像记述趣闻轶事一般地描述了他们在这项工作的某个方面所遇到的困难，以及一些建议的应对策略。但是，对于心理治疗师的经历对其职业生涯的影响，没有充分的讨论，没有多少人关注实践工作会对治疗师的机能产生什么样的影响。

仅仅是在过去的15年里，业界开始严肃地探讨治疗师在从业过程中的经历。最初的发现结果令人感到烦恼。多项研究确证了心理治疗师对其工作的诸多不满(Kelly, Goldberg, Fiske, & Kilkowski, 1978; Norcross & Prochaska, 1982)。其他发现指出了治疗师存在严重的情绪损耗和情绪隔绝(Deutsch, 1984; Hellman, Morison, & Abramowitz, 1986)。倦怠(Freudenberger, 1975)会成为心理治疗工作强加给治疗师的情感重负所带来的后果，其结果是"逐渐地失去理想、活力、目标和关切"(Edelwich & Brodsky, 1980, p. 14)。

研究也提出了从事心理治疗对治疗师个人和家庭生活的影响问题。多伊奇(Deutsch, 1985)发现，在她所研究的心理治疗师中抑郁指数很高。还有人发现心理治疗师与一般人群相比自杀风险更高(Ross, 1973; Steppacher & Mausner, 1973)。治疗工作的约束性也对治疗师产生了负面影响，涉及的不仅包括家庭生活和婚姻生活(Cray & Cray, 1977)，还有朋友关系和一般社会机能(Cogan, 1977; Farber, 1983)。

在阅读这些研究的时候,我担忧地发现这些结果与我和我的同事们的经历产生了密切的共鸣。更令我感到烦忧的是威利斯(Wheelis, 1956)关于心理治疗工作的职业风险的论文,其中详细描述了职业生涯中期幻灭与失望现象,这正是我们正在经历的。

威利斯描述了处于职业生涯中期阶段的心理治疗师产生这些感受的必然性。他考察了促使临床工作者进入这一领域的无意识动机,比如对情感联系和亲密关系的需求。在他看来,随着心理治疗师对其工作形成深入的了解,这些需求不可避免会遭到挫折。在治疗关系的界限之内,对治疗师深切的情感需求和愿望给予的关注是极少的,随着治疗师逐渐认识到这一点,他们会产生严重的失望情绪。威利斯对那些没有意识到自己需要做出调整的治疗师提出了严肃的告诫。

威利斯的观察,最令人苦恼的就是他的这样一种洞见,即一个人只有到了职业生涯中期阶段,才能够看清楚这个行业。只有经过很多年的体验,经过多年的学习、培训和金钱与感情投资以后,一个治疗师才能够从现实出发看清自己真正选择的是什么。威利斯对于职业生涯中期体验的描述,与我自己对这个行业如梦初醒的感觉不谋而合,我觉得自己从梦境回到了日常现实,它不值得做,甚至对我的身心健康有害。我一想到自己要在那间办公室的椅子上再待上 30 年,就觉得非常难以接受。

尽管我不断地从同事和督导师那里寻求帮助,但是我还是无法摆脱那种感觉,觉得自己陷入一种我并不了解的体验当中。根据威利斯的看法,我在二十出头的时候做出了一个自己并不理解的决定,直到人生的这个时刻我才开始充分理解它。我感到迷茫,在先前曾经感到安全而且熟悉的水面上,如今却找不到方向。

探讨的焦点

为了应对我不断加深的困惑,我决定与老一辈的心理治疗师们,这个群落中"最老的大象"们进行深入的交谈。我想了解这些治疗师是怎样成功地应对这项工作本身具有的困难的,了解他们是怎样在自己的职业生涯中维持必不可少的兴趣和热情的。通过这些对话,我想了解促使他们取得成功的因素。我的方法是现象学的,通过一种个人化的、私人的方式,理解他们的内心体验。

我决定将我们讨论的焦点放在自我维持的宽泛概念上,因此我开始时往往提出一般性的问题:"您在您的职业生涯当中是如何维持自己的?"关于这些人是如何在职业上做到自我维持和自我鼓励的，我希望收集广泛的信息。尽管我当然很想知道这些心理治疗师们是如何应对工作当中的困难的，但是我也很想了解他们的工作中都有哪些满足感和回报，能够抵消这些压力。

心理治疗师们

我选择去采访那些成功地在自己的工作当中做到了自我维持的治疗师，我的依据是他们的自我报告和其他人的确证。只有直至今日一直对心理治疗师的工作具有持续的兴趣和热情的，才算成功者。

我选择由同事推荐给我，而先前与我并无联系的人。入选的治疗师必须在心理学、社会工作或精神病学三个主要领域之一拥有独立开业许可。他们还需要在过去的 15 年里每周从事心理治疗至少 20 个小时，当前也应如此。我希望与那些对治疗工作的日常困难非常熟悉的人来讨论这些问题。

我采访了 10 位心理治疗师，5 名男性，5 名女性。他们的平均年龄是 59 岁，平均从业时间是 29.6 年。他们都是白人，收入和社会经济地位处于中等阶层到中上阶层。他们都生活在美国东北部沿海地区的大城市里。5 位心理治疗师从事全职私人开业，3 位兼职开业并且在心理卫生机构或者医院从事额外工作，最后 2 位只在心理卫生诊所工作。他们当中有 5 人是拥有哲学博士学位的心理学家，3 位是临床社会工作者，2 位是精神科医生。所有这些临床工作者在过去和当前都将绝大部分工作时间用于从事心理治疗。

我们的对话通常持续两个小时，地点是在每位治疗师的办公室或者家里。访谈是以一种非结构化对话方式进行的，其主题集中于我们的一般性问题。我的提问经过了构思，以便澄清和深化对他们的思想与感受的讨论。

对话

我们的对话在很多方面都令人印象深刻，我将逐一整理和总结。这些心理治疗师们都不约而同地强调我们所讨论的问题对他们的重要意义。他们对有这样一个机会来反思和整理自己对这些问题的想法感到非常高兴。

正如我们所谈到的，我逐渐了解到，他们当中没有哪个人的职业生涯是充满成功与满足感的平坦大道。在他们的谈论中,他们的经历崎岖不平,有平衡的时期,也有失衡的时期。他们有时候感到处于职业生涯的“巅峰”,也有时候感到在困扰中颠簸挣扎。他们的描述编织成了由职业生活和个人生活交织而成的复杂纹样。最终很多因素凸显出来,使得他们的职业生涯充满愉悦和活力。

工作中的满足感和收获

我所访问的所有治疗师都认为,他们对心理治疗工作的兴趣和期望与它所提供的机遇之间存在一种“良好的匹配”。正如一位 52 岁的心理学家琳达所说:“做一名心理治疗师对我来说是难以置信的契合。当你在工作中得到你所寻找的东西,你会感到备受鼓舞。”这些心理治疗师们往往从他们的工作中找到了他们想要的,而且感到满足,感到得到了相称的收获。“乐趣”、“兴奋”、“魅力”等词汇常常被用来描绘工作中的体验。一位 61 岁的心理学家山姆谈到了他在找到心理学这个领域的时候所感受到的“难以置信的幸福感”。他描述了在自己整个职业生涯中,在“专业保护伞”下对所有感兴趣的事物进行探索的能力。

总体上看,这些人都为心理治疗这一主题着迷。他们在自己的职业生涯当中,不断地从工作中体验到一种心智上的鼓舞和挑战。他们认为这个工作给他们提供了一种考察人类经验的独一无二的视角,感到自己享有独特的利益。他们仍然积极地参与并指导各种培训工作坊、研讨班和研究项目,而且如山姆所说,“仍然热切地探索使这一领域继续前进的新方向”。他们珍惜 20 世纪 60 年代到 70 年代涌现的各种领域所提供的机会,与这样一群人携手并进,正如一位 59 岁的心理学家玛格丽特所说,“在那个时候没人知道该怎么进行治疗。我们都是自力更生,一边摸索一边创造”。这种兴奋感得到了一位 63 岁的精神科医生吉尼的共鸣,他描述了自己在 20 世纪 60 年代家庭疗法产生之初学习该疗法时的热情。在他开业的那个城市,他是六名先驱者之一。“我们六个人都是研讨班的成员,可能是这个地区仅有的几个听说过家庭疗法的人——它是如此令人兴奋,如此新鲜。”

我们的对话中一个最引人注目的方面,是这些治疗师们非常强调自己从这项工作中得到的收获,而不是他们的给予。当他们谈到“帮助人们过上充实而丰富的生活所带来的满足感”的时候,他们整体上的体验是:工作是为了自己,而不是为了别人,他们对治疗过程中有待发现和揭示的秘密非常感兴趣,对于陪伴患者们走过人生旅程感到非常充实。

在描述治疗关系本身的时候，令我印象深刻的是他们在这种关系当中体验到的相互依存感。绝大多数专业文献将治疗师与患者之间的关系描绘成一种单向的密切关系，与此相反，这些人中的绝大多数看起来与患者有一种真正意义上的亲密感和共同感。吉尼这样描绘他与患者交流时所体验到的愉悦感："我喜欢与患者交谈并聆听他们的话。你会听到非常有趣的故事，你会遇到优雅而有趣的人，你会分享到其他人的生活。"

很多人对自己与患者关系的描述都集中于共同分享的亲密关系和感情。一位69岁的临床社会工作者卡罗尔说道："在我29年的工作当中，我一点都不喜欢的患者几乎没有。他们往往都是非常友善的人，我与他们关系密切，而且相互依存。"在这些临床工作者的绝大多数描述当中，让人震惊的是他们从与患者相处的时间里获得了如此之多的满足感。在他们看来，在治疗师生活中，与患者之间的关系是非常重要的。尽管帮助患者解决问题和增进心理健康显然很重要，但是他们更强调这种关系本身所带来的满足感。

在谈论这些资深心理治疗师的时候，绝对不可忽视的一点是，他们之所以能够从工作当中得到显著的收获和满足感，原因之一在于他们主动性的立场。总体上看，这个群体主动地按照能够为自己带来鼓励和支持的方式来安排自己的职业生活。

对有些人来说，这意味着压缩工作日常安排，给自己更多自由时间。对另一些人来说，重点在于调整自己的患者群体。例如，尽量不要接诊自己感到"无法胜任"的患者。这种主动立场还反映在这些临床专家很注重做各种各样的工作，在研究、教学和实践之间寻求平衡。例如，山姆和吉尼都说他们在自己面临的各种新奇的职业机会当中找到了快乐。他们没有局限在自己的工作当中，正如山姆所说："我可以做我所喜欢的任何事情。"在重视当前机会的同时，他们也非常确信地勾画整个职业生涯当中的工作生活的细节，解决自己特定的需求、兴趣和局限。

只有2位治疗师提到经济报酬是工作当中的一项重要收获。只有褒琳强调"丰厚的报酬"是她工作当中的一项重要的维持因素。对吉尼来说，追求自己职业兴趣是最重要的，而与此同时"你也能得到很好的报酬"。其他心理治疗师在谈到工作所带来的满足感的时候，没有人提到钱的问题。尽管有可能谈到这个话题往往会让人感到不适，但是我的看法是，它之所以没有被提及，是因为它并不被看作一个重要的维持因素。考虑到我们的讨论非常深入，看起来没有理由将这一话题撇在外面，除非它与其他议题相比不太重要。

支持系统

所有10位治疗师都运用支持系统来维持他们的生机与活力,并促进自己的职业成长。这些治疗师们认为,为了应对他们职业当中的日常挑战,他们需要充分的支持。提供支持的形式多种多样,既有正式的,也有非正式的,来自教师、导师、督导以及他们自己的心理治疗师。但是,在我们的讨论中,他们强调的是同伴的支持,包括配偶、朋友和同事。

这种强调可能是由于这些临床专家们在职业发展上达到了很高的水平,但是我的印象是,同伴支持在他们的整个职业生涯当中一直是至关重要的。在我们讨论这些治疗师的支持系统的时候,令我印象深刻的是,同伴支持似乎模糊了个人生活和职业生活之间的界限。看起来似乎是,由于整个人(以个人情感和心智的综合)都被运用在心理治疗当中,反过来,整个的人都需要在同伴支持关系当中得到滋养和鼓励。"朋友"和"同事"两个词语在我们的讨论当中总是混杂在一起。

个人自我和职业自我之间边界的淡化也非常明显。根据他们的描述,这些支持往往包括对可能影响工作的个人问题和职业问题进行密切的审视。孩子的降生、父母的亡故、婚姻紧张以及经济困窘都是公开的话题。有几位谈到了自己参加同伴支持小组的经历,这样的小组往往在长达5至15年的时间里定期会面。这种小组会为临床工作者提供一种休戚与共的感觉。他们在工作当中的孤立感在这里得到抵消,而且职业责任所带来的负担得到分担和缓解。

一位62岁的心理学家林恩描绘了他参与多年的"互助"[1]小组:

> 我们进行用途评估、同伴评估、闲聊,探讨专业问题,并且相互督导对方的工作。这是一个支持团体,一个友谊团体,也是一个专业团体。我们相互转介,我们相互顶替。这太好了。你可以从出勤率上做出判断。没有人中途退出。在这些年里大家对这个小组一直非常忠诚。它对每个人都非常重要。

卡罗尔将她的工作生活描绘为"围绕这种关怀而专门设计的"。她说在她所领导的诊所里,选聘新成员时既考虑他们的临床工作能力,同样还要考

---

[1] "covision"与"supervision"即督导相区别。——译者注

虑他们能否成为成员支持系统的一部分。对卡罗尔来说，“分享和欢笑使我们保持进步，因为如果我们没有欢笑的话，我们就有可能会哭泣”。

这些同伴小组还是专业确认和评价的地方，这里为持续的专业进步和个人成长提供鼓励。根据很多人的描述，同伴小组提供了一种在交织在一起的专业生活和个人生活中携手共进的重要感觉。一位 59 岁的临床社会工作者褒琳，是这样谈论她的同伴小组的：

> 某一天你会遇到危机，而另一天另一个人又会遇到危机。这是一种起到强大支持作用的经历。它意味着人的角色变化无常，并非一个人总是不走运而另一个人总是处境优越。你不需要感到羞愧。当你犯错误的时候你不必责备自己。某一天你会犯错误，而另一天会有另一个人犯同样的错误。另一天你帮别人一把，抚平别人的创伤，然后当某人真的遇到转机的时候你会感到欣喜。你会逐渐深入了解每个人。有一种信任感维系着你。我要说，从这个角度来看，这种团体是我的职业生涯当中最重要的东西。

当这些资深治疗师谈到朋友、伴侣、同事和导师的时候，褒琳的这种感受在很多方面得到了共鸣。根据他们的描述，他们的会面总是处在一种“信任而不横加批判”的氛围当中。和关于性别差异的文献相一致的是，男性治疗师往往更加依赖他们的伴侣，而女性治疗师往往更多地依赖朋友和同事。不过，男性也积极地融入各种支持关系当中，他们认为这些对于自己的职业发展至关重要。很多男性治疗师强调，和督导师以及自己的心理治疗师之间的关系非常重要。这些关系往往是长时期的，而且在几年以后会变成同事之间的平等关系。

男性和女性治疗师都致力于建立自己的支持系统。他们在实践当中贯彻了自己的信念，即认为良好的个人关系和情绪健康息息相关。他们似乎并没有羞于承认自己需要做出努力，以便对亲密关系和脆弱之处感到泰然自若，这也是他们试图教给患者的。即使是最非正式的和最简短的接触，也被看作是非常重要的。例如，褒琳描述了她和同处一套办公室的同事之间的关系是如何抵消了她的孤立感：“只要有她在隔壁办公室，我就会感到安心。只要她在那儿。我们并不是经常进行深入的协商。只要在与患者相处的时候能看到她，能够暂时地从我的角色当中走出来，并且知道一旦遇到麻烦我能够找人商谈，我就不会感到那么孤单了。”

态度与方法的转变

总体上看,这些治疗师们描述了一种专业上的成熟,这导致了他们工作方式的转变。这些观念和行动上的转变是经过很长的时间才发展出来的,而且有助于维持治疗师在开展工作时的活力和内在力量。一位50岁的心理学家戴维生动地描述了这些外部资源是如何内化并且转换成活力和自信的:

> 当我提到我的父母、我的治疗师、我在医院接受的训练,所有这些,都在我的内心,它也会进入任何其他人的内心当中。当你谈到维持的话题时,诀窍就在那儿。所以,尽管这项工作很困难,但是我有某种牢固的基础,我在绝大多数时候都站在这种基础之上。而且当面对一些非常难对付的人时,我通常能够很好地容忍。这是某种特定的力量,它是内在的,以一种无意识的方式成为我的一部分。它是一种信心,相信自己能够帮助坐在椅子上的那个人。只要我能让他们呆在这个房间里,只要我能够建立某种信任让他们回来,那么在治疗关系当中就有一些东西能够带来改变。我对我自己和我的能力有这种信心。

根据很多临床专家的描述,戴维所提到的胜任感和自信心,只有在从业多年以后才能够建立起来。65岁的心理学家凯文和卡罗尔都报告说他们大概花了20年的时间,才建立起对自身能力的一种稳固的信心。绝大多数临床专家都说,在自己从业早期和中期阶段产生过大量的焦虑感和不确定性。

这些临床专家常常谈到,在他们从业的早期阶段,有一种"正确做事"的紧张感,尽力让自己在心理治疗过程中实际的所作所为符合理论模式。凯文描述了在确立自己的方式之前是怎样开展工作的:"总是开始这样,然后那样,老是担心我所做的怎样才能符合理论。我非常刻板,对自己很敏感。"

与坦然地采用自己独特方式相伴而来的,是更大的自由度和自发性,以及对心理治疗工作更加平和的心态。正如褒琳所说:"我不再需要赞同,不论是来自团队、督导师,甚至同事。我不需要所有这些东西。现在,我与自己协商。"马格丽特说:"作为一名治疗师,现在你将自己从老师那里独立出来了。你将自己解放出来,就像当你长大并且与父母分开以后你会建立自己的生活方式一样,作为一名治疗师,你必须独立出来并建立你自己的工作方式。”

这些治疗师在成熟阶段之所以能够找到自己的风格，并且根据自己对理论的综合来从事治疗工作，是因为他们“谦卑”地了解到了他们自身的能力和心理治疗本身的限度。这些临床专家们现在认识到了什么疗法能做到什么，不能做到什么。通过常常令人痛苦的经验，他们开始了解自身的局限，尽管这种了解的过程对于深深投入工作当中的人们来说非常艰难。林恩非常生动地作了表述：

> 在很长一段时间之后，当生活淘尽了你的糟粕，你会看到有一些你必须尊重的局限性。在很长一段时间里，它仅仅是付诸言辞，然后你的身体开始教导你了。它不再那么迅速地恢复了。它给了你真实的讯号。“帮帮忙，帮帮忙，我很痛苦。我很疲惫。让我休息吧。让我去休假吧。”……我认为它与日渐增长的年龄相一致，表明你不得不接受这些局限，限定我能够从事什么，这是我所面临的挑战，就像自己需要成为一个有用的人一样。首先这个很重要，然后那个很重要，然后什么事情都很重要。所以我认为自己什么事情都要做。我试图做那些我无能为力的事情，因为我那时并不知道它们太难了，谁也做不了。当我克服了做个有用之人的需求以后，我才能真正对人有所帮助……我了解了我自己。我了解了自己是什么，不是什么，反倒对此感到坦然了。但是这种冲击……你不能低估这种冲击。

林恩的话反映了治疗师们在描述他们能力的限度时所产生的冷静而又有些悲伤的感受。

然而，这种接纳确实会在他们的工作中产生一种更大的平和，并且缓解压力、自我批判和不切实际的欲求。正如玛格丽特所说：“当你变得年长的时候，你会采取一种更宽广的视角。你会对复杂性和未知事物更加处之泰然，对它们更加尊重。你会知道不确定性是生活的一部分。你会容忍更多的不确定性。”

这种态度上的转变导致他们在看待治疗过程的时候强调的重点产生了变化。他们对于“治愈”患者的兴趣减少了，往往用更具有存在主义意味的术语来描述心理治疗的效果，比如“选择的自由”，“潜能”的开发，对“意义”的发现，以及治疗“关系”本身所具有的“康复力量”。吉尼描述了这种脱离“对技术的强调”的转变：

> 现在我在处理患者的问题时，就好像我其实并不了解这个领域，因为它是别人的领域，而且你只是在一小段时间里在这段旅程上担任向导。那是他们的旅程，不是你的。你必须成为某个你先前从未见过的人的好伙伴，而且你要做好打算学会一些东西。这与我们所谓传统的心理治疗相比非常不同，在传统范式中，患者只要躺着，你对他们施治。

褒琳将这种转变描述为脱离“病理学”模式，而关注“对内在力量的搜寻”和“真实的自我”。

然而，这种转变伴随着的是理想主义的破灭，“当初我们觉得自己无所不能”。琳达在描述自己如何应对急性自杀患者所带来的焦虑感时，谈到了“有时候医生无法挽救患者”的遗憾时，就触及到了这种感受。褒琳忧郁地谈起自己曾试图帮助患有重度慢性疼痛症的患者寻找生活中的意义。安妮描述了自己的失望之情，因为自己在经过很多年的从业实践以后“真正认识到，对于有些患者自己就是无能为力。这对我来说是一种非常难以接受的现实。”

尽管他们对自身及其工作的一些理想主义的希望被现实主义的期望所替代，但是就此将他们看作一群灰心丧气的从业人员就大错特错了。从我们谈话的方方面面可以看出他们对工作的兴趣和热情都是确凿无疑的。尽管被时间和经历所调和，但是他们对心理治疗的作用以及它对患者可能带来的利益，仍然感到深信不疑。正如林恩所说：“关于心理治疗的好处，我不在乎研究表明了什么，没表明什么。我知道我正在帮助患者们过上更好的生活。没有什么人能够动摇我的这种信念。”

这种对心理治疗的信念以及对自身专业重要性的认识，是他们工作生涯当中非常强大的维持因素。他们所珍视的信念和深切的承诺，在多年的从业实践当中变得越来越坚定。它形成了一种根本性的决心，推动他们直面并克服很多困境。林恩似乎代表了这整个群体的情操，他说：“身为一名心理治疗师，我一直感到这是我度过此生的最有意义的方式。我没有遗憾。”

在我们的对话当中，这些人提到了很多生活事件和情境，它们构成了一种背景，反衬出他们为了保持自己作为一个人和一名从业人员的活力而努力奋斗的精神。我对每个人都会询问是什么对他们的职业维系带来最大的挑战，对于这个问题，这些治疗师们谈到了各种不同的情境，主要是与他们自己或者直系家庭成员的健康状况有关。心脏病、配偶的亡故、失业、离婚、严重的经济困境以及困难的工作环境，这些对治疗师们的决心造成了极大的威胁。

当我问起这些情境在他们职业生涯的不同时期对他们的生活造成什么样的影响时，普遍的反应可以用山姆的一句话来概括："你要做该做的事，你只要保持不断前进。"从我们的对话中可以看出，显然，在危难时刻，个人的支持系统是至关重要的，而且，不出所料，同事和朋友是支持的基础。没有切实的证据表明，这些最大的困境严重地削弱了他们称职地开展工作的能力。在他们描述自己如何应对困境的时候，他们的坚韧性和决心是显而易见的。

原生家庭的经历

对于我所访谈的那些心理治疗师们来说，从事心理治疗工作提供了必须的自我表达和一种深沉的使命感。正如林恩所说："做一名心理治疗师的命运一直深深地交织在我的生活当中，未来也将如此。"对这些心理治疗师来说，这种热情和专注可以追溯到他们原生家庭当中的重大经历。这些经历提供了原材料，它们在他们后来的职业成长过程中被塑造成精湛的技巧。

根据这些治疗师的描述，这些经历不论是积极的还是消极的，都在他们对心理治疗工作的兴趣方面产生了深远的影响。它们形成了动机核心，吸引他们进入这一领域，促使他们对心理学形成一般意向，并使他们对这项工作一直保持激情。

对其中 3 位治疗师来说，家庭创伤的影响是导致他们对心理学产生兴趣的关键。早在青少年时期，林恩目睹了妹妹精神分裂症的发作，这造成了家庭危机，至今仍然激励着他的工作。"我永远不会忘记它对我家的影响。我之所以为处于类似危机当中的青少年和他们的家人提供服务，绝不是偶然的。"对于凯文来说，他母亲隐含地坚持认为他应当帮助患有抑郁的父亲，这"对于我成为一名心理学家帮助别人的兴趣有重大影响"。

山姆则报告说他对心理治疗的深切感受来自他母亲的长期抑郁，她经常住院接受治疗。同时，他还受到了尚未进入青春期就自杀身亡的大表哥的影响。山姆说这种关系"首先使我进入这个领域"。他的话点出了这些治疗师们强烈的情绪体验，正是这些体验激发了他们的心理敏感性，并促使他们选择了这个职业：

> 他还是个孩子，比我大四五岁。他天生耳聋，但是我是仅有的几个能够与他长期相处的人之一。他患上了……一种真正的精神分裂症，

然后自杀了，因为生活是如此难以承受。我和他之间的情感联系，对我始终都非常重要。

帮助那些承受情感折磨的人具有什么意义？这些经历对理解这种意义具有深远的、终其一生的影响。它们有助于产生心理敏感性和同情心。

有5位治疗师在他们的原生家庭拥有积极的经历，这些经历深深地融入到他们的价值观念当中，成为他们心理治疗师职业生涯当中强大的促动因素。卡罗尔说自己在一个大家庭中得到了“精心的养育”，在这个家庭中，她得到了牢固的支持，在不牺牲与其他人的紧密联系的情况下，形成了自己的独立性。在她看来，她对患者的呵护是“自然而然的”，是她在家庭中的这些积极经历的延伸。

58岁的心理学家安妮，还有褒琳，谈到了关于助人和援助行业的核心家庭价值观。她们谈到了很多身为教育家、精神病学家、社会工作者和内科医生的家庭成员，并且说他们的家人明确期望她们走上类似的职业道路。

戴维和山姆说他们的父母坚信他们有能力在专业上取得成功。山姆谈到了他从父亲那里得到的强烈的乐观主义，这种信念促使他的家庭克服了大萧条时期的经济困境和他母亲的多次精神疾病发作。他还提到了他父亲的冒险精神，他觉得这为他树立了榜样，使他敢于承担职业和生活中的风险。

无论是消极的还是积极的，这些家庭经历都被看作是同等重要的，使他们形成了对于心理治疗的深刻态度和宝贵信念。即使是严重创伤的经历，也被深刻地铭记，因为它塑造了重要的价值观并且确定了职业方向，而这些依然具有重要意义。我反复地被这些治疗师们开展工作的内在力量和决心所打动。正如林恩所说：“这是我唯一能够真正想象用自己一生去做的事情。我在自己的工作中感到一种如此强烈的使命感。这种感受从来没有改变过。”

结论

在对我与这些治疗师的对话进行了这么多的总结和一定程度上的分析之后，现在我想回到最初促动我去做这些访问的主题——我自己在职业维系方面的挣扎。

我对我们的谈话有几个总的反应。我很赞赏这些临床专家们在讨论我们的话题时的诚恳与坦率。他们都认为这些话题很重要，这让我感到惊讶，给我留下了很深的印象。我在这个职业中的挣扎并不是唯一的，这一点在我们的谈话之初就显而易见。几乎所有的治疗师们都说这些问题在这个领域受到的关注太少了。

当我反思我们的谈话时，从情感上讲，我的反应是五味杂陈的。这些从业人员积极而且坚定地对待他们的工作经历，这让我非常羡慕。我感到自己与他们所描述的那种平和心态还有很大的差距。我最初还对我们的谈话内容感到失望，因为其中似乎没有包含什么特别有新意的东西，没有我先前不知道的东西。然而，当我坐下来长久地回味他们的话语，我注意到，尽管他们所说的东西在很多方面都是我们所熟悉的，不是新奇的，但是在他们对于如何做到自我维持的讲述中，还是有连贯一致的线索吸引了我的注意。我开始反思他们应对挑战的方式，并与我自己的方式作对比。这些对比在很多方面令我获益良多。

我比从前任何时候都更加深入地审视我在原生家庭中的经历，是它们塑造了我对这个职业的兴趣和激情。先前我当然考察过这些问题，并且感觉自己已经理解并克服了其中的情绪体验，所以觉得它们不会干扰我的工作。至少在十年以前，我就知道，我之所以对心理学感兴趣，是因为我想要理解我的原生家庭中错综复杂的情感问题。我认识到，从很多方面来看，我作为心理治疗师的训练从很年轻的时候就开始了，而且我常常充当我的家人的治疗师。然而，随着我更加深入地探究我当前对于身为一名心理治疗师的感受，我不得不承认，我目前的窘迫感和对家庭经历的强烈感受存在着关联。

尽管在此之前我认为自己是满怀着自豪感和奉献精神走上心理治疗师之路的，但是现在我并不那么确信自己真的愿意从事这个职业。我有一种强烈的感受，觉得在我 22 岁刚刚开始接受培训的时候，看似自己做出的选择，其实是被自己意识不到的强大力量所左右的。当我年届不惑的时候，我觉得自己正在对职业进行第一次自由的选择。

在我的成年生活中，我第一次严肃地考虑离开这个行业，或者大大降低心理治疗工作的分量。我作了一些探索性的尝试，考察了适合于心理学家的其他职业和不同活动。这个过程既令我感到惊恐，又让我感到如释重负。一想到要放弃这样一个在我的整个成年生活当中对我如此重要的工作，我就感到非常难以承受。从很多方面讲，心理治疗工作就像是我成长过程当中的一个伙伴，一个精神伴侣。结束治疗工作就像结束一段婚姻，它曾经在很多方面充实了我的生活，但是，令我感到惊讶的是，现在它却似乎在扼杀我的生活。

但是，就像所有深刻而长久的关系一样，这种情感纽带是很牢固的。我发现，每当我开始严肃地考虑换一种工作的时候，我就会被深深潜藏于自己身上的一种力量拉回来，似乎在说，只有通过这项工作，我才能得到最有意义的人生。在这个时期，我曾经不止一次地否认和忽视这种声音。我曾质疑它的真实性和它的动机，但是最后，我产生了一种强烈的直觉，认为尽管我并不真正了解它的意义和目的，但是我必须遵循它的指引。

这时，我发现自己回到了我先前访问过的心理治疗师们所说的话语当中，去寻求帮助。我更加严肃认真地探寻他们是怎样掌控自己的职业生涯的，他们是如何将自己从家庭模本或期望中解放出来的。

关于原生家庭经历对他们的工作的影响，他们的描述表明，这些经历仍然为他们的工作提供着激情和意义。然而，这并不是说他们仍然在扮演着一个很久以前分配的家庭角色，也不是通过心理治疗师的工作来解决原生家庭中的问题。无论使他们最初对这个领域产生兴趣的是什么，他们最终都已经成功地使这个职业成了“他们自己的”，找到了自身的意义和满足感。他们都说自己产生了一种转变，原来是由拯救幻想所激发的一种“神经质的助人冲动”，后来则转变成一种给予和获得之间的公平交换。

在一年半的极端矛盾之后，受到这种可能性的鼓舞，我决定做出必要的转变，以便重新开始心理治疗工作。在重新选择做一名心理治疗师的时候，我知道我必须更加积极主动地调整工作的过程与结构。我积极地设定了短期和长期职业目标，并且开始根据自己的发展需求来增减工作活动。我开始比以前更加充分地运用朋友和同事圈子来提供支持和维护。

更重要的是，我思考了自己想要怎样开展心理治疗工作。我所访问的那些资深治疗师们都说，自己在从业 15 至 20 年以后出现相似的转折点，从此开始根据自己对理论和经验的综合来开展工作。在此之前，我不会把自己说成一个过分正统、没有创新精神的治疗师，但是现在，我发现自己还没有形成我的督导师戏称的“博格疗法”。

这种转变既让人感到焦虑，又会令人惊讶地带来满足感和活力。尽管在方法和行为上的转变并不大，但是它们在我对工作的感受方面产生了深刻的转变。现在，我不是按照预期，根据某种理论模型或者导师的思想来开展工作，而是随我所愿。我按照自己的想法来工作，尝试采用微小却有效的方式来投入更多的情感和心智。我与患者相处的时候变得更加幽默、更加自然，抛弃了治疗师这个角色中的一些刻板。我与患者之间的关系变得更加轻松、密切、相互依存。我发现我对治疗过程了解得足够多，就能够用一种更加自然的、适合于我的个性和发展需求的方式来开展工作。

尽管这些转变在从事心理治疗的过程中给我带来了更多的愉悦感和满足感，但是我也对心理治疗师生活当中的困境和局限有了新的理解。我认识到，做一名心理治疗师需要付出高昂的代价：这是心理治疗师获得就近观察人间疾苦的前排座位所付出的代价。

心理治疗师拥有一种独一无二的条件，能够密切地观察生活过程。在一个工作周之中，我能听到从 5 岁到 75 岁的各种人的内心故事。我拥有一种特权，能够观察夫妻、家庭、孩子和成人，看他们作为人类而进行的真实的挣扎。除了神职人员以外，没有哪个其他行业的从业人员拥有这种机会，得以如此近距离地观察人生。从这种优势地位来看，心理治疗师拥有独一无二的机会，从人类经验中获取智慧。这是一种对知识和理解的追寻，我对这种追寻一直非常感兴趣。

心理治疗师为这种经验所付出的代价是，他们必须承担如此近距离地接触人类行为所产生的种种困难和压力。我已经逐渐接纳了一定程度的焦虑、压抑和情绪困扰，把它们看作工作经历的一部分。我认为，为了让患者得到治疗，治疗师必须吸收患者的一部分痛苦。我也相信，为了做好这项工作所必须的纪律、专注和意识，它们也对身心健康提出了持续不断的挑战。

在很大程度上，我不相信这项工作做的时间越长就越容易。技巧和经验是增加了，但是我不认为心理层面上的困难程度真的会缓解。心理治疗师总是处于适应过程当中，试图平衡工作当中的激情和淡漠。其处境是变化无常、易受影响的，需要不断地调整。

我相信，能够帮助治疗师应对这种困境的，是真真正正地放弃幻想，不要指望工作会越来越容易。还有一点至关重要，就是要感到所得到的收获称得上承担的风险。对我来说，从事心理治疗所经受的痛苦是一个非常重要的老师，它帮助我培养起对患者所受苦难的同情。我还把我的日常工作看作一种机会，通过它我可以学会照顾自己，可以用一种确证性的方式来关注自己逐渐产生的体验，这是任何其他行业都无法比拟的。对于那些原本为了应对不良的养育环境而形成自身技巧的治疗师来说，持之以恒地进行这种自我关照能够使自己得到改善。我还能够坚持不懈地探究我最感兴趣的主题，并且在我最擅长的领域表现我的创造性。

我认为，我们要承认，选择做一名心理治疗师，在很多方面就意味着选择生活在心理意义的边界上，承认这一点非常重要。保守那些对当事人和社会有害的情感和秘密，不可避免地会产生压力。这种处境下所产生的压力与远古时代的萨满巫师的体验非常相似，他们总是生活在所属群落的边缘。

自从我与这些资深心理治疗师交谈并首次反思他们的话语,到现在已经4年了。他们的思想给了我重要的鼓励和指引,帮助我克服了自己的职业危机。我不指望这段时期是我职业生涯中的最后一次危机。一生中,在个人生活和事业中实现自我的过程都伴随着困难。但是,我确实感到自己更有能力成功地应对发生的一切,并且坚持下去。我与这些资深心理治疗师的谈话使我相信,如果你非常想去做,这个职业并不是不可能的,只是非常困难罢了。但是,在克服这些困难的时候,你有可能会得到独一无二的满足和收获,这是在其他任何地方都得不到的。我现在所获得的似乎称得上我所付出的代价。

我与老一代治疗师们的对话在解决我的职业难题的过程中起到了非常大的作用。我希望,将他们的经历以及我自己的经历拿出来与大家分享,能够帮助其他人更容易地渡过这片艰难的水域。日常的心理治疗工作对治疗师来说太困难了,因此决不能忽视对自身的心理支持,哪怕一小段时间也不行。这个事实在我们的研究生阶段和后续培训中没有得到足够明确的强调。我认为,在心理治疗师的职业发展早期阶段,就应该直面这些挑战。我并不认为这种探讨会使那些被吸引到这一领域的人们望而却步。相反,他们会作好更充分的准备,去解决他们所遇到的困难。

这并不是说不必经过痛苦的挣扎和必要的危机就能够达到职业上的成熟。当你刚踏上一段旅程的时候,你不可能为所有的事情作好准备。但是,你能够从那些已经成功地冒险前行并安全返回的人那里学到很多。我希望这篇文章能够促进心理治疗界各代从业人员之间广泛的对话,从而解决这些至关重要的问题。我们的工作和生活都将因此而获益良多。

参考文献

Cogan, T. (1977). A study of friendship among psycho-therapists. (Doctoral dissertation, Illinois Institute of Technology, 1977). *Dissertation Abstracts International*, *78*, 859.

Cray, C., & Cray, M. (1977). Stresses and rewards within the psychiatrist's family. *The American Journal of Psychoanalysis*, *37*, 337 - 341.

Deutsch, C. J. (1984). Self-reported sources of stress among psychotherapists. *Professional Psychology: Research and Practice*, *15*, 833 - 845.

Deutsch, C. J. (1985). A survey of therapists' personal problems and treatment. *Professional Psychology: Research and Practice*, *16*, 305 - 315.

Edelwich, J., & Brodsky, A. (1980). *Burnout: Stages of disillusionment in the helping professions*. New York: Human Services Press.

Farber, B. A. (1983). Dysfunctional aspects of the psycho-therapeutic role. In B. A. Farber (Ed.), *Stress and burnout in the human service professions* (pp. 1 - 20). New York: Pergamon.

Freud, S. (1964). Analysis terminable and interminable. *Standard Edition*, *23*, 209 - 253. London: Hogarth Press. (Original work published 1937)

Freudenberger, H. J. (1975). The staff burn-out syndrome in alternative institutions. *Psychotherapy: Theory, Research, and Practice*, *12*, 73 - 82.

Guy, J. D. (1987). The personal life of the psychotherapist. New York: John Wiley & Sons.

Hellman, I. D., Morrison, T. L., & Abramowitz, S. I. (1986). The stresses of psychotherapeutic work: A replication and extension. *Journal of Clinical Psychology*, *42*, 197 - 204.

Kelly, E. L., Goldberg, L. R., Fiske, D. W., & Kilkowski, J. M. (1978). Twenty-five years later: A follow-up study of trainees assessed in the VA selection research project. *American Psychologist*, *33*, 746 - 755.

Norcross, J. C., & Prochaska, J. O. (1982). A national survey of clinical psychologists: Views on training, career, and APA. *Clinical Psychology*, *35*, 2 - 6.

Ross, M. (1973). Suicide rates among physicians. *Diseases of the Nervous System*, *34*, 145 - 150.

Steppacher, R. C., & Mausner, J. S. (1973). Suicide in professionals: A study of male and female psychologists. *American Journal of Epidemiology*, *98*, 436 - 445.

Wheelis, A. (1956). The vocational hazards of psycho-analysis. *International Journal of Psycho-Analysis*, *37*, 171 - 184.

后　　记

在决定编辑这本关于心理治疗工作的危险的书时，我起初担心这个话题会令人感到压抑。确实，这本书中所涉及的很多话题都很严肃或者令人感到不安。但是，我没有料到的是，我在为这个计划而奔走的过程中得到了很多灵感。令我深感振奋的是，我遇到了这么多的同事，有勇气去面对这么困难而棘手的问题。

在谈到临床工作固有的压力和挫折的时候，格里本(Greben, 1975)指出，要防止士气消沉，最有可能的方式"来自我们持之以恒地坚持按照原本的样子来看待和描述我们的工作条件"(p. 432)。这本集子就代表了这样一种尝试。但是这个过程必须继续下去，而为了能够实现这一点，我们就需要在我们的职业文化当中做出一些转变。

在当前的氛围当中，要想让治疗师讨论他们的难题或者揭示自己的弱点而不担心负面后果，是不太可能的。具有讽刺意味的是，我们如此努力地帮助我们的来访者们树立的坦诚和开放的态度，在从业人员身上却很少看到。这种双重标准使临床工作者不愿承认他们的压力，无法从同事和管理层那里得到支持和帮助。

转变行业态度的最大希望在于学生们，将来他们会成为从业人员。教育者和督导者必须给予更多的关注，帮助受训人员作好准备，更好地应对心理治疗工作所带来的情感影响。他们要以身作则，主动地用自己的方式探讨有关话题，诸如从业动机、不切实际的职业期望、反移情反应、治疗师的担忧和疑虑、治疗过程的错误和失败，以及倦怠的警示性讯号。

对成长中的临床工作者来说，有这么多的问题在培训过程中很少被提及。你如何处理对来访者的爱慕或者欲望？你如何应对愤怒、厌恶或者怨恨？你如何在敞开心扉和自我保护之间寻找平衡？你如何处理积极或消极的反移情、治疗停滞或者提前结束所带来的情绪反应？当无法帮助痛苦之中的人时你如何应对，你又如何处理自杀患者所引发的焦虑感？当你不可避免地失去那些令你深深牵挂的患者时，你如何应对那种哀婉并从中走出来?

我坚信,以这些话题为焦点的研讨课应当成为任何一个临床培训项目的必修课。如果这些基本的顾虑继续被当作禁忌来看待,我们就不可能降低从业人员倦怠和受损的几率。通过与受训人员探讨这些内容,我们就提供了一种早期预防,能够降低从业压力并最终改善和延长职业生涯。

仅靠转变态度和训练方法,还不足以扭转这个领域里的沮丧和消极趋势。还必须探讨资金来源和社会政策等更广泛的话题。正如冈伯特和迈克奈卜在第20章所描述的,医疗补助制度和社区心理卫生诊所的私有化、公司化,心理卫生产业对私营心理治疗师的恶意接管,以及管制性医疗组织的日益强大,都迅速地削弱了我们的自主权。过去我们总是被动地接受和适应外部机构强加给我们的不利措施。与此同时,宝贵的时间和资源被浪费在不同心理卫生派别之间无休无止的争执当中。除非心理治疗师团结起来,采取坚决果断的、团结一致的措施,否则留给我们相互争执的领地很快会所剩无几。而最终受损失的是我们的来访者,他们会发现越来越难以获得满意的治疗。

尽管这本书探讨了心理治疗师们遇到的很多危险,但是它的范围绝不是无所不包。也许有些特定的话题太个人化了,例如,我无法约到作者去撰写临床工作对婚姻和个人生活的影响,以及与来访者坠入爱河的两难困境。另外一些没有囊括进来的话题包括临床工作者的相互依赖、成瘾以及抑郁。这些话题需要进一步的关注,我希望这本书能够启发从业人员进行这些方面的研究和写作。

读到这里,可能没有多少读者还会质疑心理治疗师处于一个危险的行业。危险是实实在在的,障碍是真实存在的。但是也许在这里,我们可以从中国人那里得到启发。他们的"危机"一词不仅意味着灾难,还意味着挑战或者机遇,暗示着危险的情境能够带来成长的机会。如果我们坚持不懈地与我们作为治疗师所面临的许多危险作斗争,我们当然永远不会完全克服它们,但是,我们这个行业必将逐渐成长,走向成熟。

参考文献

Greben, S. E. (1975). Some difficulties and satisfactions inherent in the practice of psychoanalysis. *International Journal of Psycho-Analysis*, *56*, 427 - 434.

图书在版编目(CIP)数据

危险的心理治疗 / (美)迈克尔·B. 萨斯曼(Michael B. Sussman)主编 ; 高旭辰译 .— 4 版. — 上海 : 上海社会科学院出版社, 2016
(国家职业心理咨询丛书)
书名原文 : A Perilous Calling : The Hazards of Psychotherapy Practice
ISBN 978-7-5520-1539-3

Ⅰ. ①危… Ⅱ. ①迈… ②高… Ⅲ. ①精神疗法—研究 Ⅳ. R749.055

中国版本图书馆 CIP 数据核字(2016)第 196793 号

上海市版权局著作权合同登记号: 图字 09-2022-0126 号

危险的心理治疗

主　　编: [美] 迈克尔·B. 萨斯曼
译　　者: 高旭辰
责任编辑: 赵秋蕙　杜颖颖
封面设计: 黄婧昉
出版发行: 上海社会科学院出版社
上海顺昌路 622 号　邮编 200025
电话总机 021-63315947　销售热线 021-53063735
http://www.sassp.cn　E-mail: sassp@sassp.cn
排　　版: 南京展望文化发展有限公司
印　　刷: 上海信老印刷厂
开　　本: 710 毫米×1010 毫米　1/16
印　　张: 21.25
字　　数: 373 千
版　　次: 2016 年 9 月第 1 版　　2022 年 7 月第 3 次印刷

ISBN 978-7-5520-1539-3/R·034　　定价: 64.80 元